U0325240

国家出版基金资助项目

中国针灸大成

Zhongguo Zhenjiu Dacheng

Zonghejuan

Compendium of Chinese Acupuncture and Moxibustion

综合卷

外台秘要·明堂

影抄南宋绍兴刊本

备急千金要方·针灸

影宋本

千金翼方·针灸

清光绪四年影元刻本

总主编/石学敏

执行主编/王旭东 陈丽云 尚 力

湖南科学技术出版社

·长沙·

《中国针灸大成》（第二辑）编委会名单

总 主 编：石学敏（天津中医药大学第一附属医院）

执行主编：王旭东（上海中医药大学）

陈丽云（上海中医药大学）

尚　力（上海中医药大学）

（以下以姓氏笔画为序）

副 主 编：卞金玲（天津中医药大学第一附属医院）

杜宇征（天津中医药大学第一附属医院）

杨丽娜（上海中医药大学）

张建斌（南京中医药大学）

张亭立（上海中医药大学）

倪光夏（南京中医药大学）

编　　委：于莉英　马　泰　马曼华　王旭东　王秋琴　王慕然　卞金玲

卞雅莉　申鹏飞　史慧妍　朱　杰　朱子龙　朱石兵　朱思行

朱蕴菡　庄　艺　衣兰杰　衣兰娟　江杨洋　许　盈　许军峰

孙　增　孙增坤　杜宇征　李　军　李月玮　李星星　杨　杰

杨　涛　杨　萌　杨丽娜　杨艳卓　宋亚芳　张工彧　张卫茜

张建斌　张亭立　陈杞然　陈丽云　陈雨荟　陈昕悦　林怡冰

尚　力　周　围　周　敏　周文娟　赵炜程　赵晓峰　俞欣雨

施庆武　晁　敏　倪光夏　徐松元　奚飞飞　彭娟娟　戴晓矞

学术秘书：马　泰　宋亚芳　张亭立

序

是书初成，岁在庚子；壬寅将尽，又创续编。华夏天清，神州日朗，国既昌泰，民亦心安。抚胸额首，朋辈相聚酒酣；笑逐颜开，握手道故纵谈。谈古论今，喜看中医盛况；数典读书，深爱针灸文献。针矣砭矣，历史班班可考；焫焉爇焉，成就历历在目。针灸之术，盖吾一生足迹之所跬步蹒跚；集成先贤，乃吾多年夙愿之所魂牵梦绕。湖南科学技术出版社，欲集历代针灸文献于一编，甚合我意，大快我心。吾素好书，老而弥笃，幸喜年将老而体未衰，又得旭东教授鼎力相助，丽云、尚力诸君共同协力，《大成》之作，蒐材博远，体例创新，备而不烦，详而有体。历代针灸著述，美不胜收；各种理论技法，宛在心目。吾深知翰墨之苦，寻书之难；珍本善本，岂能易得？尤其影校对峙，瑕疵不容，若无奉献精神，哪能至此？吾忝列榜首，只是出谋划策；出版社与诸同道，方为编书栋梁。夫万种医书，内外妇儿皆有；针灸虽小，亦医学宝库一脉。《针经》之《问难》，《甲乙》之《明堂》，皇甫谧、王惟一，《标幽赋》《玉龙经》，书集一百一十四种。论、图、歌、文，连类而相继。文献详备，版亦珍奇，法国朝鲜，日本越南，宋版元刻，明清官坊，见善必求，虽远必访。虽专志我针灸，亦合之国策，活我古籍，壮我中华；弘扬国粹，继承发展。故见是书，已无憾。书适成，可以献国家而备采择，供专家而作查考，遗学子而为深耘。吾固知才疏学浅，难为针灸之不刊之梓，尚需方家润色斧削。盼师长悯我诚恳，实乃真心忧，非何求，赐我良教，点我迷津，开我愚钝，正我讹误，使是书趋善近美，助中医药学飞腾世界医学之巅，则善莫大矣！

中国工程院院士
国　医　大　师　石学敏
《中国针灸大成》总主编

穷神极变出针砭 万壑春云一冰台

——代前言

重新认识针灸学

20 世纪初，笔者于欧洲巡医，某国际体育大赛前一日，一体育明星腰伤，四壮汉抬一担架，逶迤辗转，访遍当地名医，毫无起色。万般无奈之下，求针灸一试，作死马活马之想。笔者银针一枚，刺入人中，原本动则锥心、嗷嗷呼痛之世界冠军，当即挺立行走，喜极而泣。随行记者瞠目结舌，医疗团队大惊失色——在西方医生的知识储备里，穷尽所有聪明才智，也想不出鼻唇沟和腰部有什么关系，“结构决定功能”的“真理”被人中沟上的一根银针击碎了！

这在中医行业内最平常的针灸技术，却被欧洲人看成“神操作”，恰恰展示了中国传统医学引以为豪的价值观：“立象尽意”。以人类的智慧发现外象与内象的联系，以功能（疗效）作为理论的本源。笔者以为，这是针灸学在诊治疾病之外，对于人类认知世界的重大贡献。亦即：针灸学远远不只是诊疗疾病，更是人类发现世界真理的另一个重要途径。

2018 年 3 月 28 日，*Science Reports* 杂志发表一篇科学报告，证明了笔者上述观点。国内外媒体宣称美国科学家发现了人体内一个未知的器官，而且是人体中面积最大的一个器官。这一发现能够显著地提高现有医学对癌症以及其他诸多疾病的认知。而这一器官体内的密集结缔组织，实际上是充满流体的间质（interstitium）网络，并发挥着“减震器”的作用。科学家首次建议将该间质组织归为一个完整的器官。也就是说它拥有独立的生理作用和构成部分，并执行着特殊任务，如人体中的心脏、肝脏一样。

基于上述发现是对人体普遍联系方式的一种描述，所以研究中医的学者认为经络就是这样一种结构。人体的十四经脉主要是由组织间隙组成，上连神经和血管，下接局部细胞，直接关系着细胞的生死存亡。经络与间质组织一样无处不在，所有细胞都浸润在组织液中，整体的普遍联系就是通过全身运行的“水”来实现的。事实上，中药就是疏通经络来治病的，这与西药直接杀死病变细胞的药理有着根本的不同。可以这样说，证明了经络的存在，也就间接证明了中药药理的科学性，可以理解为什么癌症在侵袭某些人体部位后更容易蔓延。

笔者认为，中医学者对美国科学家的发现进行相似性印证，或许不那么贴切和完全对应，但是，从整体观念而言，这种发现无疑是西方医学的进步。这也佐证了针灸学知识领域内，古老而晦涩的语言文字里，隐含着朦胧而内涵深远的知识，有待我们深入挖掘研究。

应用现有的科学认知来评价针灸的科学性，我们已经吃尽苦头。“经络研究”进行了几十年，花费无数人力、物力、财力，最终却是一无所获。因为这些研究一直是以西方科学的知识结构、价值观和思维方式来检验古代的成果，犯了本质的错误。“人中”和腰椎、腰肌的关系，任何现代医学知识都是无法证实的，但是我们却硬要在实验室寻找物质基础和有形的联系，终究是没有结果的。古代针刺合谷催产，谁能找到合谷和子宫的关联？若是我们以针灸学的认知为线索，将会获得全新启示，能找到人中与腰部联系通道的人，获得诺贝尔生理学或医学奖将是一件很容易的事。因此，包括中医药学界的学者专家，并未能完全认识到针灸学术的深邃和伟大。我们欠针灸学术一个客观的评价。

不过，尽管科学在不断证实着针灸学的伟大和深奥，但是，在中国传统医学的版图上，无论是古代还是现代，针灸学术的地位，一直处于从属、次要的地位。笔者只有在外国才从事针灸工作，回到中国境内，便重归诊脉开方之途。其中种种隐曲不便展开，但业内视针灸为带有劳作性质的小科的潜意识，却是真实的存在。

再以现存古籍为例，现代中医古籍目录学著作如《中国中医古籍总目》《中医图书联合目录》，收录古籍都在万种以上，但 1911 年以前的针灸类著作数量却不到 200 种。郭霭春先生、黄龙祥先生等针灸文献学家都做过类似的统计，如郭先生《现存针灸医籍》129 种，黄先生《针灸名著集成》180 种（含日本所藏）。且大多是转抄、辑录、类编、汇编、节抄之类，学术含量较高的也就 30 多种。

如今，“中医走向世界”已成为业内共识，但是，准确的说法应该是“针灸走向世界”，遍布欧美、东南亚，乃至非洲、大洋洲的“TCM”，其实都是针灸诊所。由于用药受到种种限制，中药方剂至今未被世界各国广泛接受。中医对世界人民的贡献，针灸至少占 90%以上。因此，全方位审视针灸学的历史地位和医学价值，是中医界必须要做的工作。

此次湖南科学技术出版社策划，针灸学大师石学敏院士领衔，收集现存针灸古籍，编纂一套集成性的针灸文献丛书，为医学界提供相对系统的原生态古典针灸文献，虽然达不到集大成的要求，但至少能满足针灸学者们从事文献研究时看到古籍原貌的愿望，以历史真实的遗存来实现针灸文献的权威性。

历尽坎坷的针灸发展史

从针灸文献的数量和质量上，可以看出针灸学术的地位。其实轻慢针灸技术，这不是现代才有的问题，历史上也曾多次发生类似问题。有高潮也有低谷。

针灸学术最辉煌的时期，莫过于历史的两头：即中医学知识体系的形成阶段和 20 世纪美国总统尼克松访华至今。

一、高光时刻：春秋战国至两汉

春秋战国到西汉时期，是中医学初步成形的时期，药物和药剂的应用还没有成熟，对药物不良反应的认识也不充分，因此，药物的使用受到极大的限制，即便是医学经典著作，《黄帝内经》中也只有13首方剂。而此时的针灸技术相对成熟得多，《灵枢》中针灸理论和技术的内容占比高达80%，文献记载当时针灸主治的疾病几乎涉及人类的所有病种。从现有文献来看，这一时期应该是针灸技术最为辉煌的时期。

汉代，药物学知识日渐丰富，在《黄帝内经》理论指导下，药物配伍理论也得到长足的发展。东汉末年，医圣张仲景著《伤寒杂病论》，完善了《黄帝内经》六经辨治理论，形成了外感热病诊疗体系。该书也是方剂药物运用比较纯熟的标志。仲景治疗疾病的主要方法是方药、针灸，呈针、药并重的态势。至于魏晋皇甫谧之《针灸甲乙经》，则是对先秦两汉针灸学辉煌盛世的全面总结。

此后，方药的发展突飞猛进，势不可挡。诚如笔者在《中医方剂大辞典》第2版“感言”中所述：“《录验方》《范汪方》《删繁方》《小品方》，追随道家气质；《僧深方》《波罗门》《耆婆药》《经心录》，兼修佛学思想……《抱朴子》《肘后方》，为长寿学先导，传急救学仙方。《肘后备急》，成就诺奖；《巢氏病源》，医道大全。《食经》《产经》《素女经》，《崔公》《徐公》《廪丘公》，录诸医经验，载民间验方，百花齐放，蔚为大观……”方药学术，一片繁荣，逐渐成为治疗疾病的主流技术。到了唐代，孙思邈、王焘等人在强盛国力和社会文明的催促下，对方药治疗的盛况进行了总结，《千金要方》《外台秘要》等大型方书是方药技术成为医学主流的写照。

二、初受重创：中唐以降

方药兴起，一段时间内与针灸并驾齐驱，针灸技术在初唐时期在学术界还具有较高地位。杨上善整理《黄帝明堂经》，著《黄帝内经太素》，孙思邈推崇针灸，《千金要方》《外台秘要》中也载录了不少针灸学著作，但都是沿袭前人，未见新作。不仅没有创新，而且出现了对针灸非常不利的信号：王焘在《外台秘要》卷三十九中对针刺治病提出了质疑，贬低针刺的疗效，“汤药攻其内，以灸攻其外，则病无所逃。知火艾之功，过半于汤药矣。其针法，古来以为深奥，今人卒不可解。经云：针能杀生人，不能起死人。若欲录之，恐伤性命。今并不录《针经》，唯取灸法”。这里，王焘大肆鼓吹艾灸，严重质疑针刺，明确提出：我的《外台秘要》只收灸学著作《黄帝明堂经》，不收《针经》，因为针刺会死人！《外台秘要》这样一部权威著作，竟然提出这样的观点，对社会的负面影响可想而知！以至于中唐之后很长一段时间内，社会上只见艾灸，少见针刺，针灸学文献只有灸学著作而无针学之书。这种现象甚至波及日本，当时的唐朝，在日本人心目中可是神圣般的国度，唐风所及，日本的灸疗蔚然成风。

三、再度辉煌：两宋金元

宋代确是中国历史上文化最为繁荣的时代，人文科技在政府的高度重视下得到全面发展。笔者认为，北宋医学最醒目的成就，除了世人熟知的校正医书局对中医古籍的保存和整理之外，王惟一铸针灸铜人，宋徽宗撰《圣济经》，成为三项标志性的成果。

其一，宋代官方设立校正医书局，宋以前所有医学著作得到收集整理，其中包括《针灸甲乙经》等珍贵针灸著作。同时，政府组织纂修的大型综合性医学著作《太平圣惠方》《圣济总录》等，也保留了大量珍贵针灸典籍。

其二，北宋太医院医官王惟一在官方支持下，设计并主持铸造针灸铜人孔穴模型两具，撰《铜人腧穴针灸图经》与之呼应。该书与铜人模型完成了宋以前针灸理论及临床技术的全面总结，对我国针灸学的发展具有深远而重大的影响。

其三，宋徽宗亲自撰述《圣济经》，将儒家思想、伦理秩序全面注入医学知识体系，促进整体思想和辨证论治法则在中医学理论和临床运用等全方位的贯彻运用。在中国五千年历史中，除了《黄帝内经》托黄帝之名外，这是唯一由帝王亲自撰稿的医学书籍。

宋代是中国历史上商品经济、文化教育、科学创新高度繁荣的时代。陈寅恪言："华夏民族之文化，历数千载之演进，造极于赵宋之世。"民间的富庶与社会经济的繁荣实远超盛唐。虽然重文轻武的治国方略导致外族侵略而亡国，但是这个历史时期为人类文明创造了无数辉煌而不朽的文化遗产，其中就包括针灸技术的中兴。

两宋时期，针灸学术的传承和发展是多方位的，不仅有针灸铜人之创新，具有《太平圣惠方》《圣济总录》之存古，更有《针灸资生经》之集大成。

时至金元，窦默（汉卿）在针灸领域独树一帜，成为针灸史上一位标志性人物。其所著《标幽赋》《通玄指要赋》等，完成了对针刺手法的系统总结，印证了《黄帝内经》对手法论述的正确性。并且采用歌赋的形式把幽冥隐晦、深奥难懂的针灸理论表达出来，文字精练，叙述准确，对后世医家影响很大。

由于金元时期针灸书散佚较多，虽然大多内容被明清针灸著作所引录，但终究不利于后世对这一历史时期针灸学成就的认知。就现有文献的学术水平来看，当时对针灸腧穴、刺灸法的研究程度，已经达到了历史最高水平，腧穴主治的内容都已定型，可以作为针灸临床的规范和标准，且高度成熟，一直影响到现在。

因此，可以毫不夸张地说，两宋金元时期是中国针灸从中兴走向成熟的时代，创造了针灸学术的又一个盛世景象。

四、惯性沿袭：明代

明代，开国皇帝朱元璋出身草莽，颇为亲民，对前朝文化兼收并蓄，故针灸术在窦汉卿的总结和普及下，成为解除战火之余灾病之得力手段，而在民间盛行。在临床技艺、操作手法等方面则越来越纯熟。

例如，明初泉石心在《金针赋》中提出了烧山火、透天凉等复式补泻手法，以及青龙摆尾、白虎摇头、苍龟探穴、赤凤迎源等飞经走气法。此后又有徐凤、高武等针灸名家闻名于世，并有著作传世。尤其是杨继洲、靳贤所撰《针灸大成》，是继《针灸甲乙经》《针灸资生经》以后又一集大成者，内容最为详尽，具有较高的学术价值和实用价值。该书被翻译成德文、日文等文字，在世界范围内受到推崇。

明代的针灸学术具有鲜明的特色，即临床较多，理论较少；文献辑录较多，理论创新较少。明代雕版印刷技术发达，书坊林立，针灸书得以广泛传播，但也因此造成了大量抄袭，或抄中有改，抄后改编，单项辑录，多项类编等以取巧、取利、窃名为目的的书籍。大部分存世针灸书都是抄来抄去。从文献的意义上来说，确实起到了存续及传播的作用，但是，就学术发展而言，却缺乏发皇古义之推演、融会新知之发挥。

五、惨遭废止：清代

时至清代，统治在政权稳固后，对中华传统文化的传承和践行，较之前朝有过之而无不及。针灸学术在清代前期尚可延续，乾隆年间的《医宗金鉴》集中医药学之大成，其中《刺灸心法要诀》等，系统记录了古代针灸医学的主要内容，是对针灸学术的最后一次官方总结。道光二年（1882），皇帝发布禁令：废止针灸科。任锡庚《太医院志职掌》："针刺火灸，终非奉君之所宜，太医院针灸一科，着永远停止。"这一禁令，将针灸科、祝由科逐出医学门墙。此后，针灸的学术传承被拦腰斩断，伴随着"嘉道中衰"，针灸医生完全没有了社会地位，只是因为疗效和廉价，悄悄地转入民间。

从本书收录的文献来看，情况也确实如此，《医宗金鉴》之后，几乎没有像样的针灸类刻本传世，大多是手录之抄本、辑本、节本，再就是日本的各种传本。清晚期，针灸有再起之象，业界出现了公开出版物，但是，比起明代的普及，清代针灸学术几乎没有发展。针灸医生的社会地位彻底沦为下九流，难登大雅之堂，而正是这些民间针灸医生的存在，才使得传统针灸并没有完全失传。

六、现代复兴：近代以来

晚清至民国时期，针灸学开始复兴，民间的针灸医生崭露头角，医界的名家大力提倡，出版书籍，成立学校，开设专科，编写教材……各种针灸文献如雨后春笋，层出不穷。晚清以前数千年流传下来的针灸古籍只有100多种，而同治以后铅字排版、机器印刷迅速普及，仅几十年时间，到1949年新中国成立前的文献综述已达到400多种。

个人以为，晚清以后的针灸复兴，与西学东渐的时代潮流密切相关，当西方的解剖学、生理学理论，临床诊断、外科手术之类的技术成为社会常态时，针灸操作暴露身体之"不雅"就完全不值一提。加之针灸学术的历史积淀和现实疗效，更因为其简便实用和价格优势，自然成为中西医学家青睐的治疗技术。

综上所述，针灸学术发展并非一帆风顺，而是多灾多难。这与使用药物的中医其他分支有很大区别。金代阎明广注何若愚《流注指微赋》言："古之治疾，特论针石，《素问》先论刺，后论脉；《难经》先论脉，后论刺。刺之与脉，不可偏废。昔之越人起死，华佗愈躄，非有神哉，皆此法也。离圣久远，后学难精，所以针之玄妙，罕闻于世。今时有疾，多求医命药，用针者寡矣。"反复强调前代的针药并用，夸耀名医针技之神奇，而后世的针灸越来越不景气，以至于患者只能"求医命药"，以药为主。其实，金代的针灸学术氛围并不消沉，还是个不错的历史时期，阎明广尚且如此慨叹，可见其他朝代更加严重。究其原因，不外乎以下三个方面。

医生：针灸的操作性很强，需要工匠精神和手工劳作。在中国古代文化传统的“重文轻技”的观念下，凡是能开方治病的，当然不愿动手操作。俗语“君子动口不动手”就是这种观念的世俗化表述。除了出自民间，且为了提高疗效的大医之外，大多数医生多少是有这样的想法。南宋王执中在《针灸资生经》卷二中言：“世所谓医者，则但知有药而已，针灸则未尝过而问焉。人或诘之，则曰是外科也，业贵精不贵杂也。否则曰富贵之家，未必肯针灸也。皆自文其过尔。”“自文其过”，正是这种心态的真实写照。

患者：畏惧针灸是老百姓的普遍心理。《扁鹊心书·进医书表》：“无如叔世衰离，只知耳食，性喜寒凉，畏恶针灸，稍一谈及，俱摇头咋舌，甘死不受。”说是社会上的人只知道道听途说，只要听说施用针灸，死都不肯。除了怕疼怕苦以外，不愿暴露身体，也是畏惧针灸的原因之一。

官府：道光皇帝废止针灸科，理由只有一个，“非奉君之所宜”。也就是中国传统文化中的“忠君”“奉亲”，儒家理学强调“身体发肤，受之父母，不敢毁伤”，针要穿肤，灸要烂肉，这都有违圣人之道，对自己尚且如此，更不用说用这种技术来治疗“君”“亲”之病。除了“不敢毁伤”外，“男不露脐，女不露皮”，暴露身体也是有违圣训的。所以，不惜用强制手段加以禁绝。

其实，无论是平民百姓，还是士者医官，乃至皇帝朝廷，轻视针灸的根本原因，都是根源于儒家伦理纲常。在“独尊儒术”之前，或者儒术不振之时，针灸术就会昌盛。春秋战国百花齐放，所以是针灸的高光时刻；北宋文化昌盛，包罗万象，儒学并未成为主宰，所以平等对待针灸学术；金元外族主政，儒学偃伏，刀兵之下，医学不继，自然推崇针灸。唯有南宋理学兴起，明代理学当道，孔孟之道统治社会，针灸学就会受到制约。这种情况在清代中期到了无以复加的地步，非禁绝不能平其意。

旧时代的伦理确实对针灸术的发展造成了一定的阻碍，但是正如本文标题所说，这是一门学问，是人类认识世界的丰硕成果，正如魏晋时期皇甫谧在《针灸甲乙经·序》中所总结的，“穷神极变，而针道生焉”。穷神极变并不是绞尽脑汁，而是在“内考五脏六腑，外综经络血气色候，参之天地，验之人物……”种种努力之后，方可达成。此类基于天地本质的生命活动，却不是人力所能阻挡。中国针灸，以其原生态的顽强，一直在延续中为人民服务。

200 多年前，日本人平井庸信在《名家灸选大成》序言中，已经把药物、针刺、艾灸的适应范围说得很清楚了，对针灸在医学领域中的地位，也有中肯的评价：“夫医斡旋造化，燮理阴阳，以赞天地之化育也。盖人之有生，惟天是命，而所以不得尽其命者，疾病职之由。圣人体天地好生之心，阐明斯道，设立斯职，使人得保终乎天年也，岂其医小道乎哉！其治病之法，则有导引、行气、膏摩、灸熨、刺焫、饮药之数者，而毒药攻其中，针、艾治其外，此三者乃其大者已。《内经》之所载，服饵仅一二，而灸者三四，针刺十居其七。盖上古之人，起居有常，寒暑知避，精神内守，虽有贼风虚邪，无能深入，是以惟治其外，病随已。自兹而降，风化愈薄，适情任欲，病多生于内，六淫亦易中也。故方剂盛行，而针灸若存若亡。然三者各有其用，针之所不宜，灸之所宜；灸之所不宜，药之所宜，岂可偏废乎？非针、艾宜于古，而不宜于今，抑不善用而不用也。在昔本邦针灸之传达备，然贵权豪富，或恶热，或恐疼，惟安甘药补汤，是以针灸之法，寖以陵迟。”而文末所述，是针灸之术在当时日本的态势。鉴于日本社会受伦理纲常的约束较少，所以针灸发展中除了患者畏痛外，实在要比中国简单得多，正因为如此，所以如今我们要跑到日本去寻访针灸古籍。

针灸文献概览

回望历史，中医药古籍琳琅满目，人们常以“汗牛充栋”来形容中医宝库之丰富，但是，针灸文献之数量，只能以凋零、寒酸来形容。如前所述，在现存一万多种中医古籍中，针灸学文献占比还不到百分之二。就本书收载的114种古籍而论，大致有以下几种类型。

一、最有价值的针灸文献

最有价值的针灸文献，指原创，或原创性较高，对推进针灸学术发展作用巨大的著作，如《十一脉灸经》《灵枢》《针灸甲乙经》《针灸资生经》《黄帝明堂经》《铜人腧穴针灸图经》《十四经发挥》《针灸大成》等。

（一）《十一脉灸经》

《十一脉灸经》由马王堆出土帛书《足臂十一脉灸经》《阴阳十一脉灸经》组成，是我国现存最早的经络学和灸学专著，反映了汉代以前医学家对人体生理和疾病的认知状态，与后来发达的中医理论比较，《十一脉灸经》呈现的经脉形态非常原始，还没有形成上下纵横联络成网的经络系统，但是却可以明确看出其与后代经络学说之间的渊源关系，是针灸经络学的祖本，为了解《黄帝内经》成书前的经络形态提供了宝贵的资料。

（二）《黄帝明堂经》

《黄帝明堂经》又名《明堂》《明堂经》，约成书于西汉末至东汉初（公元前138年至公元106年），约在唐以后至宋之初即已亡佚。书虽不存，但却在中国针灸学历史上开创了一个完整的学术体系——腧穴学，是腧穴学乃至针灸学的开山鼻祖。

“明堂”，是上古黄帝居所，也是黄帝观测天象地形和举行重要政治经济文化活动的场所，具有中国文化源头的象征性意义，在远古先民心目中的地位极其崇高。随着文明的发展进步，学术日渐繁荣，人们发现了经络、腧穴，形成对人体生理功能的理性认知，建立了针灸学的基础理论：经络和腧穴。黄帝居于明堂，明堂建有十二宫，黄帝每月轮流居住，与十二经循环相类。黄帝于明堂观察天地时令，又与腧穴流注的时令节律类似。基于明堂功用与经络、腧穴的基本特性的相似性，将记载经络、腧穴特性的书籍命名为《明堂经》。沿袭日久，不断演变，但“明堂”作为腧穴学代名词和腧穴学文献的象征符号，却被历史固定了下来。

《黄帝明堂经》的内容，是将汉以前医学著作中有关腧穴的所有知识，如穴位名称、部位、取穴方法、主治病症、刺法灸法等，加以归纳、梳理、分类、总结，形成了独立的、完整的知识体系。因此，该书是针灸学术发展的标志性成果，也是宋以前最权威的针灸学教科书和腧穴学行业标准。晋皇甫谧编撰综合性针灸著作《针灸甲乙经》，其中腧穴部分多来源于该书。

盛唐时期，政府两次重修该书，形成了两个新的版本，一是甄权的《明堂图》，一是杨上善的《黄帝内经明堂》，又名《黄帝内经明堂类成》。后者较好地保留了《黄帝明堂经》三卷的内容。唐末以后，明堂类著作迅速凋零，几乎荡然无存，所幸本书随鉴真东渡时带至日本，然至唐景福年间（893年前后）亦仅残存一卷，内容为《明堂序》和第一卷全文。目前日本保存多个该残本的抄本，其中永仁抄本、永德抄本为较早期之抄本，藏于日本京都仁和寺，被日本政府定为“国宝”。清末国人黄以周到日本访书时，得永仁抄本，此书得以回归。本书影印校录了仁和寺的两个版本，这两个版本的书影在国内流传不广，故弥足珍贵。

（三）《针经》和《灵枢》

先秦至汉，我国先后流传过多种名为《针经》的著作，如《黄帝针经》九卷、《黄帝针灸经》十二卷、《针经并孔穴虾蟆图》三卷、《杂针经》四卷、《针经》六卷、《偃侧杂针灸经》三卷、《涪翁针经》、《赤乌神针经》……这些著作现在都已经失传了，在现代中医人心目中，凡是说到《针经》，那一定是指《灵枢》。几乎所有的工具书都称《灵枢》为《针经》。如，今人读张仲景《伤寒论·序》“撰用《素问》《九卷》”，注《九卷》为《灵枢》；读孙思邈《千金要方·大医习业》“凡欲为大医，必须谙《甲乙》《素问》《黄帝针经》、明堂流注……”，注《黄帝针经》为《灵枢》……现今已是定规，固化为中医学的思维定式。

回望历史，这里存在一个难解的历史之谜：在现存历史文献中，《灵枢》作为书名，最早出现在王冰注《素问·三部九候论篇第二十》，此时已是中唐，此前再无痕迹。王冰在《素问》两处不同地方引用了同一段文字，一处称“《针经》曰”，另一处却称“《灵枢经》曰”，全元起《新校正》认为这是王冰的意思：《针经》即《灵枢》。北宋校正医书局则据此将《针经》《灵枢》认定为同一本书而名称不同，并大力推崇，到了南宋史崧编订，《灵枢》已与《素问》等同，登上中医经典的顶峰地位。

更加诡异的是，直到宋哲宗元祐八年（1093）高丽献《黄帝针经》，此前中国从未见到《灵枢》或者相同内容书名不同者。1027年王惟一奉敕修成《铜人腧穴针灸图经》，国家级的纂修而未见到此书，道理上说不过去。而高丽献书之后的《圣济总录》，也不认这部伟大的巅峰之作，“凡针灸腧穴，并根据《铜人经》及《黄帝三部针灸经》参定”。高丽献书后，《宋志》著录既有《黄帝灵枢经》九卷，也有《黄帝针经》九卷，恰好证明此前将《灵枢》《针经》视作同一著作是有疑问的。

后世史论著述和史家评述，均对《灵枢》存疑多多。如晁公武《读书志》、李濂《医史》以及周学海等，或认为是冒名之作，或认为是后人补缀，或认为即使存在其价值也不如《甲乙经》甚至《铜人针灸经》，而更多人则认为王冰以前即便有《灵枢》，也不能将其认作《黄帝针经》。亦有人认为是南宋史崧对《灵枢》进行了大量增改然后冒名顶替《针经》……

最典型的例证，莫过于历代文献学家均不重视《灵枢》。明代《针灸大成》卷一的《针道源流》可谓是针灸历史考源之作，其中对28种重要针灸著作进行了评述，唯独没有《灵枢》。只是在论述《铜人针灸图》三卷时，称该书穴位："比之《灵枢》本输、骨空等篇，颇亦繁杂也。"说明至少在明代针灸学家心目中，《灵枢》地位并不崇高。

以上存疑，尚需我中医学界深入研究。

（四）《针灸甲乙经》

《针灸甲乙经》成书于三国魏甘露元年（256）至晋太康三年（282）之间，是我国现存最早的针灸学经典著作。作者将前代《素问》《针经》《黄帝明堂经》等针灸经典中的文字加以汇辑类编，首次系统记载人体生理、经络、穴位、针灸法，以及临床应用，成为后世历代针灸著作的祖本。

（五）《铜人腧穴针灸图经》

《铜人腧穴针灸图经》可视为官修腧穴学，属针灸名著之一。

（六）《针灸资生经》

《针灸资生经》系综述性针灸临床著述，内容丰富，资料广博，且有腧穴考证和修正。

（七）《十四经发挥》

《十四经发挥》是经络学重要著作。

（八）《针灸大成》

《针灸大成》是明以前针灸著述之集大成者，也是我国针灸学术史上规模较大较全的重要著作。

二、保留已佚原创书的著作

唐《千金要方》《千金翼方》，保留了大量唐代以前已佚针灸书，如已佚之《甄权针经》，又如《小品方》所引《曹氏灸方》，原书、引书均亡（《小品方》仅剩抄本残卷），但书中内容被《千金要方》载录。尤其是《甄权针经》，作者为初唐针灸的大师级人物，临证实验非常丰富，该书即出自甄氏经验，强调刺法且描述明晰，穴位、刺法与主治精准对应，临床价值和学术价值都非常高。可惜早已亡佚，幸得孙思邈《千金翼方》记述了该书主要内容，这对宋以后针灸学术发展意义非常重大。

《外台秘要》保留了已佚崔知悌《骨蒸病灸方》。

《太平圣惠方》卷九十九保留了早已失传的《甄权针经》和已佚的隋唐间重要腧穴书内容，是宋王惟一《铜人腧穴针灸图经》乃至后世所有《针经》之祖本；卷一百则收录唐代失传之《明堂》，其中包括《岐伯明堂经》《扁鹊明堂经》《华佗明堂》《孙思邈明堂经》《秦承祖明堂》和已失传之北宋医官吴复珪《小儿明堂》，后世所有冠以《黄帝明堂灸经》的各种版本，均是从本书录出后冠名印行，故乃存世《明堂》之祖本。可知该两卷实际上是现存针灸典籍之源头。

《圣济总录》引述了已佚之《崔丞相灸劳法》《普济针灸经》。

《医学纲目》转录了大量金元亡佚的针灸书内容。如，完整保存了元代忽泰《金兰循经取穴图解》一书所附的全部四幅“明堂图”。

以上著作多是综合性医著，亦有针灸专门著作中存有失传古籍的，如《针灸集书》中的《小易赋》，可知前代在蒐集资料、保留遗作方面，建有卓越之功。

三、实用性著作

如前所述，针灸学在其发展过程中遭受颇多摧残，学术发展之路并不顺利，多处于民间实用层面，如《针经摘英》内容简要，言简意赅，是一本简易读本；《扁鹊神应针灸玉龙经》为针灸歌诀；《神应经》临床实用价值较大，颇似临床针灸手册。自明代以后直至晚清，针灸学文献多为循经取穴、临床应用、歌赋韵文等内容，基本上与《针灸大成》大同小异。如《针灸逢源》《针方六集》。另外，辑录、类编、抄录前代文献的著作较多，如《针灸聚英》《针灸素难要旨》等。

再如《徐氏针灸大全》《杨敬斋针灸全书》《勉学堂针灸集成》等，虽然内容都是互相转抄，但是却起到了传播和普及针灸学术的作用。

四、值得研究的针灸文献

上述重要针灸文献都是需要后世深入研究的宝库，如前述《灵枢》的形成发展源流和真相。除此之外，还有一些貌似不重要，其实深藏内涵的文献。

《黄帝虾蟆经》，分 9 章，借“月中有兔与虾蟆”之古训，记述逐日、逐月、逐年、四时等不同阶段虾蟆和兔在月球上所处位置，与之相应，人体不同穴位、不同经络的血气分布亦不同，由此指出针灸禁刺、禁忌图解、补泻方式等与针灸推拿相关的基础知识。其中有较多费解之处，文字难读，术语生涩。虽列入针灸门类，但是与针灸临床的关系，尚需深入考证和研究。

《子午流注针经》，现代人认为子午流注属古代的时间医学、时间针灸学，但该书内容如何应用到临床，以及其客观评价，亦须深入研究。

《存真环中图》《尊生图要》《人体经穴脏腑图》等彩绘针灸图，可以从古代画师的角度，研究历史氛围下的古代身体观及相关文化。

关于灸学文献

本文标题有“万壑春云一冰台”之句，“冰台”，即艾草。《博物志》：“削冰令圆，举而向日，以艾承其影则得火，故艾名冰台。”在相当长的一个历史阶段内，灸学在针灸领域内占据着统治地位。

现存最早的针灸文献《十一脉灸经》，便是以“灸”命名。有学者据此认为灸法早于针法。但这仅仅是灸法、针法两种医疗技术形成过程中的先后次序问题。待到针法成熟，与灸法并行，广泛运用于临床之后，针灸学术史上有过“崇灸、抑针”的历史现象，而此风至晋唐始盛：晋代《小品》，唐代《外台》，均大肆宣传“针能杀人”，贬针经，崇明堂，甚至以“明堂”作为艾灸疗法的专用定语。这一现象存续多年，历史上也留存有相当数量的灸学专著，或仅以“灸”

字命名的著作。最典型的就是《黄帝明堂灸经》，沿袭者如《西方子明堂灸经》，也有临床灸学如《备急灸法》，甚至单穴灸书，如《灸膏肓腧穴法》。此风东传，唐以后日本有专门的灸家和流派，灸学著作众多，如《名家灸选》《灸草考》《灸焫要览》等灸学专著。明清时期，也曾出现过艾灸流行的小高潮，出现了《采艾编》《采艾编翼》《神灸经纶》等著作。

其实，有识之士一直提倡多法并举，根据病人需要而采用不同疗法。约在公元前581年（鲁成公十年），《左传》记载医缓治晋侯疾，称“疾不可为也，在膏之上，肓之下，攻之不可，达之不及”，据杜预注，此处的“攻”即灸，“达”即针。《灵枢·官能》：“针所不为，灸之所宜”。可见，一个全面的医生，应该针灸并重，各取所长。如果合理使用，效果很好，如《孟子·离娄·桀纣章》：“今之欲王者，犹七年之病，求三年之艾。”

不过，文献记载中的艾灸，尽管有种种神奇疗效的宣传，但却和现代艾灸是完全不同的治疗方法。尽管现代针灸学著作上介绍艾灸有“直接灸”“间接灸”两大类，但如今直接灸几乎绝迹，临床全都是温和舒适的间接灸。

古代多用直接灸、化脓灸，用大艾炷直接烧灼皮肤，结果是皮焦肉烂，感染化脓，然后等待灸疮结痂。灸学著作中还要告诫医患双方：“灸不三分，是谓徒冤。”——烧得不到位，等于白白受罪。因此，此法无异于酷刑加身。为了减轻患者痛苦，古人只得麻醉患者，让他们服用曼陀罗花和火麻花制成的“睡圣散”，麻翻后再灸。

“睡圣散”之类的麻醉药只能减轻当时疼痛，灸后化脓成疮，依旧难熬，因此，到了清代，终于有人加以变革，产生了“太乙神针”之法，此法类似于后世“间接灸”。这种创新，在崇古尊经的时代，容易遭受攻击，被指离经叛道，于是编造出种种神话故事，或称紫霞洞天之异人秘授，或称得之汉阴丛山之壁神授古方……都是时人假托古圣之名，标榜源远流长，以示正宗之惯用套路。尽管此法经过不断渲染，裹上神秘的面纱，但其本质却很简单：药艾条、间接灸而已。此类书籍有《太乙神针心法》《太乙神针》《太乙离火感应神针》等。

古代的直接灸（化脓灸）过于痛苦，现今已不再用，而是采用艾条、温针，更有为方便而设计出温灸器。即便用直接灸的方法，也不会让艾炷烧到皮肉，而是患者感觉热烫，即撤除正在燃烧的艾炷，另换一炷，生怕烫伤，有医院将烫伤起泡都要算作医疗事故。其实，古代的烧灼皮肉虽然痛苦，但真的能够治疗顽疾，诸如寒痹（风湿性关节炎、类风湿关节炎）、顽固性哮喘等，忍受一两次痛苦，可换取顽疾消除。如何取舍？我以为更应以患者意愿为主。

总之，古今艾灸文献中同样蕴含着无数值得探索的秘密，即便是温和的间接灸，也有无穷无尽的待解之谜。笔者常用艾灸治疗子宫内膜异位症所致顽固痛经，仅用足三里、三阴交两个穴位，较之西医的激素、止痛药更为有效，而现今流行的“冬病夏治”三伏药灸，防治“老寒腿”“老寒喘”“老寒泻”，更是另有玄机。

本书编纂概述

2016年，石学敏院士领衔，湖南科学技术出版社组织申报，《中国针灸大成》入选“十三五”国家重点图书出版规划项目，2022 年又获国家出版基金资助，自立项始，距今已有 7 年。笔者在石院士领导下，在三所院校数十位师生的大力协助下，为此书工作了整整 6 年。至此雏形初现之时，概述梗概，以志备考。

一、本书的体例和版式

石院士、出版社决定采用影印加校录的体例，颇有远见卓识。但凡古籍整理者，最忌讳的就是这种整理方式，因为读者不仅能看到现代简体汉字标点校录的现代文本和相关校注，更能看到古代珍贵版本的书影，只要整理者功力不足，出现任何错漏，读者立马可以通过对照原书书影而发现。上半部分的书影如同照妖镜，要求录写、断句、标点、校勘不能出一点错误。因此，这种出版形式，对校订者要求极高。出版物面世后，一定会招致方家吹毛求疵，因此具有一定的风险。然而，总主编和出版社明知如此，仍然采用影校对照形式，一是要以此体现本书整理者和出版社编校水平，二是从长远计，错误难免，但是可以通过未来的修订增减，终将成为各种针灸古籍的最佳版本。

本书收录历代针灸古籍共 114 种，上至秦汉，下至清末，基本涵盖中医史上各个朝代的代表性针灸文献，为全面反映古代针灸学的国际传播，还选收了部分日本、朝鲜、越南等国家的针灸古籍。全书兼收并蓄，溯源求本，是历史上最全面的针灸文献大成。

每种古籍由三部分组成：原书书影、简体汉字录写及标点、校勘与注释。在古籍整理领域，这些内容本应分属影印、点校等不同形式的出版方式，本书将其合为一体，于一页之中得窥原貌和整理状况，信息量是普通古籍整理的数倍。

中医古籍中的文字极不规范，通假、古今、繁简、避讳、俗字等异位字比比皆是，较之正统古籍，中医的世俗化、平民化特点则使得刻书、抄书者求简、求便、求速，更是导致文字混杂，诸如：

“文、纹”“掖、腋”“齐、脐”“王、旺”“鬲、膈”“支、肢”“已、以”“指、趾”“旁、傍”“写、泻”“大、太”“宛、脘”“宛、腕”“窌、髎”“腧、俞、输”“虐、疟”“契、瘈”“累历、瘰疬”……

本书所收古籍中，上述文字互用、代用、混用现象十分严重，如果原字照录，则录写出来的文字必定混乱不堪，影响现代读者阅读；若按照一般古籍校注规范，分别予以注释，则因版面所限，注不胜注。因此，本书录写部分遵循通行原则，在不产生歧义的原则上，予以规范化处理，或在首见处标注，以方便现代学者阅读。

二、本书的版本访求和呈现

为体现本书作者发皇针灸古籍的初心，对版本选择精益求精，千方百计获取珍本善本图书。这在当前一些藏书单位自矜珍秘、秘不示人，或者高价待沽、谋求私利的现状下，珍贵版本的访求难上加难。本书收录的 114 种古籍书影，虽不能尽善尽美，但已经殚精竭虑，尽呈所能，半数以上都是行业内难以见到的古籍。将如此众多珍贵底本展示给读者，凸显了本书的特色。

学术研究到了一定水平，学者最大的心愿便是阅读原书，求索珍本。石院士、出版社倾尽心力，决心以版本取胜，凸显特色。特别是为了方便学者研究，对一些版本的选择独具匠心，如《针灸甲乙经》，校订者在拥有近10种版本的基础上，大胆选用明代蓝格抄本，就是为学界提供珍稀而不普及的资料。

此外，本书首次刊行面世的，有不少是最新发现的孤本或海外珍藏本，有些版本连《中国中医古籍总目》等目录学著作中都未曾收录。现举例如下。

《铜人腧穴针灸图经》三卷：明正统八年（1443）刻本，该版本为明代早期刻本，仅存孤本，藏于法国国家图书馆。而国内现存最早版本为明代天启年间（1621年后）三多斋刻本。

《神农皇帝真传针灸经》与《神农皇帝真传针灸图》合编：著者不详，成书于明代。此二书国内无传本，无著录，仅日本国立公文书馆内阁文库及京都大学图书馆各有一抄本，亦为本书访得。

《十四经穴歌》：未见著录，《中国中医古籍总目》等中医目录学著作亦无著录。本书收载底本为清代精抄本。

《针灸集书》：成书于明正德十年（1515）。书中"小易赋"则是已经失传的珍贵资料。卷下"经络起止腧穴交会图解"，以十四经为单位，介绍循行部位和所属腧穴。此与《针灸资生经》等前代针灸书以身体部位排列腧穴的方式有明显不同。本书国内仅存残本（明刻朝鲜刊本卷下）一册，足本仅有日本国立公文书馆藏江户时期抄本一部，故本书所收实际上就是孤本，弥足珍贵，亦为首发。

《十四经合参》：国内失传，《中医联合目录》《中国中医古籍总目》等目录学著作均未著录，现仅存抄本为当今孤本，藏于日本宫内厅书陵部。此次依照该本影印刊出。

《经络考略》：清抄孤本，《中医联合目录》《中国中医古籍总目》等目录学著作均无著录。原书有多处缺文、缺页、装订错误导致的错简，现均已据相关资料补出或乙正。

《节穴身镜》二卷：张星余撰。张氏生平里籍无考，书成何时亦无考。但该书第一篇序言作者为"娄东李继贞"，李氏乃明万历年间兵部侍郎兼右都御史，其余两篇序言亦多次提及"大中丞李公"，则此书必成于万历崇祯年间无疑。惜世无传承，现仅有孤抄本存世，抄年不详。本书首次整理出版。

《经穴指掌图》：湖南中医药大学图书馆藏有明崇祯十二年（1639）抄本残卷18页。现访得日本国立公文书馆内阁文库藏有明崇祯年华亭施衙啬斋藏板，属全帙。本书即以该版录出并点校刊印。

《凌门传授铜人指穴》：未见文献著录，仅存抄本。本书首次点校。

《治病针法》：是《医学统宗》之一种。《医学统宗》目前国内仅存残本一部。现访得日本京都大学图书馆藏明隆庆三年（1569）刊本，属全帙，今以此本出版。

《针灸法总要》：抄本，越南阮朝明命八年（1827）作品。藏越南国家图书馆。国内无著录，本书首次刊出。

《选针三要集》一卷：日本杉山和一著，约成书于日本明治二十年（1887）。国内仅有1937年东方针灸书局铅印本及《皇汉医学丛书》等排印本。今据富士川家藏本抄本影印。

《针灸捷径》两卷：约成书于明代正统至成化年间（1439—1487）。本书未见于我国古籍著录，亦未见藏本记载。书中有现存最早以病证为纲的针灸图谱，颇具临床价值，亦合乎书名“捷径”之称。此次刊印，以日本宫内厅藏明正德嘉靖间建阳刊本为底本，该藏本为海外孤本，有较高的针灸文献学价值。

《太平圣惠方·针灸》：本书采用宋代刻（配抄）本为底本，该版本极其珍贵，此次是该版本首次以印刷品形式面世。

以上所列书目，或首次面世，或版本宝贵，仅此一项，已无愧于学界，造福读者。

三、针灸文献的学术传承和素质养成

目前中医药领域西化严重，一切上升渠道都要凭借实验研究、临床研究，而文献整理挖掘研究的现状，只能用“惨不忍睹”来形容。俗语有“心不在马”之譬，原本形容不学无术之人，本书编纂之初，文献专业的研究生居然实证了这个俗语：交来的稿子中，所有的“焉”字全都录作“马”字！而且不是个别人！此情此景，看似搞笑，实则心酸。

通过6年多的工作，老师们不断审核，学生们不断修改，目前的书稿，至少在繁体字识读上，参与者的水平与6年前判若两人。实践出真知，实战锻炼人，本书编委会所有成员有共同体会：在当前的学术大环境下，此书并不能带来业绩，然而增长学问，养成素质，却是实验研究和SCI论文中得不到的。

文献、文化研究的学术氛围，目前依然不是很景气。本书编纂一半之时，本人年届退休，因有重大项目在身，必须完成后方可离任，书记因此热情挽留，约谈返聘，然最终还是不了了之，其中因果未明。本书编纂也因此陷入困境。所幸上海中医药大学青睐，礼聘于我，在人力、物力上大力支持，陈丽云、尚力教授亲力亲为，彰显了一流大学重视人才的气度和心胸，也使得本书得以顺利完成。谨此向上海中医药大学致敬、致谢！

成稿之余，颇有感慨，现代人多称“医者仁心”，其实，仅仅靠“仁心”是当不好医生的。明代裴一中在《言医·序》中言：“学不贯古今，识不通天人，才不近仙，心不近佛者，宁耕田织布取衣食耳，断不可作医以误世。”本书所收所有古籍，都可以让我们学贯古今，识通天人，有神仙之能，有慈悲之心，成为一名真正的医者。

上海中医药大学科技人文研究院教授　王旭东
《中国针灸大成》执行主编

目录

外台秘要·明堂

[唐] 王焘 撰　王旭东 校订

影抄南宋绍兴刊本

《外台秘要》四十卷，综合性医书，计1048门，收载方剂6000多首，唐王焘撰，成书于唐天宝十一年（752）。本书是我国唐代最重要的医学著作之一，收集、整理并保留了唐代以前几乎所有存世的医学文献。其中卷三十九为《明堂灸法》，共7门，内容涉及经络穴、腧穴学、灸疗学的相关理论和临床运用。《黄帝内经明堂》是唐代以前最重要的针灸经典，当时有诸多版本的《明堂》著述，除杨上善校注的《黄帝内经明堂类成》外，晋代《针灸甲乙经》较好地保留了该《明堂》内容，而《外台》此卷辑自《针灸甲乙经》，故较好地保留了早期《甲乙经》原貌，诚如《四库全书总目提要》所言："古书益多散佚，惟赖焘此编以存，弥可宝贵矣。"现以日本嘉永六年（1853）影抄南宋绍兴两浙东路茶盐司刊本为底本点校刊出。

外臺祕要方卷第三十九 明堂灸法七門

朝散大夫守光禄卿直祕閣判登聞檢院上護軍臣林億等上進

明堂序

論邪入皮毛經絡風冷熱灸法

論疾手足腹背灸之多少及補寫八木火法

不宜灸禁穴及老少加減法

年神傍通并雜忌傍通法

五藏六腑變化流注出入傍通

十二身流注五藏六腑明堂

第一肺藏人一一八穴

第二大腸腑人四十五穴

第三肝藏人二十二穴

第四膽腑人一百四穴

外台秘要方卷第三十九　明堂灸法七门

散朝大夫守光禄寺卿直秘阁判登闻检院上护军　臣　林亿等上进

明堂序

论邪入皮毛经络风冷热灸法

论疾手足腹背灸之多少及补泻八木火法

不宜灸禁穴及老少加减法

年神旁通并杂忌旁通法

五脏六腑变化流注出入旁通

十二身流注五脏六腑明堂

第一肺脏人一十[1]八穴

第二大肠腑人四十五穴

第三肝脏人二十二穴

第四胆腑人一百四穴

①十：原作“一”，据本书明崇祯十三年新安程衍道刻本（以下简称“程本”）改。

第五脾藏人四十八穴

第六胃腑人九十一穴

第七心藏人一十六穴

第八小腸腑人二十六穴

第九心包脉人一十六穴

第十腎藏人七十一穴

第十一膀胱腑人一百四一四穴

第十二三焦腑人五十六穴

明堂序

夫明堂者黄帝之正經聖人之遺教所注孔穴靡不指的又皇甫士安晉朝高秀洞明醫術撰次甲乙並取三部爲定如此則明堂甲乙是醫人之秘寶後之學者宜遵用之不可苟從異說致乖正理又手足十二經亦皆有俞手足者陰陽之交會血氣

第五脾脏人四十八穴

第六胃腑人九十一穴

第七心脏人一十六穴

第八小肠腑人二十六穴

第九心包脉人一十六穴

第十肾脏人七十一穴

第十一膀胱腑人一百四十[1]四穴

第十二三焦腑人五十六穴

明堂序

夫明堂者，黄帝之正经，圣人之遗教，所注孔穴，靡不指的。又皇甫士安，晋朝高秀，洞明医术，撰次《甲乙》，并取三部为定，如此则《明堂》《甲乙》，是医人之秘宝，后之学者，宜遵用之，不可苟从异说，致乖正理，又手足十二经，亦皆有俞；手足者，阴阳之交会。血气

①十：原作“一”，据程本改。

之流通外勞肢節内連藏腑是以原明堂之經也自古之體解孰能與於此哉故立經以言疾之所由圖形以表孔穴之名處比來有經而無圖則不能明脉俞之會合有圖而無經則不能論百疾之要也由是觀之書之與圖不可無也又人形不同長短異狀圖象參差差之豪釐則孔穴乖處不可不詳也今依準甲乙正經人長七尺五寸之身（千金方云七尺六寸四分）今半之以爲圖人長三尺七寸五分（千金方云三尺八寸二分）其孔穴相去亦半之五分爲寸其尺用古尺其十二經脉皆以五色作之奇經八脉並以緑色標記諸家並以三人爲圖今因十二經而畫圖人十二身也經脉陰陽各隨其類故湯藥攻其内以灸攻其外則病無所逃知火艾之功過半於湯藥矣其針法古來以爲深奥令人卒不可解經云針能殺生人不能起死人若欲録之恐傷性命今並不録針經唯取灸法其穴墨點者禁之不宜灸朱點者灸病爲良具注

之流通，外劳肢节，内连脏腑，无以原《明堂》之经也。非[1]自古之神[2]解，孰能与于此哉？故立经以言疾之所由，图形以表孔穴之名处。比来有经而无图，则不能明脉俞之会合；有图而无经，则不能论百疾之要也。由是观之，书之与图，不可无也。又，人形不同，长短异状，图像参差[3]之毫厘，则孔穴乖处，不可不详也。今依准《甲乙》正经，人长七尺五寸之身《千金方》云：七尺六寸四分，今半之以为图。人长三尺七寸五分《千金方》云：三尺八寸二分，其孔穴相去亦半之，五分为寸。其尺用古尺，其十二经脉，皆以五色作之；奇经八脉，并以绿色标记；诸家并以三人为图，今因十二经而尽图人十二身也。经脉阴阳，各随其类，故汤药攻其内，以灸攻其外，则病无所逃。知火艾之功，过半于汤药矣。其针法，古来以为深奥，今人卒不可解。经云：针能杀生人，不能起死人。若欲录之，恐伤性命。今并不录针经，唯取灸法。其穴墨点者，禁之不宜灸；朱点者，灸病为良，具注

---

①非：原无，据程本补。
②神：原作“体”，据程本改。
③差：此下原重“差”字，据程本删。

於明堂圖人並可覽之黃帝素問擿孔穴原經脉窮萬病之所始九卷甲乙及千金方甄權楊操等諸家灸法雖未能遠窮其理且列流注及傍通終疾病之狀爾

論邪入皮毛經絡風冷熱灸法

素問岐伯曰夫邪之客於形必先入於皮毛留而不去入於孫絡又留而不去入於經脉內連五藏散於腸胃陰陽俱感五藏乃傷此邪之從皮毛而入於五藏之次也如此則療其經今邪客於皮毛入於孫絡留而不去閉塞不通不得入於經溢於大絡而生奇病焉出第二卷中

夫五藏六腑精靈之氣順脉而出附經而入終而復始如環無端若越其數者則傷脉而損經變為異病也

岐伯曰凡欲療風則用火灸風性浮輕色或赤或白痒多者風熱也寒性沈重色或青或黑痛多者寒也濕性萎潤色黃鮮瘀

于明堂图，人并可览之。《黄帝素问》，擿孔穴，原经脉，穷万病之所始；《九卷》《甲乙》及《千金方》、甄权、杨操等诸家灸法，虽未能远穷其理，且列流注及旁通，终疾病之状尔。

论邪入皮毛经络风冷热灸法

《素问》岐伯曰：夫邪之客于形，必先入于皮毛，留而不去；入于孙络，又留而不去；入于经脉，内连五脏，散于肠胃，阴阳俱感，五脏乃伤。此邪之从皮毛而入于五脏之次也，如此则疗其经。今邪客于皮毛，入于孙络，留而不去，闭塞不通，不得入于经，溢于大络，而生奇病焉。出第二卷中。

夫五脏六腑精灵之气，顺脉而出，附经而入，终而复始，如环无端。若越其数者，则伤脉而损经，变为异病也。

岐伯曰：凡欲疗风，则用火灸。风性浮轻，色或赤或白；痒多者，风热也。寒性沉重，色或青或黑；痛多者，寒也；湿性萎润，色黄鲜；瘀

棟

痺多濕也此三種本同而末異也風爲百病之長邪賊之根一切衆病悉因風而起也欲灸風者宜從少以至多也灸寒者宜從多以至少也至多者從三壯五壯七壯又從三十五十七十壯名曰從少至多也灸寒濕者宜從多以至少也從七十五十三十又從七百五百三百名曰從多以至少也灸風者不得一頓滿一百若不灸者亦可以蒸爇熨之灸寒濕者不得一頓滿千若不灸亦可蒸爇熏之風性浮輕則易散故從少而至多也寒性沈重則難消故從多而至少也

論疾手足腹背灸之多少及補寫八木火法

楊操音義云凡手足內脉皆是五藏之氣所應也手足外脉皆是六腑之氣所應也四肢者身之支幹也其氣係於五藏六腑出入其灸疾不得過頓多也宜依經數也若頓多血脉絕於火下而火氣不得行隨脉遠去也故云三壯五壯七壯者經曰乃更添灸以差爲度其手足外皆是陽脉也不得過於二壯腹中者水穀之所盛風寒之所結灸之務欲多也脊者身之梁棟大陽之所合陰陽動作冷氣成疾背又重厚灸之宜名經脉出入往來之處故灸能引火氣凡灸皆有補寫補者無吹其火須住自滅寫者亦不艾即須吹其火至滅也其艾炷根下廣三分長三分若減此不覆孔穴不中經脉火氣不行亦不能除病也凡灸忌用松柏桑棗竹胡枳榆八木以用灸人害人肌肉筋脉骨髓可用陽燧火珠脉日取火若陰無火鑽槐木以菊莖延火亦可磕石以艾蒸之取火用灸大良又無此宜以麻油布纏及艾莖別引取火則去疾不傷人筋骨皆欲得脉傷其痛根瘡若不壞則病不除也甲乙丙卷云灸瘡不發者灸故履底令熱好熨之三日即發也得發則病愈矣

不宜灸禁穴及老少加減法

痹多者，湿也。此三种，本同而末异也。风为百病之长，邪贼之根，一切众病，悉因风而起也。欲灸风者，宜从少以至多也；灸寒者，宜从多以至少也。至多者，从三壮、五壮、七壮，又从三十、五十、七十壮，名曰从少至多也。灸寒湿者，宜从多以至少也，从七十、五十、三十，又从七百、五百、三百，名曰从多以至少也。灸风者，不得一顿满一百。若不灸者，亦可以蒸药熨[1]之；灸寒湿者，不得一顿满千，若不灸，亦可蒸药熏之。风性浮轻则易散，故从少而至多也；寒性沉重，则难消，故从多而至少也。

论疾手足腹背灸之多少及补泻八木火法

杨操《音义》云：凡手足内脉，皆是五脏之气所应也；手足外脉，皆是六腑之气所应也。四肢者，身之支干也，其气系于五脏六腑，出入其灸，疾不得过顿多也，宜依经数也。若顿多，血脉绝于火下，而火气不得行，随脉远去也。故云三壮、五壮、七壮者，经曰乃更添灸，以瘥为度。其手足外皆是阳脉也，不得过于二壮。腹中者，水谷之所盛，风寒之所结，灸之务欲多也。脊者，身之梁栋，太阳之所合，阴阳动作，冷气成疾，背又重厚，灸之宜多[2]。经脉出入往来之处，故灸能引火气。凡灸皆有补泻：补者，无吹其火，须炷[3]自灭；泻者，疾吹其火，传其艾，须其[4]火至灭也。其艾炷根下广三分，长三分。若减此，不覆孔穴，不中经脉，火气不行，亦不能除病也。

凡灸，忌用松、柏、桑、枣、竹、胡[5]、枳[6]、榆八木，以用灸人，害人肌肉筋脉骨髓。可用阳燧火珠，映[7]日取火。若阴无火，钻槐木以菊茎延火，亦可础石以艾蒸之取火，用灸大良。又无此，宜以麻[8]油布缠及艾茎，别引取火，则去疾不伤人，筋骨皆欲得脉伤其痛，根疮若不坏，则病不除也。《甲乙》丙卷云：灸疮不发者，炙[9]故履底令热好熨之，三日即发也，得发则病愈矣。

不宜灸禁穴及老少加减法

①熨：原作“尉”，据程本改。
②多：原作“名”，据程本改。
③炷：原作“住”，据程本改。
④疾吹其火，传其艾，须其：原作“亦不艾，即须吹其火”，据《针灸甲乙经》卷三第八改。
⑤胡：《黄帝虾蟆经》《太平圣惠》卷一〇〇引《明堂》作“橘”。
⑥枳：程本作“枫”。
⑦映：原作“脉”，据《刺灸心法要诀》卷二改。
⑧麻：程本作“香”。
⑨炙：原作“灸”，据程本改。

雨

甲乙經頭維下關承光腦户氣衝脊中伏兔乳中地五會風府泉腋瘖門天府經渠白環輸鳩尾迎香石門女子絲竹空承泣甲乙耳門人迎瘈脉少商尺澤陰市陽關經少海小海睛明關衝

右三十一穴並禁不宜灸千金甄權楊操同第三卷中

凡灸有生熟候人盛衰及老少也衰老者少灸盛壯肥實者多灸凡孔穴皆逐人形大小取手中指頭第一節爲寸男左女右又一云三寸者盡一中指也人年三十以上若不灸三里令人氣上眼闇所以三里下氣也出第二十七卷中

黃帝問曰凡灸大風大雨大陰大寒灸否既不得灸有何損益岐伯荅曰大風灸者陰陽大錯大雨灸者諸經絡脉不行大陰灸者令人氣逆大寒灸者血脉畜滯此等日灸乃更動其病令人短壽大風者所謂一復時不可加火艾大寒者所謂盛冬凌辰也大雨者但雨日即不得雖然有卒得又逢大雨此止可灸之大陰者謂諸雲霧惣合凡人初患卒得終是難下手經云當其盛也慎勿衰傷即是初得重病之狀候

年神傍通法

論曰此等諸法並散在諸部不可尋究故集之一處造次易知所以省披討也

孔穴主對法

論曰凡云孔穴主對者穴名在上病狀在下或一病有數穴或數

《甲乙经》：头维　下关　承光　脑户　气冲　脊中　伏兔　乳中　地五会　风府　泉腋　哑门　天府　经渠　白环俞　鸠尾　迎香　石门女子　丝竹空　承泣　耳门　人迎　瘈脉　少商　尺泽　阴市　阳关《甲乙经》　少海　小海　睛明　关冲

上三十一穴并禁不宜灸　《千金》、甄权、杨操同出[1]第三卷中

凡灸有生熟，候人盛衰及老少也。衰老者少灸，盛壮肥实者多灸。凡孔穴皆逐人形大小，取手中指头第一节为寸，男左女右。又一云三寸者，尽一中指也。人年三十以上，若不灸三里，令人气上眼暗，所以三里下气也。出第二十七卷中。

黄帝问曰：凡灸，大风大雨，大阴大寒灸否？既不得灸，有何损益？岐伯答曰：大风灸者，阴阳交[2]错；大雨灸者，诸经络脉不行；大阴灸者，令人气逆；大寒灸者，血脉蓄滞，此等日灸，乃更动其病，令人短寿。大风者，所谓一复时，不可加火艾；大寒者，所谓盛冬凌辰也；大雨者，但雨日即不得。虽然有卒得，又逢大雨，此止可灸之；大阴者，谓诸云雾总合。凡人初患卒得，终是难下手。经云：当其盛也，慎勿衰伤。即是初得重病之状候。

年神旁通法

论曰：此等诸法，并散在诸部，不可寻究，故集之一处，造次易知，所以省披讨也。

孔穴主对法

论曰：凡云孔穴主对者，穴名在上，病状在下，或一病有数穴，或数

①出：原无，据程本补。
②交：原作“大”，据程本改。

病共一穴皆臨時斟酌作法用之其有須灸者即灸之不宜灸者經穴注了其灸並爲良法但恨下俚間知者鮮爾所以學者深須解之皆須妙解知灸知藥固是良醫

臍 心 肘 咽 口 頭 脊 膝 足

年一	二	三	四	五	六
七	八	九（以上人神所在傍看他皆倣此）		十	十一
十二	十三	十四	十五	十六	十七
十八	十九	二十	二十一	二十二	二十三
二十四	二十五	二十六	二十七	二十八	二十九
三十	三十一	三十二	三十三	三十四	三十五
三十六	三十七	三十八	三十九	四十	四十一
四十二	四十三	四十四	四十五	四十六	四十七
四十八	四十九	五十	五十一	五十二	五十三

病共一穴，皆临时斟酌作法用之，其有须灸者，即灸之；不宜灸者，经穴注了，其灸并为良法。但恨下俚间知者鲜尔。所以学者深须解之，皆须妙解，知灸知药，固是良医。

推行年人神法[1]

	脐	心	肘	咽	口	头	脊	膝	足
年	一	二	三	四	五	六	七	八	九[2]
	十	十一	十二	十三	十四	十五	十六	十七	十八
	十九	二十	二十一	二十二	二十三	二十四	二十五	二十六	二十七
	二十八	二十九	三十	三十一	三十二	三十三	三十四	三十五	三十六
	三十七	三十八	三十九	四十	四十一	四十二	四十三	四十四	四十五
	四十六	四十七	四十八	四十九	五十	五十一	五十二	五十三	

①推行年人神法：原无，据《千金要方》卷二十九第七补。此下内容未按年份规律排列，现据《千金要方》律齐。
②九：此下底本有小字注“以上人神所在旁看，他皆仿此”，版面限制，据《千金要方》删。

五十四 五十五 五十六 五十七 五十八 五十九
六十 六十一 六十二 六十三 六十四 六十五
六十六 六十七 六十八 六十九 七十 七十一
七十二 七十三 七十四 七十五 七十六 七十七
七十八 七十九 八十 八十一 八十二 八十三
八十四 八十五 八十六 八十七 八十八 八十九
九十

右件九部人神歲移一部周而復始不可灸皆凶

心 喉 頭 肩 背 腰 腹 項 足 膝 陰 股
年一 二 三 四 五 六
七 八 九 十 十一 十二
十三 十四 十五 十六 十七 十八
十九 二十 二十一 二十二 二十三 二十四

五十四

五十五　五十六　五十七　五十八　五十九　六十　六十一　六十二　六十三
六十四　六十五　六十六　六十七　六十八　六十九　七十　七十一　七十二
七十三　七十四　七十五　七十六　七十七　七十八　七十九　八十　八十一
八十二　八十三　八十四　八十五　八十六　八十七　八十八　八十九　九十

上件九部人神，岁移一部，周而复始，不可灸，皆凶。

推十二部人神所在法[1]

	心	喉	头	肩	背	腰	腹	项	足	膝	阴	股
年	一	二	三	四	五	六	七	八	九	十	十一	十二
	十三	十四	十五	十六	十七	十八	十九	二十	二一	二二	二三	二四

①推十二部人神所在法：原无，据《千金要方》卷二十九第七补。此下内容未按年份规律排列，现据《千金要方》律齐。

二十五　二十六　二十七　二十八　二十九　三十
三十一　三十二　三十三　三十四　三十五　三十六
三十七　三十八　三十九　四十　四十一　四十二
四十三　四十四　四十五　四十六　四十七　四十八
四十九　五十　五十一　五十二　五十三　五十四
五十五　五十六　五十七　五十八　五十九　六十
六十一　六十二　六十三　六十四　六十五　六十六
六十七　六十八　六十九　七十　七十一　七十二
七十三　七十四　七十五　七十六　七十七　七十八
七十九　八十　八十一　八十二　八十三　八十四
八十五　八十六　八十七　八十八　八十九　九十
九十一　九十二　九十三　九十四　九十五　九十六

右件十二部人神所在並不可灸及損傷慎之

二五　二六　二七　二八　二九　三十　三一　三二　三三　三四　三五　三六
三七　三八　三九　四十　四一　四二　四三　四四　四五　四六　四七　四八
四九　五十　五一　五二　五三　五四　五五　五六　五七　五八　五九　六十
六一　六二　六三　六四　六五　六六　六七　六八　六九　七十　七一　七二
七三　七四　七五　七六　七七　七八　七九　八十　八一　八二　八三　八四
八五　八六　八七　八八　八九　九十　九一　九二　九三　九四　九五　九六

上件十二部人神所在，并不可灸及损伤，慎之。

推月忌日忌傍通法

月忌法

正二三四五六七八九十十一十二

血忌丑未寅申卯酉辰戌巳亥午子凶

月厭戌酉申未午巳辰卯寅丑子亥凶

四激戌戌戌丑丑丑辰辰辰未未未凶

月殺丑戌未辰丑戌未辰丑戌未辰凶千金云戌巳午未寅卯辰亥子丑申酉

月刑巳子辰申午丑寅酉未亥卯戌凶

六害巳辰卯寅丑子亥戌酉申未午凶

天醫卯寅丑子亥戌酉申未巳午辰吉

右於天醫上取師療病吉餘不得灸及取師凶

日忌法

一日在足大指　二日外踝　三日股內及腳腨　四日腰及髀　五日口齒舌根咽懸癰及足指

推月忌日忌旁通法

月忌法

	正	二	三	四	五	六	七	八	九	十	十一	十二	
血忌：	丑	未	寅	申	卯	酉	辰	戌	巳	亥	午	子	凶
月厌：	戌	酉	申	未	午	巳	辰	卯	寅	丑	子	亥	凶
四激：	戌	戌	戌	丑	丑	丑	辰	辰	辰	未	未	未	凶
月杀：	丑	戌	未	辰	丑	戌	未	辰	丑	戌	未	辰	凶
月刑：	巳	子	辰	申	午	丑	寅	酉	未	亥	卯	戌	凶
六害：	巳	辰	卯	寅	丑	子	亥	戌	酉	申	未	午	凶
天医：	卯	寅	丑	子	亥	戌	酉	申	未	巳	午	辰	吉

上于天医上取师疗病吉，余不得灸及取师，凶。

日忌法

一日在足大指　二日外踝　三日股内及脚腨　四日腰及髀　五日口齿舌根咽悬雍及足指

趺

六日手小指少陽及臍下 七日內踝 八日足腕一云在脚 九日尻及龜尾手陽明 十日膝眼及足拇指

十一日鼻柱及眉 十二日面髮際 十三日牙齒 十四日胃管咽喉管足陽明

十五日遍身 十六日胷乳 十七日氣衝及脅 十八日腹內 十九日足趺足下及項

二十日膝以下一云踝及膊 二十一日脣舌足小指 二十二日伏兔外踝一云胷臆中 二十三日肝俞足趺兩腋

二十四日手陽明兩脅及小腸 二十五日足陽明心腹一云膝足 二十六日手足胷 二十七日膝內踝一云肩膊膈下及兩足并陰囊中

二十八日陰中及耳頰 二十九日膝頭顳顬兩手足 三十日足趺上及頰膝頭又云關元下至足心又云遍身

右件人神所在上件日並不宜灸

十干人神所在法

甲日在頭 乙日在項 丙日肩臂 丁日背脅 戊日在腹及頷頸 己日在背

庚日在膝及髀腰 辛日在脾及心肺 壬日在腎及手 癸日在足

十二支人神所在

子日在目孫氏云在肩口 丑日在耳及腰 寅日在胷孫又云在口 卯日在脾孫氏云在鼻 辰日在腰

巳日在頭口孫氏云在手 午日在心腹 未日在兩足心孫氏云在足 申日在二肩額一云在頭腰 酉日在膝孫氏云在背

六日手小指、少阳及脐下　七日内踝　八日足腕，一云在脚　九日尻及龟尾、手阳明

十日腰眼及足拇指　十一日鼻柱及眉　十二日面、发际　十三日牙齿

十四日胃脘[1]、咽喉管、足阳明　十五日遍身　十六日胸乳　十七日气冲及胁

十八日腹内　十九日足跗、足下及项　二十日膝以下，一云踝及膊　二十一日唇舌、足小指

二十二日伏兔、外踝，一云胸臆中　二十三日肝俞、足跗、两腋　二十四日手阳明、两胁及小肠

二十五日足阳明、心腹，一云膝、足　二十六日手足、胸

二十七日膝、内踝；一云肩膊、膈下及两足，并阴囊中　二十八日阴中并耳颊

二十九日膝头、颞颥、两手足　三十日足跗上及颊、膝头；又云关元下至足心，又云遍身

上件人神所在，上件日并不宜灸。

十干人神所在法

甲日在头　乙日在项　丙日在肩臂　丁日胸胁　戊日在腹及颔颈　己日在背　庚日在膝及髀腰

辛日在脾及心肺　壬日在肾及手　癸日在足

十二支人神所在法

子日在目，孙氏云在肩口　丑日在耳及腰　寅日在胸，孙又云在口　卯日在脾，孙氏云在鼻　辰日在腰

巳日在头口，孙氏云在手　午日在心腹　未日在两足心，孙氏云在足　申日在二肩额，一云在头腰

酉日在胫，孙氏云在背

①脘：原作"管"，本书"管""脘"互用，现律齐为"脘"，全书同。

戌日在咽喉孫氏云在頭一作項　亥日在臂頸又云在臂膝孫氏云在項

十二時人神所在法

子時在踝　丑時在頭　寅時在耳孫氏云在目　卯時在面孫氏云在耳　辰時在項孫氏云在口

巳時在乳　午時在胷　未時在腹　申時在心　酉時在膝孫氏云在背

戌時在腰孫氏云在陰左右　亥時在股

十二祇人神所在法

建日不治足一作頭禁晡時　除日不治眼一作膝禁日入　滿日不治腹禁黃昏　平日不治背禁人定　定日不治心禁夜半

執日不治手禁鷄鳴　破日不治口禁平旦　危日不治鼻禁日出　成日不治唇禁食時　收日不治頭一作足禁食時

開日不治耳禁日中　閉日不治目禁日昳

又法甲乙日忌寅時不灸頭　丙丁日忌辰時不灸耳　戊己日忌午時不灸髮鬢一云不灸膝臏　壬癸日忌酉時不灸足

又法每月六日十五日十八日二十二日二十四日小盡日甲辰

庚寅　乙卯　丙辰　辛巳　五辰　五酉　五未

八節日前後各一日若遇以上日並凶不宜灸之

戌日在咽喉；孙氏云在头；一作项　亥日在臂、颈；又云在两膝，孙氏云在项

十二时人神所在法

子时在踝　丑时在头　寅时在耳，孙氏云在目　卯时在面，孙氏云在耳[①]　辰时在项，孙氏云在口

巳时在乳[②]　午时在胸　未时在腹　申时在心　酉时在膝，孙氏云在背

戌时在腰，孙氏云在阴左右　亥时在股

十二祇人神所在法

建日不治足，一作头；禁晡时　除日不治眼，一作膝；禁日入　满日不治腹，禁黄昏

平日不治背，禁人定　定日不治心，禁夜半　执日不治手，禁鸡鸣

破日不治口，禁平旦　危日不治鼻，禁日出　成日不治唇，禁食时

收日不治头，一作足；禁食时　开日不治耳，禁日中　闭日不治目，禁日昳

又法：甲乙日忌寅时，不灸头　丙丁日忌辰时，不灸耳　戊己日忌午时，不灸发鬓，一云不灸膝膑　壬癸日忌酉时，不灸足

又法：每月六日、十五日、十八日、二十二日、二十四日，小尽日，

甲辰　庚寅　乙卯　丙辰　辛巳　五辰　五酉　五未

八节日前后各一日，若遇以上日，并凶，不宜灸之。

---

①耳：程本作“目”。

②乳：此下程本有“一云肩”三字。

又法正月丑　二月戌　三月未　四月辰　五月丑　六月戌　七月未　八月辰　九月丑　十月戌　十一月未　十二月辰

又法男忌（壬辰　甲辰　己巳　丙午　丁未）　女忌（甲寅　乙卯　乙酉　乙巳　丁巳）　又男忌（除日）　女忌（破日）　又男忌戌　女忌辰（孫氏云忌巳）

又法丙子日天子會　壬子日百王會　甲子日太子會　丁巳日三公會　丙辰日諸侯會　辛卯日大夫會　癸卯日人臣會　乙亥日止都會

又木命人行年在木不宜鍼及服青藥

又火命人行年在火不宜汗及服赤藥

又土命人行年在土不宜吐及服黃藥

又金命人行年在金不宜灸及服白藥

又水命人行年在水不宜下利及服黑藥

凡不知此法下藥若遇命厄會深者下手即死

又法立春春分脾　立夏夏至肺　立秋秋分肝

又法：正月丑　二月戌　三月未　四月辰　五月丑　六月戌　七月未　八月辰　九月丑　十月戌　十一月未　十二月辰

又法：男忌　壬辰　甲辰　己巳　丙午　丁未　女忌　甲寅　乙卯　乙酉　乙巳　丁巳

又：男忌　除日　女忌　破日

又：男忌　戌　女忌　辰　孙氏云忌巳

又法：丙子日天子会　壬子日百王会　甲子日太子会　丁巳日三公会　丙辰日诸侯会　辛卯日大夫会　癸卯日人臣会　乙亥日以上都会

又：木命人　行年在木，不宜针及服青药。

又：火命人　行年在火，不宜汗及服赤药。

又：土命人　行年在土，不宜吐及服黄药。

又：金命人　行年在金，不宜灸及服白药。

又：水命人　行年在水，不宜下利及服黑药。

凡不知此法下药，若遇命厄会深者，下手即死。

又法：立春　春分　脾；立夏　夏至　肺；立秋　秋分　肝

立冬冬至心四季十八日腎

又春左脅秋右脅夏在臍冬在腰以上人神並不宜灸之傷神殺人

五藏六腑變化流注出入傍通（宜每藏傍看從腎藏至天井三焦出入止諸藏腑他皆倣此）

凡五藏六腑變化無窮散在諸經其事隱没難得具知今篇集相附以爲傍通令學者少留意推尋則造次可見矣

論曰假令肝心脾肺腎爲藏則膽小腸胃大腸膀胱爲腑足少陰爲腎經足太陽爲膀胱經下至五藏五果五菜皆爾觸類長之他皆倣此出千金方第二十九卷中（近附二十四條）

五藏	肝	心	脾	肺	腎	
六腑	膽	小腸	胃	大腸	傍胱	三焦（三焦有經無藏）
五藏經	足厥陰	手少陰	足太陰	手太陰	足少陰	
六腑經	足少陽	手太陽	足陽明	手陽明	足太陽	手少陽
五行	木	火	土	金	水（以上各主一藏）	

立冬　冬至心；四季十八日，肾

又法：春左胁，秋右胁，夏在脐，冬在腰。以上人神并不宜灸之，伤神杀人。

五脏六腑变化流注出入旁通 宜每脏旁看，从肾脏至天井三焦出入止诸脏腑，他皆仿此

凡五脏六腑，变化无穷，散在诸经，其事隐没，难得具知。今纂集相附，以为旁通，令学者少留意推寻，则造次可见矣。

论曰：假令肝、心、脾、肺、肾为脏，则胆、小肠、胃、大肠、膀胱为腑。足少阴为肾经，足太阳为膀胱经，下至五脏、五果、五菜，皆尔触类长之，他皆仿此。出《千金方》第二十九卷中。近附二十四条

五脏：肝　心　脾　肺　肾

六腑：胆　小肠　胃　大肠　膀胱　三焦三焦有经无脏

五脏经：足厥阴　手少阴　足太阴　手太阴　足少阴

六腑经：足少阳　手太阳　足阳明　手阳明　足太阳　手少阳

五行：木　火　土　金　水 以上各主一脏

五行數三八二七五十四九一六以上五行數以配五藏

五行色青赤黃白黑以上五行色五藏所象

五行相生水木火土金以上五藏相生

五行相剋金水木火土

五藏胎月八月十一月五月二月五月不宜灸吐利

五藏相月冬三月木相 春三月火相 夏三月土相 季夏六月金相 秋三月水相並不宜補養

五藏王月春三月夏三月季夏六月秋三月冬三月有疾可宣泄

五藏廢月夏三月木廢 季夏六月火廢 秋三月土廢 冬三月金廢 春三月水廢不宜補宜瀉

五藏囚月季夏六月木囚 秋三月火囚 冬三月土囚 春三月金囚 夏三月水囚不宜瀉宜補

五藏死月秋三月木死 冬三月火死 春三月土死 夏三月金死 季夏六月水死宜補

五藏王日甲乙丙丁戊己庚辛壬癸以上五藏王日不灸不服藥

五藏王時寅至辰巳至未辰未戌丑申至戌亥至丑王時不灸

五藏困日戊己土也 庚辛金也 壬癸水也 甲乙木也 丙丁火也宜補養安和

五行数：三八　二七　五十　四九　一六　以上五行数以配五脏

五行色：青　赤　黄　白　黑　以上五行色五脏所象

五行相生：水　木　火　土　金　以上五脏相生

五行相克：金　水　木　火　土

五脏胎月：八月　十一月　五月　二月　五月　不宜灸吐利

五脏相月：冬三月木相　春三月火相　夏三月土相　季夏六月金相　秋三月水相　并不宜补养

五脏王月：春三月　夏三月　季夏六月　秋三月　冬三月[1]　有疾可宣泄

五脏废月：夏三月木废　季夏六月火废　秋三月土废　冬三月金废　春三月水废　宜补不宜泻

五脏囚月：季夏六月木囚　秋三月火囚　冬三月土囚　春三月金囚　夏三月水囚　宜补不宜泻

五脏死月：秋三月木死　冬三月火死　春三月土死　夏三月金死　季夏六月水死　宜补

五脏王日：甲乙　丙丁　戊己　庚辛　壬癸　以上五脏王日不灸不服药

五脏王时：寅至辰　巳至未　辰未戌丑　申至戌　亥至丑　王时不灸

五脏困日：戊己土也　庚辛金也　壬癸水也　甲乙木也　丙丁火也　宜补养安和

①冬三月：此上程本“春”“夏”“季夏”“秋”“冬”五“月”字下分别有小字“木旺”“火旺”“土旺”“金旺”“水旺”，义长。

五藏困時　食時日昳土也　晡時日入金也　人定夜半水也　平旦日出木也　禺中日中火也宜補養

五藏忌日　庚辛　壬癸　甲乙　丙丁　戊已並忌此日得疾病

五藏忌時　申至酉　亥至子　寅至卯　巳至午　辰戌未丑並忌此時得病

五時　春　夏　季夏　秋　冬

五音　角六十四絲　徵五十四絲　宮八十一絲　商七十二絲　羽十八絲以上象五行應五藏

五星　歲東方　熒惑南方　鎮中央　太白西方　辰北方以上五星各象一藏

五常　仁肅　禮哲　信聖　義乂　智謀各從五藏出

五樂　琴　竽　鼓　磬　瑟外象五行內應五藏

五兵　矛　劒　楯　戟　弩各應其藏

五味　酸　苦　甘　辛　鹹以上各隨五藏所宜

五宜　苦　甘　辛　鹹　酸子來扶母

五不宜　辛　鹹　酸　苦　甘此五味須忌之

五事　貌恭　視明　思睿　言從　聽聰隨藏所感

五脏困时：食时日昳，土也　晡时日入，金也　人定夜半，水也　平旦日出，木也　禺中日中，火也　宜补养

五脏忌日：庚辛　壬癸　甲乙　丙丁　戊己　并忌此日得疾病

五脏忌时：申至酉　亥至子　寅至卯　巳至午　辰戌丑未　并忌此时得病

五时：春　夏　季夏　秋　冬

五音：角六十四丝　徵五十四丝　宫八十一丝　商七十二丝　羽十八丝　以上象五行应五脏

五星[①]：岁东方　荧惑南方　镇中央　太白西方　辰北方　以上五星各象一脏

五常：仁肃　礼哲　信圣　义乂[②]　智谋　各从五脏出

五乐：琴　竽　鼓　磬　瑟　外象五行，内应五脏

五兵：矛　剑　枪　戟　弩　各应其脏

五味：酸　苦　甘　辛　咸　以上各随五脏所宜

五宜：苦　甘　辛　咸　酸　子来扶母

五不宜：辛　咸　酸　苦　甘　此五味须忌之

五事：貌恭　视明　思睿　言从　听聪　随脏所感

---

①星：原作“屋”，据程本改。

②乂：程本作“又”，表示与大字“义”字相同。

五咎　狂　豫　蒙　僭　急

六情　好喜　怵慮（一作惠好）　樂　威怒（一作感怒）　惡哀（出五藏之情）（惡哀二字文不類無它本可校今闕疑他倣此）

八性　慈（悲恚）　愛　公私（怒）　氣（正）　欲忌（各稟之性）

生　華　肉　髓　骨　腦（各隨初生長）

形　直　銳　方　圓　曲（外應五行之形內法五藏之象）

五養　筋　血（脉）　肉　皮毛（氣）　骨（精各從五藏所養）

五液　泣（一云淚）　汗　涎　涕　唾（各隨藏所生）

七神　魂　神　意（智）　魄　精（志以上脾腎各二神故七神）

五竅　目（左目甲右目乙）　舌（榮於耳外爲血內主五音左耳丙右耳丁）　脣（口爲戊舌爲巳）　鼻（左孔庚右孔辛）　耳（左腎壬右腎癸）

五聲　呼　言　哭　歌　呻噫（五藏若中風有此聲應）

五響　諷詠　肆　唱　歌　吟

五氣　呵　吹呼　唏　嘘　呬（四有疾各隨其藏消息其法在調氣論）

五惡　風　熱　濕　寒　燥（氣之惡）

五咎：狂　豫　蒙　僭　急

六情：好喜　怵虑一作患好　乐　威怒一作感怒　恶哀出五脏之情。恶哀二字文不类，无完本可校，今阙疑，他仿此。

八性：慈恚悲　爱　公私恕　气正　欲忌　各禀之性

生：革　肉　髓　骨　脑　各随初生长

形：直　锐　方　圆　曲　外应五行之形，内法五脏之象

五养：筋　血脉　肉　皮毛气　骨精　各从五脏所养

五液：泣一云泪　汗　涎　涕　唾　各随脏所生

七神：魂　神　意智　魄　精志　以上脾肾各二神，故七神

五窍：目左目甲，右目乙　舌荣于耳外，为血，内主五音，左耳丙，右耳丁　唇口为戊，舌为己　鼻左孔庚，右孔辛　耳左肾壬，右肾癸

五声：呼　言　歌　哭　呻噫　五脏若中风有此声应

五响：讽咏　肆　唱　歌　吟

五气：呵　吹呼　唏　嘘　呬　有疾各随其脏消息，其法在《调气论》

五恶：风　热　湿　寒　燥　气之恶

五惡 辛 鹹 酸 苦 甘 味之惡

五有餘病 怒 笑不止 脹滿 噫 喘欬上氣 脹洩欠實則此疾見

五不足病 悲 憂 少氣 息痢 厥虛則此疾見

五積 肥氣 伏梁 痞氣 息賁 賁豚

生疾 奔氣 憂恐 食飲 風寒 強力將息失度乃生此疾

五傷 久行傷筋 久視傷心 久坐傷肉 久卧傷皮 久立傷骨人欲勞勿極

五藏本氣千金云五臭 臊 羶 焦 香 腥 腐五藏各有此氣

五方神 青龍 朱鳥 黃龍 白虎 眞武五方神象五藏

五畜 虎兔千金云雞 蛇馬千金云羊 龍牛羊犬 猴雞 鼠猪各主本藏所宜

五穀 麻 麥 稷 黃黍千金云稻 大豆以上補益五藏六腑

五果 李 杏 棗 桃 栗以上果以益五藏

五菜 韭 薤 葵 葱 藿蔘以上菜可久食

五木 榆 栗 桂 桑 梧桐以上宣助五藏

五恶：辛　咸　酸　苦　甘　味之恶

五有余病：怒　笑不止　胀满噫　喘咳上气　胀泄欠　实则此疾见

五不足病：悲　忧　少气　息痢　厥　虚则此疾见

五积：肥气　伏梁　痞气　息贲　贲豚

生疾：奔气　忧恐　食饮　风寒　强力　将息失度，乃生此疾

五伤：久行伤筋　久视伤心　久坐伤肉　久卧伤皮　久立伤骨　人欲劳勿极

五藏：本气，《千金》云五臭　膘膻　焦　香　腥　腐　五脏各有此气

五方神：青龙　朱雀[1]　黄龙　白虎　真武　五方神象五脏

五畜：虎兔《千金》云鸡　蛇马《千金》云羊　龙牛羊犬　猴鸡　鼠猪　各主本脏所宜

五谷：麻　麦　稷　黄黍《千金》云稻　大豆　以上补益五脏六腑

五果：李　杏　枣　桃　栗　以上果以益五脏

五菜：韭　薤　葵　葱　藿蓼　以上菜可久食

五木：榆　栗　桂　桑　梧桐　以上宣助五脏

①雀：原作“鸟”，据程本改。

五藏斤兩 四斤四兩左三葉右四葉 十二兩三毛七孔 二斤三兩 三斤三兩六葉兩耳

一斤一兩以上五藏輕重數

六腑斤兩 三兩三銖 二斤十四兩 二斤十四兩 二斤十二兩

九兩二銖以上六腑輕重數

六腑尺丈 三寸三分 二丈四尺廣二寸四分 二尺六寸一云大一尺五寸 一丈二尺廣六寸

九寸以上六腑長短數一云廣七寸

六腑所受 三合一云一合 二斗四升 三斗五升 一斗二升 九升九合以上六腑受盛數一云九升二合

五藏官 尚書一云上將軍又爲郎官 帝王 諫議大夫 上將軍一云大尚書 後宮列女以上五藏官位

六腑官 將軍 決曹吏 監倉吏 内嗇吏疑謚 監倉椽 水曹椽以上六腑官位

五藏俞 九椎下兩傍各一寸半是也 五椎下兩傍各一寸半是也 十一椎下兩傍各一寸半是也 三椎下兩傍各一寸半是也 十四椎下兩傍各一寸半是也

六腑俞 十椎下兩傍各一寸半是也 十八椎下兩傍各一寸半是也 十二椎下兩傍各一寸半是也 十六椎下兩傍各一寸半是也 十九椎下兩傍各一寸半是也

十三椎下兩傍各一寸半是也

五藏募 期門 巨闕 章門 中府 京門

五脏斤两：四斤四两左三叶，右四叶　十二两三毛七孔　二斤三两　三斤三两六叶两耳　一斤一两以上五脏轻重数

六腑斤两：三两三铢　二斤十四两　二斤十四两　二斤十二两　九两二铢　以上六腑轻重数

六腑尺寸：三寸三分　二丈四尺广二寸四分　二尺六寸一云大一尺五寸　一丈二尺广六寸　九寸一云广七寸　以上六腑长短数

六腑所受：三合一云一合　二斗四升　三斗五升　一斗二升　九升九合一云九升二合　以上六腑受盛数

五脏官：尚书一云上将军，又为郎官　帝王　谏议大夫　上将军一云大尚书　后宫列女　以上五脏官位

六腑官：将军　决曹吏　监仓吏　内涩吏　监仓掾　水曹掾　以上六腑官位

五脏俞：九椎下两旁各一寸半是也　五椎下两旁各一寸半是也　十一椎下两旁各一寸半是也　三椎下两旁各一寸半是也　十四椎下两旁各一寸半是也

六腑俞：十椎下两旁各一寸半是也　十八椎下两旁各一寸半是也　十二椎下两旁各一寸半是也　十六椎下两旁各一寸半是也　十九椎下两旁各一寸半是也　十三椎下两旁各一寸半是也

五脏募：期门　巨阙　章门　中府　京门

六腑募　日月　關元　太倉　天樞　中極　石門三焦

五藏脉　弦長　洪盛　緩大　浮短　沈濡

五藏流注傍通

出井木　大敦　中衝出心胞脉餘藏無　隱白　少商　涌泉

流滎火　行間　勞宮　大都　魚際　然谷

注俞土　太衝　太陵　太白　太淵　太谿

行經金　中封　間使　商丘　經渠　復溜

入合水　曲泉　曲澤　陰陵泉　尺澤　陰谷以上五藏出入

謹按銅人鍼經甲乙經九墟經並無五藏所過爲原穴唯千金臺秘再集有之今列穴名于左

中都　内關　公孫　列缺　水原

心之藏主出入

出井金　少衝　流滎水　少府

六腑募：日月　关元　太仓　天枢　中极　石门三焦

五脏脉：弦长　洪盛　缓大　浮短　沉濡

五脏流注旁通

出井[1]木　大敦　中冲此心包脉，余脏无　隐白　少商　涌泉

流荥火　行间　劳宫　大都　鱼际　然谷

注俞土　太冲　大陵　太白　太渊　太溪

行经金　中封　间使　商丘　经渠　复溜

入合水　曲泉　曲泽　阴陵泉　尺泽　阴谷　以上五脏出入

谨按《铜人针经》《甲乙经》《九墟经》并无五脏所过为原穴，惟《千金》《外台秘要[2]集》有之，今列穴名于下：

中郄　内关　公孙　列缺　水原

心之脏主出入

出井金　少冲　流荥水　少府

①出井：程本作“所出为井”，此下“流荥”“注俞”“行经”“入合”均同此句式，作“所×为×”。

②要：原作“再”，据程本改。

注俞木　神門　過原　通里
行經火　靈道　入合土　少海

六腑流注傍通

出井金　竅陰　少澤　厲兑　商陽　至陰
流滎水　俠谿　前谷　内庭　間谷一名二間　通谷
注俞木　臨泣　後谿　陷谷　三間　束骨
過原　丘墟　腕骨　衝陽　合谷　京骨
行經火　陽輔　陽谷　解谿　陽谿　崑崙
入合土　陽陵泉　小海　三里　曲池　委中　以上六腑出入

三焦流注傍通

出井金　關衝　流滎水　掖門
注俞木　中渚　過原　陽池
行經火　支溝　入合土　天井　以上三焦出入

注俞木　神门　过原　通里　行经火　灵道　入合土　少海

六腑流注旁通

出井金　窍阴　少泽　厉兑　商阳　至阴

流荥水　侠溪　前谷　内庭　间谷一云二间　通谷

注俞木　临泣　后溪　陷谷　三间　束骨

过原　丘墟　腕骨　冲阳　合谷　京骨

行经火　阳辅　阳谷　解溪　阳溪　昆仑

入合土　阳陵泉　小海　三里　曲池　委中　以上六腑出入

三焦流注旁通

出井金　关冲　流荥水　液门　注俞水　中渚

过原　阳池　行经火　支沟　入合土　天井　以上三焦出入

十二身流注五藏六腑明堂

肺人肺者藏也兩傍一十八穴

甲乙經

肺出于少商少商者木也在手大指端内側去手甲角如韭葉手太陰脉之所出也爲井冬三月宜灸之

流于魚際魚際者火也在手大指本節後内側散脉中手太陰脉之所留也爲滎春三月宜灸之

注于太淵太淵者土也在掌後陷者中手太陰脉之所注也爲輸夏三月宜灸之

行于經渠經渠者金也在寸口陷者中手太陰脉之所行也爲經不可灸傷人神明

入于尺澤尺澤者水也在肘中約上動脉手太陰脉之所入也爲合秋三月宜灸之出第三卷中甄權千金楊操同

少商在手大指端内側去爪甲如韭葉灸一壯主瘧寒厥及熱煩心善噦心滿而汗出寒濯濯熱煩手臂不仁唾沫脣乾引飲手腕攣指支痛肺脹上氣耳中生風欬喘逆痺臂痛嘔吐食飲不下彭彭熱病象瘧振慄鼓頷腹脹俾倪喉中鳴耳前痛甄權云在手大母指甲骨外畔當角一韭葉白肉際宛宛中是也此脉脾肺之候論藏湊不宜灸之忌生冷熱食

魚際在手大指本節後内側散脉中灸三壯主虛極洒洒毛起惡風寒舌上黄身熱欬嗽喘痺走胷背不得息頭痛甚汗不出寒厥及熱煩心少氣不足以息陰濕痒腹痛不下食飲肘攣支滿喉中焦乾渴痓上氣熱病振慄鼓頷腹滿陰痿欬引尻溺出虛也膈中虛食飲嘔身熱汗不出數唾涎嘔吐血下肩背寒熱脫色目泣出皆虛也唾血時寒時熱厥心痛卧若從居心間痛動作痛益甚色不變者肺

十二身流注五脏六腑明堂

肺人：肺者，脏也，两旁一十八穴。

《甲乙经》

肺出于少商，少商者，木也。在手大指端内侧，去手甲角如韭叶，手太阴脉之所出也，为井。冬三月宜灸之。

流于鱼际，鱼际者，火也。在手大指本节后内侧散脉中，手太阴脉之所留也，为荥。春三月宜灸之。

注于太渊，太渊者，土也。在手掌后陷者中，手太阴脉之所注也，为俞。夏三月宜灸之。

行于经渠，经渠者，金也。在寸口陷者中，手太阴脉之所行也，为经。不可灸，伤人神明。

入于尺泽，尺泽者，水也。在肘中约上动脉，手太阴脉之所入也，为合。秋三月宜灸之。出第三卷中，甄权、《千金》、杨操同。

少商　在手大指端内侧，去爪甲如韭叶。灸一壮。主疟，寒厥及热，烦心，善哕，心满而汗出，寒濯濯，热烦，手臂不仁，唾沫唇干，引饮，手腕挛指支痛，肺胀上气，耳中生风，咳喘逆，痹，臂痛，呕吐，食饮不下，彭彭。热病象疟，振栗鼓颔，腹胀俾倪，喉中鸣，耳前痛。甄权云：在手大拇指甲骨外畔当角一韭叶，白肉际宛宛中是也。此脉脾肺之候论藏凑，不宜灸之。忌生冷热食。

鱼际　在手大指本节后内侧散脉中。灸三壮。主虚极，洒洒毛起，恶风寒，舌上黄，身热，咳嗽，喘，痹走胸背，不得息，头痛甚，汗不出，寒厥及热烦心，少气不足以息。阴湿痒，腹痛，不下食饮，肘挛，支满，喉中焦干，渴，痓，上气。热病，振栗鼓颔，腹满，阴痿，咳引尻溺出，虚也。膈中虚，饮食呕，身热，汗不出，数唾涎，呕吐血下，肩背寒热，脱色，目泣出，皆虚也。唾血，时寒时热，厥心痛，卧若从居心间痛，动作痛益甚，色不变者，肺

心痛也短氣心痺悲怒逆氣恐狂易霍亂胃氣逆

太淵 在手掌後陷者中灸三壯主胛逆氣寒厥急煩心善嘔噦噫胷滿嗽呼胃氣上逆心痛欬逆煩悶不得卧胷中滿喘背痛肺脹滿彭彭臂厥肩膺胷滿痛目中白翳眼青轉筋掌中熱乍寒乍熱缺盆中相引痛數欠喘不得息臂內廉痛膈飲煩滿病溫身熱五日以上汗不出厥心痛卧若從居心間痛動作痛益甚色不變者肺心痛也如乳噫胃氣上逆心痛唾血振寒嗌乾狂言口僻肘中痛瘖瘧痺

經渠 在寸口陷者中不可灸傷人神明主瘧寒熱胷背急胷中彭彭然甚則交兩手如脊爲暴痺喘逆喉痺掌中熱欬逆上氣喘息數欠熱病汗不出心痛欲嘔

列缺 手太陰絡去腕上一寸半灸五壯甄權云腕後臂側三寸交义頭兩筋骨罅宛宛中是也主偏風口喎半身不隨腕勞灸三壯主瘧甚熱驚癇如有見者欬喘掌中熱虛則肩背寒慄少氣不足以息寒厥交兩手如脊爲口沫出實則肩背熱痛汗出四肢腫身濕搖時寒熱飢則煩飽則面色變口禁不開惡風泣出喉痺欬上氣數欠四肢厥逆善笑溺白熱病先手臂痛身熱瘈瘲脣口聚鼻張咽下汗出如連珠小便白熱痛兩乳下三寸堅脅下滿悸善忘口中沫出

孔最 手太陰郄去腕上七寸灸五壯主熱病汗不出此穴可灸五壯汗即出厥頭痛

尺澤 在肘中約上動脈灸三壯甄權云在臂屈橫文中兩筋骨罅陷者宛宛中不宜灸主喉痺上氣舌乾脅痛心彭彭痛欬逆上氣舌乾脅痛心煩肩寒少氣不足以息腹脹喘振慄瘈瘲手不伸欬嗽唾濁氣膈善嘔鼓頷不得汗煩滿身痛因爲縱衄唾血時寒時熱胞中有大疝瘕積與陰相引痛苦冗泄上下出喉痺哽噎寒熱實則肩背熱痛汗不出四肢暴腫虛則臂背寒短氣心煩癲疾嘔沫手臂不得上頭胕痛

俠白 在天府下去肘下五寸動脈手太陰別灸五壯主心痛欬乾嘔煩滿

天府 在腋下三寸臂臑內廉動脈手太陰脈氣所發禁不可灸使人逆氣主欬上氣喘不得息暴痺內逆肝肺相搏口鼻出血身脹逆息不得卧風汗出身腫喘喝多睡恍惚善忘嗜卧不覺甄權千金楊操同

心痛也。短气，心痹，悲怒逆气，恐，狂易，霍乱，胃气逆。

太渊　在手掌后陷者中。灸三壮。主脾逆气，寒厥，急烦心，善唾哕噫，胸满噭呼，胃气上逆，心痛。咳逆，烦闷不得卧，胸中满喘，背痛，肺胀满彭彭，臂厥。肩膺胸满痛，目中白翳，眼青，转筋[1]。掌中热，乍寒乍热，缺盆中相引痛，数欠，喘不得息，臂内廉痛，膈饮烦满。病温身热，五日以上汗不出。厥心痛，卧若从居心间痛，动作痛益甚。色不变者，肺心痛也。妒乳，噫，胃气上逆，心痛，唾血，振寒，嗌干，狂言，口僻，肘中痛，痎疟，痹。

经渠　在寸口陷者中，不可灸，伤人神明。主疟寒热，胸背急，胸中彭彭然，甚则[2]交两手如瞀，为暴痹。喘逆喉痹，掌中热，咳逆上气，喘息数欠，热病汗不出，心痛欲呕。

列缺　手太阴络，去腕上一寸半。灸五壮。甄权云：腕后臂侧三寸，交叉头两筋骨罅宛宛中是也。主偏风口㖞[3]，半身不遂，腕劳，灸三壮。主疟甚热，惊痫，如有见者。咳喘，掌中热。虚则肩背寒栗，少气不足以息，寒厥，交两手如瞀，为口沫出。实则肩背热痛，汗出，四肢肿，身湿摇。时寒热，饥则烦，饱则面色变。口噤不开，恶风泣出。喉痹，咳上气，数欠，四肢厥逆，喜笑，溺白。热病，先手臂痛，身热瘈疭，唇口聚鼻张咽下，汗出如连珠，小便白，热痛。两乳下三寸坚，胁下满，悸，善忘，口中沫出。

孔最　手太阴郄，去腕上七寸。灸五壮。主热病汗不出。此穴可灸五壮，汗即出。厥头痛。

尺泽　在肘中约上动脉。灸三壮。甄权云：在臂屈横纹中两筋骨罅陷者宛宛中。不宜灸。主喉痹，上气，舌干，胁痛，心彭彭痛，咳逆上气，舌干胁痛，心烦肩寒，少气不足以息，腹胀，喘，振栗，瘈疭，手不伸，咳嗽唾浊，气膈，善呕，鼓颔不得汗，烦满身痛。因为纵，衄唾血，时寒时热。胞中有大[4]疝，瘕积，与阴相引痛。苦涌[5]泄，上下出，喉痹哽噎，寒热。实则肩背热痛，汗不出，四肢暴肿；虚则臂背寒，短气心烦，癫疾，呕沫，手臂不得上头，肘痛。

侠白　在天府下，去肘下五寸动脉，手太阴别。灸五壮。主心痛，咳，干呕，烦满。

天府　在腋下三寸臂臑内廉动脉，手太阴脉气所发。禁不可灸，使人逆气。主咳上气，喘不得息，暴痺内逆，肝肺相搏，口鼻出血，身胀逆息，不得卧，风汗出，身肿，喘喝，多睡，恍惚善忘，嗜卧不觉。甄权、《千金》、杨操同。

①眼青，转筋：程本作“眼眦赤筋”。
②则：原作“即”，据程本改。
③㖞：原作“呙”，据程本改。
④大：程本作“水”。
⑤涌：原作“冗”，据《针灸甲乙经》卷八第四改。

大腸人大腸者肺之腑也兩傍四十二穴井下三單穴共四十五穴

甲乙經

大腸出于商陽商陽者金也一名絶陽在手大指次指内側去爪角如韭葉手陽明脉之所出爲井冬三月宜灸之

流于二間二間者水也一名間谷在手大指次指本節前内側陷者中手陽明脉之所留也爲滎春三月宜灸之

注于三間三間者木也一名少谷在手大指本節後内側陷者中手陽明脉之所注也爲輸夏三月宜灸之

過于合谷一名虎口在手大指歧骨間手陽明脉之所過也爲原

行于陽谿陽谿者火也一名中魁在腕中上側兩筋間陷者中手陽明脉之所行也爲經

入于曲池曲池者土也在肘外輔屈肘曲骨之中手陽明脉之所入也爲合秋三月宜灸之出第三卷中甄權千金楊操同

商陽一名絶陽在手大指次指内側去爪甲角如韭葉灸三壯右取左左取右如食頃立已主氣滿胷中喘息支脅熱病汗不出耳中生風耳鳴耳聾時不聞熱瘧口乾下齒痛臂瘈引口中惡寒頰腫肩痛引缺盆喉痺青盲

二間一名間谷在手大指次指本節前内側陷者中灸三壯主多卧善唾肩髃痛寒鼻鼽赤多血侵淫起面身熱喉痺如哽眥傷忽振寒肩疼齒痛

三間一名少谷在手大指本節後内側陷者中灸三壯主喉痺腫如哽齒齲痛惡清多卧善唾胷滿腸鳴瘖瘧寒熱脣口乾身熱喘息目急痛善驚

合谷一名虎口在手大指歧骨間灸三壯主寒熱瘖瘧狂易鼻鼽衄熱病汗不出瞶目目痛瞑頭痛古齒齲痛驚喉痺痱瘈臂腕不用脣吻不收聾耳中不通瘖不能言口禁不開

陽谿一名中魁在腕中上側兩筋間陷者

大肠人：大肠者，肺之腑也。两旁四十二穴。并下三单穴，共四十五穴。

《甲乙经》

大肠出于商阳，商阳者，金也。一名绝阳。在手大指次指内侧，去爪角如韭叶。手阳明脉之所出也，为井。冬三月宜灸之。

流于二间，二间者，水也。一名间谷，在手大指次指本节前内侧陷者中。手阳明脉之所留也，为荥。春三月宜灸之。

注于三间，三间者，木也。一名少谷。在手大指本节后内侧陷者中。手阳明脉之所注也，为俞。夏三月宜灸之。

过于合谷。一名虎口。在手大指歧骨间。手阳明脉之所过也，为原。

行于阳溪，阳溪者，火也。一名中魁。在腕中上侧两筋间陷者中。手阳明脉之所行也，为经。

入于曲池，曲池者，土也。在肘外辅屈肘曲骨之中。手阳明脉之所入也，为合。秋三月宜灸之。出第三卷中，甄权、《千金》、杨操同。

商阳　一名绝阳。在手大指次指内侧，去爪甲角如韭叶。灸三壮。右取左，左取右。如食顷立已。主气满，胸中喘息，支胁。热病汗不出，耳中生风，耳鸣耳聋，时不闻。热疟，口干，下齿痛，臂瘈引口中。恶寒䪼肿，肩痛引缺盆，喉痹，青盲。

二间　一名间谷。在手大指次指本节前内侧陷者中。灸三壮。主多卧，善唾，肩髃痛寒。鼻鼽赤多血，浸[1]淫起，面身热，喉痹如哽，眦伤，忽振寒，肩疼齿痛。

三间　一名少谷。在手大指本节后内侧陷者中。灸三壮。主喉痹肿如哽，齿龋痛，恶清，多卧，善唾，胸满，肠鸣。痎疟寒热，唇口干，身热，喘息，目急痛，善惊。

合谷　一名虎口。在手大指歧骨间。灸三壮。主寒热痎疟，狂易，鼻鼽衄。热病汗不出，瞶目，目痛瞑，头痛，舌齿龋痛，惊，喉痹，痱痿。臂腕不用，唇吻不收，聋，耳中不通，喑不能言，口噤不开。

阳溪　一名中魁。在腕中上侧两筋间陷者

①浸：原作“侵”，据程本改。

中灸三壯主熱病煩心臢目目痛泣出厥逆頭痛胷滿不得息寒熱癲疾不嘔沫善笑見鬼喉痺耳聾鳴齒痛驚瘈瘲寒甚熱病腸澼臑肘臂痛虛則氣膈滿肩不舉吐舌戾頸妄言痂疥

偏歷手陽明絡在腕後三寸灸三壯主風瘧汗不出寒熱風痛汗不出臢目目䀮䀮癲疾多言耳鳴口僻頰腫實則聾喉痺不能言齒齲痛鼻衄衄虛則痺隔

溫留一名逆注一名蛇頭手陽明郄在腕後小士五寸大士六寸灸三壯主腸鳴而痛傷寒寒熱頭痛噦衄肩不舉瘧面赤腫口齒痛癲疾吐舌鼓頷狂言見鬼狂臥喉痺不能言虛氣面腫

下廉右輔骨下去上廉一寸怒輔齊兌內分外斜灸三壯主眼痛溺黃

上廉在三里下一寸陽明之會灸三壯主小便黃腸中鳴相追

三里在曲池下二寸按之肉起兌內之端灸三壯主腹䐜時寒腰痛不得臥齒痛頰腫

曲池在肘外輔屈肘曲骨之中灸三壯主肩肘中痛難屈伸手不可舉喉痺不能言目不明腕急身熱驚狂躄痿痺重瘈痎癲疾吐舌胷中滿耳前痛齒痛目赤痛頸腫寒熱渴飲輒汗出不飲則皮乾熱傷寒餘熱不盡

肘髎在肘大骨外廉陷者中灸三壯主肩肘節痠重痺痛不可屈伸

五里在肘上三寸又行馬大外中央灸十壯主風勞驚恐久吐血肘不飲舉風癎嗜臥四肢不欲動搖身黃寒熱頸癧適欬呼吸臢目目䀮䀮少氣痎瘧心下服滿痛上氣左取右右飲左

臂臑在肘上七寸䐃肉端手陽明絡會灸三壯主寒熱頸瘰癧肩痛不可舉

臑會一名臑髎在臂前廉去肩頭三寸手陽明之絡灸五壯主瘿臂氣腫腠理氣

肩髃在肩端臑上斜舉臂取之灸三壯主肩重不舉臂痛

肩髃在肩端兩骨間手陽明蹻脈之會灸三壯主肩中熱指臂痛

巨骨在肩端上行兩叉骨陷者中手陽明蹻脈之會灸三壯主肩背痺痛臂不舉血瘀肩中痛不能動搖

扶突一名水穴在曲頰下一寸人迎後手陽明脈氣所發仰而取之灸三壯主欬逆上氣咽喉鳴喝喘息暴瘖氣哽

天鼎在頸缺盆直扶突氣舍後一寸半手陽明脈氣所發灸三壯主暴瘖氣哽喉痺咽腫不得息飲食不下

禾髎一名頗直鼻孔下挾水溝傍五分手陽明脈氣

中。灸三壮。主热病烦心，瞆目，目痛泣出，厥逆头痛，胸满不得息，寒热，癫疾，不呕沫。善笑见鬼，喉痹，耳聋鸣，齿痛，惊掣，疟寒甚。热病，肠澼，臑肘臂痛。虚则气膈满，肩不举，吐舌，戾颈，妄言，痂疥。

偏历　手阳明络。在腕后三寸。灸三壮。主风疟汗不出，寒热，风痛，汗不出。瞆目，目晾晾，癫疾多言，耳鸣口僻，颊肿。实则聋，喉痹，不能言，齿龋痛，鼻鼽衄；虚则痹隔。

温留　一名逆注，一名蛇头。手阳明郄。在腕后，小士五寸，大士六寸。灸三壮。主肠鸣而痛，伤寒寒热，头痛哕衄，肩不举，疟，面赤肿，口齿痛。癫疾，吐舌鼓颔，狂言见鬼，喜卧，喉痹不能言，虚气面肿。

下廉　在辅骨下，去上廉一寸，怒辅齐兑肉[①]分外斜。灸三壮。主眼痛，溺黄。

上廉　在三里下一寸，阳明之会。灸三壮。主小便黄，肠中鸣相追。

三里　在曲池下二寸，按之肉起，兑肉之端。灸三壮。主腹䐜时寒，腰痛不得卧，齿痛颊肿。

曲池　在肘外辅屈肘曲骨之中。灸三壮。主肩肘中痛，难屈伸，手不可举。喉痹不能言，目不明。腕急身热，惊狂躄痿痹重，瘈疭，癫疾，吐舌，胸中满，耳前痛，齿痛，目赤痛，颈肿，寒热，渴饮辄汗出，不饮则皮干热。伤寒余热不尽。

肘髎[②]　在肘大骨外廉陷者中。灸三壮。主肩肘节戾重，痹痛不可屈伸。

五里　在肘上三寸。又，行向里大脉[③]中央。灸十壮。主风劳惊恐，吐血，肘不欲[④]举，风痛，嗜卧，四肢不欲动摇，身黄，寒热颈疬，适咳呼吸，瞆目，目晾晾，少气，痎疟，心下胀满痛，上气。左取右，右取[⑤]左。

臂臑　在肘上七寸䐃内端。手阳明络会。灸三壮。主寒热，颈瘰疬，肩痛不可举。

臑会　一名臑髎。在臂前廉去肩头三寸。手阳明之络。灸五壮。主瘿，臂气肿，腠理气。

肩髎　在肩端臑上陷中[⑥]，斜举臂取之。灸三壮。主肩重不举，臂痛。

肩髃　在肩端两骨间。手阳明、跷脉之会。灸三壮。主肩中热，指臂痛。

巨骨　在肩端上行两叉骨陷者中。手阳明、跷脉之会。灸三壮。主肩背痹痛，臂不举，血瘀，肩中痛，不能动摇。

扶突　一名水穴。在曲颊下一寸人迎后一寸五分[⑦]。手阳明脉气所发。仰而取之，灸三壮。主咳逆上气，咽喉鸣喝喘息，暴瘖气哽。

天鼎　在颈缺盆直扶突、气舍后一寸半。手阳明脉气所发。灸三壮。主暴瘖气哽，喉痹咽肿，不得息，饮食不下。

禾髎　一名顪。直鼻孔下，挟水沟旁五分。手阳明脉气

---

①肉：原作“内”，据程本改。
②髎：原作“窌”，“窌”“髎”通，现律齐作“髎”，全书同。
③行向里大脉：原作“行马虡大外”，据《针灸甲乙经》卷三第二十七改。
④欲：原作“饮”，据程本改。
⑤取：原作“饮”，据程本改。
⑥陷中：此二字原无，据程本补。
⑦一寸五分：此四字原无，据程本补。

所發主鼻窒口僻清涕出不可止鼽衄有癰口噤不可開**水溝**在鼻柱下人中督脈手陽明脈之會直唇取之灸三壯主寒熱頭痛癲疾互引水腫人中盡滿唇反者死振寒手捲前僵鼻鼽不能息鼻不收洟不知香臭衄不止口不禁水漿喎僻瞤目**兌端**在唇上端手陽明脈氣所發灸三壯主寒熱鼓頷口噤癲疾吐沫寒熱痓互引唇吻强上齒齲消渴嗜飲目瞑身汗出衄血不止**齦交**在唇內齒上齦縫灸三壯主痓煩滿寒熱口僻癲疾互引目痛不明齒間出血者有傷酸齒尖落痛口不可開引鼻中鼻中息肉不利鼻頭頷頞中痛鼻中有蝕瘡甄權千金楊操同

肝人肝者藏也兩傍二十二穴

甲乙經

肝出于大敦大敦者木也在足大指端去爪甲如韭葉及三毛中足厥陰脉之所出也爲井冬三月宜灸之

流于行間行間者火也在足大指間動脉應手陷者中足厥陰脉之所留也爲滎春三月宜灸之

注于太衝太衝者土也在足大指本節後二寸或一寸半陷者中足厥陰脉之所注也爲輸夏三月宜灸之

行于中封中封者金也在足內踝前一寸仰足取之陷者中伸足乃得之足厥陰脉之所行也爲經

入于曲泉曲泉者水也在膝內輔骨下大筋上小筋下陷者中屈膝而得之足厥陰脉之所入也爲合秋三月宜灸之出第三卷中甄權千金楊操同

大敦在足大指端去爪甲如韭葉及三毛中灸三壯主卒心痛汗出陰跳遺溺小便難而痛陰上入腹中寒疝陰挺出偏大腫腹臍痛腹中悒悒不樂小

所发。主鼻窒口僻，清涕出，不可止，鼽衄，有痈，口噤不可开。

水沟　在鼻柱下人中。督脉、手阳明脉之会。直唇取之，灸三壮。主寒热头痛，癫疾互引，水肿，人中尽满，唇反者死。振寒，手卷前僵。鼻鼽不能息，鼻不收涕，不知香臭。衄不止，口不禁水浆，㖞僻，眲目。

兑端　在唇上端。手阳明脉气所发。灸三壮。主寒热，鼓颔口噤，癫疾吐沫，寒热痓互引，唇吻强，上齿龋，消渴，嗜饮，目瞑，身汗出，衄血不止。

龈[①]交　在唇内齿上龈缝。灸三壮。主痓，烦满寒热，口僻，癫疾互引，目痛不明，齿间出血者，有伤酸齿尖落痛，口不可开，引鼻中，鼻中息肉不利鼻，头颔頞中痛，鼻中有蚀疮。甄权、《千金》、杨操同。

肝人：肝者，脏也。两旁二十二穴。

《甲乙经》

肝出于大敦，大敦者，木也。在足大指端，去爪甲如韭叶，及三毛中。足厥阴脉之所出也，为井。冬三月宜灸之。

流于行间，行间者，火也。在足大指间动脉应手陷者中。足厥阴脉之所留也，为荥。春三月宜灸之。

注于太冲，太冲者，土也。在足大指本节后二寸，或一寸半陷者中。足厥阴脉之所注也，为俞。夏三月宜灸之。

行于中封，中封者，金也。在足内踝前一寸，仰足取之陷者中，伸足乃得之。足厥阴脉之所行也，为经。

入于曲泉，曲泉者，水也。在膝内辅骨下大筋上、小筋下陷者中，屈膝而得之。足厥阴脉之所入也，为合。秋三月宜灸之。出第三卷中。甄权、《千金》、杨操同。

大敦　在足大指端，去爪甲如韭叶，及三毛中。灸三壮。主卒心痛，汗出，阴跳，遗溺，小便难而痛。阴上入腹中，寒疝，阴挺出，偏大肿，腹脐痛，胸中悒悒[②]不乐。小

---

①龈：原作"断"，据程本改。下同。
②悒悒：原作"邑邑"，据程本改。下同。

兒癇瘈，遺清溺，虛則病諸瘕頹，實則閉癃，少腹中熱，善寐，尸厥死不知人，脈動如故，痓。

行間 在足大指間動脈應手陷者中。灸三壯。主欬逆上氣，唾沫，溺難，痛白濁，卒疝，少腹腫，欬逆嘔吐，卒陰跳，腰痛不可以俛仰，面倉黑，熱，腹中䐜滿，身熱厥痛，心痛，色蒼蒼然如死狀，終日不得太息，肝心痛也，月事不利，見赤白而有身反敗，陰寒，腹痛上支心，心下滿，癃，莖中痛，怒瞋不欲視，泣出，長太息，癲疾，短氣，嘔血，胷背痛，善驚悲不樂，厥，脛足下熱，面盡熱，嗌乾渴，喉痺，口喎，喉咽如扼狀。

太衝 在足大指本節後二寸半，或一寸半陷者中。灸三壯。主腰痛，少腹滿，小便不利如癃狀，羸瘦，意恐懼，氣不足，膽中邑邑，狐疝，環臍痛，陰騫，兩丸縮，腹堅不得臥，黃疸，熱中善渴，女子疝及少腹腫，溏泄，癃，遺溺，陰痛，面蒼黑，目下眥痛，暴脹，胷脅支滿，足寒，大便難，面脣色白，時時嘔血，男子精不足，女子漏血，乳難，嘔厥，寒時有微熱，胷下支滿，喉痺痛，嗌乾，膝外廉痛，淫濼，脛酸，腋下腫，馬刀瘻，肩腫，吻傷痛，肝脹，心痛，色蒼蒼然如死狀，終日不得太息者，肝心痛也。

中封 在足內踝前一寸，仰足而取之，陷者中，伸足乃得之。灸三壯。主色蒼蒼然太息，如將死狀，振寒，小便白，便難，痿厥，身體不仁，手足偏小，頹疝，陰暴睡，疝癃，臍少腹引腰中痛，身黃時有微熱，不嗜食，膝內廉、內踝前痛，少氣，身濕重，女子少腹大，乳難，嗌乾嗜飲，俠臍疝。

蠡溝 足厥陰絡。在內踝上五寸。灸三壯。主女子疝，少腹腫，赤白淫，時多時少，陰跳，腰腹痛，實則挺長，寒熱，攣，暴痛，遺溺，偏大，虛則暴痒，氣逆腫睾，卒疝，小便不利如癃狀，數噫，恐悸，氣不足，腹中邑邑，少腹痛，咽中有熱如息肉狀，如著欲出，背攣不可俛仰。

中郄 一名中都。足厥陰郄。在內踝上七寸脛骨中。灸五壯。主頹疝，崩中，腹上下痛，腸澼，亦止精。

膝關 在犢鼻下二寸陷者中。足厥陰脈氣所發。灸五壯。主膝內廉痛引臏，不可屈伸，連腹引喉咽痛。

曲泉 在膝內輔骨下，大筋上，小筋下，陷者中，屈膝乃得之。灸三壯。主女子疝，按之如湯沃兩股中，少腹腫，陰挺痛，瀝背來下血，陰中腫或痒，漉青汁若葵血，閉，頹疝，陰跳痛引臍中，不得尿，陰痿，腹脅下支滿，癃閉，後時少泄，四肢不舉，實則身熱頭眩，痛汗不出，目䀮䀮，筋攣膝不可屈伸，發狂，衄血，喘呼，少腹痛引喉咽，病泄下血。

儿痫瘈，遗清溺。虚则病诸瘕颓，实则癃，少腹中热，善寐，尸厥，死不知人，脉动如故，痓。

行间 在足大指间动脉应手陷者中。灸三壮。主咳逆上气，唾沫，溺难，痛，白浊，卒疝，少腹肿，咳逆呕吐。卒阴跳，腰痛不可以俯仰。面苍黑，热，腹中䐜满，身热厥痛，心痛，色苍苍然如死状，终日不得太息，肝心痛也。月事不利，见赤白，而有身反败，阴寒，腹痛上支心，心下满癃，茎中痛，怒瞋不欲视，泣出，长太息。癫疾，短气，呕血，胸背痛。善惊悲不乐，厥胫，足下热，面尽热，嗌干渴，喉痹口㖞，喉咽如扼状也。

太冲 在足大指本节后二寸半，或一寸半陷者中。灸三壮。主腰痛，少腹满，小便不利如癃状，羸瘦，意恐惧，气不足，胸中悒悒，狐疝环脐痛，阴骞，两丸缩腹坚，不得卧。黄疸，热中善渴。女子疝及少腹肿，溏泄，癃，遗溺，阴痛。面苍黑，目下眦痛，暴胀，胸胁支满，足寒，大便难，面唇色白，时时呕血。男子精不足，女子漏血乳难。呕，厥寒，时有微热，胁下支满，喉痹，痛，嗌干。膝外廉痛，淫泺胫酸，腋下肿，马刀瘘。肩肿，吻伤痛，肝胀，心痛，色苍苍然如死状，终日不得太息者，肝心痛也。

中封 在足内踝前一寸，仰足而取之陷者中，伸足乃得之。灸三壮。主色苍苍然，太息如将死状。振寒，小便白，便难，痿厥，身体不仁，手足偏小。颓疝，阴暴肿[①]。疝，癃，脐少腹引腰中痛。身黄，时有微热，不嗜食。膝内廉内踝前痛，少气身湿。女子少腹大，乳难，嗌干嗜饮，夹脐疝。

蠡沟 足厥阴络。在内踝上五寸。灸三壮。主女子疝，少腹肿，赤白淫，时多时少。阴跳，腰腹痛，实则挺长，寒热挛，暴痛，遗溺，偏大；虚则暴痒，气逆肿睾，卒疝，小便不利如癃状。数噫，恐悸，气不足，腹中悒悒，少腹痛，喉中有热如息肉状，如着欲出。背挛不可俯仰。

中郄 一名中都。足厥阴郄。在内踝上七寸胫骨中。灸五壮。主颓疝，崩中，腹上下痛，肠澼；亦止精。

膝关 在犊鼻下二寸陷者中。足厥阴脉气所发。灸五壮。主膝内廉痛引膑，不可屈伸，连腹引喉咽痛。

曲泉 在膝内辅骨下大筋上、小筋下陷者中，屈膝乃得之。灸三壮。主女子疝，按之如汤沃两股中，少腹肿，阴挺痛沥，背来下血，阴中肿或痒，漉青汁若葵，血闭。颓疝，阴跳痛引脐中，不得尿。阴痿，腹胁下支满，癃闭，后时少泄，四肢不举。实则身热，头眩痛，汗不出，目䀮䀮筋挛，膝不可屈伸，发狂，衄血，喘呼，少腹痛引喉咽，病泄下血。

---

①肿：原作"睡"，据程本改。

陰包在膝上四寸股內廉兩筋間足厥陰別走灸三壯主腰痛少腹痛五里在陰廉下二寸去氣衝三寸陰股中動脈灸三壯主少腹中滿熱閉不得溺陰廉在羊矢下去氣衝二寸動脈灸三壯主婦人絕產若未曾產甄權千金楊操同

膽人膽者肝之腑也兩傍一百四穴

甲乙經

膽出于竅陰竅陰者金也在足小指次指之端去爪甲如韭葉足少陽風之所出也爲井冬三月宜灸之

流于俠谿俠谿者水也在足小指次指岐骨間本節前陷者中足少陽脉之所留也爲滎春三月宜灸之

注于臨泣臨泣者木也在足小指次指間本節後間陷者中去俠谿一寸半足少陽脉之所注也爲輸夏三月宜灸之

過于丘墟在足外廉踝下如前陷者中去臨江三寸足少陽脉之所過也

行于陽輔陽輔者火也在足外踝上四寸輔骨前絕骨端如前三分許去丘墟七寸足少陽脉之所行也爲經

入于陽陵泉陽陵泉者土也在膝下一寸外廉陷者中足少陽脉之所入也爲合秋三月宜灸之出第三卷中甄權千金楊操同

竅陰在足小指次指之端去爪甲如韭葉灸三壯主脅痛欬逆不得息及爪甲上與內分者左取右右取左立已不已復取之手足清煩熱汗不出手臂轉筋頭痛如錐刺之循循然不可以動動益煩心喉痺舌卷口乾臂內廉痛不可及頭耳聾鳴俠谿在足小指次指岐骨間本節前陷者中灸三壯主胷中支滿寒如風吹狀寒熱熱病汗不出目外眥赤痛頭眩兩頷痛逆寒江出多汗耳鳴聾目痒胷中痛不可反側痛無常處瘖瘂狂疾地

阴包　在膝上四寸股内廉两筋间。足厥阴别走。灸三壮。主腰痛、少腹痛。

五里　在阴廉下二寸，去气冲三寸，阴股中动脉。灸三壮。主少腹中满，热闭不得溺。

阴廉　在羊矢下，去气冲二寸动脉。灸三壮。主妇人绝产，若未曾产。甄权、《千金》、杨操同。

胆人：胆者，肝之腑也。两旁一百四穴。

《甲乙经》

胆出于窍阴，窍阴者，金也。在足小指次指之端，去爪甲如韭叶，足少阳脉[1]之所出也，为井。冬三月宜灸之。

流于侠溪，侠溪者，水也。在足小指次指歧骨间，本节前陷者中，足少阳脉之所留也，为荥。春三月宜灸之。

注于临泣，临泣者，木也。在足小指次指间本节后间陷者中，去侠溪一寸半，足少阳脉之所注也，为俞。夏三月宜灸之。

过于丘墟。在足外廉踝下如前陷者中，去临泣[2]三寸，足少阳脉之所过也。

行于阳辅，阳辅者，火也。在足外踝上四寸辅骨前绝骨端，如前三分许，去丘墟七寸，足少阳脉之所行也，为经。

入于阳陵泉，阳陵泉者，土也。在膝下一寸外廉陷者中，足少阳脉之所入也，为合。秋三月宜灸之。出第三卷中。甄权、《千金》、杨操同。

窍阴　在足小指次指之端，去爪甲如韭叶。灸三壮。主胁痛，咳逆不得息[3]，爪甲上与肉交[4]者，左取右，右取左，立已。不已复取之。手足清，烦热，汗不出，手肢转筋，头痛如锥刺之，循循然不可以动，动益烦心。喉痹，舌卷，口干，臂内廉痛，不可及头，耳聋鸣。

侠溪　在足小指次指歧骨间本节前陷者中。灸三壮。主胸中支满，寒如风吹状，寒热。热病汗不出，目外眦赤痛，头眩，两颔痛。逆寒，泣[5]出，多汗，耳鸣聋，目痒，胸中痛，不可反侧，痛无常处。痎疟，狂疾。

地

①脉：原作“风”，据程本改。
②泣：原作“江”，据程本改。
③息：此下原有“及”字，据程本、《针灸甲乙经》卷七第一删。
④交：原作“分”，据《针灸甲乙经》卷七第一改。
⑤泣：原作“江”，据程本改。

五會在足小指次指本節後陷者中不宜灸使人瘦不出三年死主內傷唾血不足外無膏澤乳腫

臨泣在足小指次指間本節後去俠谿一寸半陷者中灸三壯主厥四逆喘氣滿風身汗出而清髖髀中痛不得行足外皮痛胸中滿腋下腫馬刀瘻善自齧頰天牖中腫淫濼胻酸頭眩枕骨頷顱痛目澀身痺洒淅振寒季脅下支滿寒熱胸脅腰腹膝外廉痛月水不利見血而有身則敗及乳腫胸痺心一痛不得息痛無常處大風目外眥痛身熱痱缺盆中痛瘧日西發

丘墟在足外廉踝下如前陷者中去臨泣三寸灸三壯主目視不明振寒目翳瞳子不見腰脅痛腳痠轉筋胸脅痛善大息胸滿彭彭然瘧振寒腋下腫痿厥寒足腕不收躄坐不能起髀樞腳痛大疝腹堅寒熱頸腫狂疾

懸鐘足三陽大絡在外踝上三寸動者中按之陽明脈絕乃取之灸五壯主陽滿胃中有熱不嗜食小兒腹滿不能食飲

光明足少陽絡在外踝上五寸灸五壯主身體寒少熱甚惡心惕然此與絕骨穴療病同功主淋瀝脛酸熱病汗不出狂病虛則痿躄坐不能起實則厥脛熱膝痛身體不仁手足偏小齧頰不能俛仰痓

外丘足少陽郄少陽所生在外踝上七寸灸三壯主膚痛痿痺胸脅滿頭痛項內寒熱癲疾不嘔沫

陽輔在外踝上四寸輔骨前絕骨之端如前三分許去丘墟七寸灸三壯主寒熱腰痛如小錘居其中弗然腫不可以欬欬則筋縮急諸節痛上下無常處寒熱酸痟四肢不舉腋下腫馬刀瘻髀膝脛骨搖酸痺不仁喉痺

陽交一名別陽一名足髎陽維郄在外踝上七寸斜屬三陽分肉間灸三壯主寒厥癲疾噤齘瘈瘲驚狂喉痺胸滿面腫寒熱髀脛不收潛不能言

陽陵泉在膝下一寸外廉陷者中足少陽脈氣所發灸三壯主大息口苦咽中介介數唾脅下支滿嘔吐逆髖痺引膝股外廉痛不仁筋急嘔宿汁心澹澹恐如人將捕之膽脹

陽關在陽陵泉上三寸犢鼻外陷者中不宜灸主膝外廉痛不可屈伸脛痺不仁

中瀆在髀外膝上五寸分肉間陷者中足少陽脈氣所發灸五壯主寒氣在分肉間痛上下者痺不仁

環跳在髀樞中側臥伸下足屈上取之足少陽脈氣所發灸五十壯主樞中痛不可舉腰脅相引急

五会　在足小指次指本节后陷者中。不宜灸，使人瘦，不出三年死。主内伤唾血不足，外无膏泽，乳肿。

临泣　在足小指次指间本节后，去侠溪一寸半陷者中。灸三壮。主厥四逆，喘气满，风，身汗出而清，髋髀中痛，不得行。足外皮痛，胸中满，腋下肿，马刀瘘，善自啮颊。天牖中肿，淫泺胫酸，头眩，枕骨颔颅痛，目涩身痹，洒淅振寒，季胁下支满。寒热，胸胁腰腹膝外廉痛。月水不利，见血而有身则败，及乳肿。胸痹，心一痛不得息，痛无常处。大风，目外眦痛，身热痱，缺盆中痛，疟日西发。

丘墟　在足外廉踝下如前陷者中，去临泣三寸。灸三壮。主目视不明，振寒，目翳，瞳子不见。腰胁痛，脚酸转筋，胸胁痛，善太息，胸满彭彭然。疟振寒，腋下肿，痿厥寒，足腕不收，躄坐不能起，髀枢脚痛，大疝腹坚，寒热胫肿，狂疾。

悬钟　足三阳大络，在外踝上三寸动者中，按之阳明脉绝乃取之。灸五壮。主肠满，胸中有热，不嗜食，小儿腹满，不能食饮。

光明　足少阳络，在外踝上五寸。灸五壮。主身体寒少热甚，恶心惕然。此与绝骨穴疗病同功。主淋沥胫酸，热病汗不出，狂病。虚则痿躄，坐不能起；实则厥胫热膝痛，身体不仁，手足偏小，啮颊，不能俯仰，痓。

外丘　足少阳郄，少阳所生。在外踝上七寸。灸三壮。主肤痛，痿痹，胸胁满，头痛，项内寒热，癫疾，不呕沫。

阳辅　在外踝上四寸，辅骨前绝骨之端，如前三分许，去丘墟七寸。灸三壮。主寒热腰痛，如小锤居其中，弗然肿，不可以咳，咳则筋缩急，诸节痛，上下无常处。寒热酸痛，四肢不举，腋下肿，马刀瘘。髀膝胫骨摇酸，痹不仁，喉痹。

阳交　一名别阳，一名足髎。阳维郄，在外踝上七寸，斜属三阳分肉间。灸三壮。主寒厥癫疾，噤，龂，瘈疭惊狂，喉痹，胸满，面肿，寒热，髀胫不收，瘖[①]不能言。

阳陵泉　在膝下一寸外廉陷者中。足少阳脉气所发。灸三壮。主太息，口苦，咽中介介，数唾。胁下支满，呕吐逆，髌痹，引膝股外廉痛不仁，筋急，呕宿汁，心澹澹，恐如人将捕之，胆胀。

阳关　在阳陵泉上三寸，犊鼻外陷者中。不宜灸。主膝外廉痛，不可屈伸，胫痹不仁。

中渎　在髀外膝上五寸分肉间陷者中。足少阳脉气所发。灸五壮。主寒气在分肉间，痛上下者，痹不仁。

环跳　在髀枢中，侧卧，伸下足、屈上足取之。足少阳脉气所发。灸五十壮。主枢中痛，不可举，腰胁相引急

①瘖：原作“痞”，据程本改。

痛急髀筋痠脛痛不可屈伸痺不仁

本神 在曲差傍一寸半髮際一曰直耳上入髮際四分足少陽陽維之會灸五壯主頭目眩痛頸項強急胷脅相引不得傾側癲疾不嘔沫小兒驚癇

頭維 在額角髮際本神傍一寸五分禁不可灸主寒熱頭痛如破目痛如脫喘逆煩滿嘔吐流汗難言

臨泣 當目上眥直上入髮際五分陷者中足少陽太陽之會灸三壯主頰清不得視口沫泣出兩目眉頭痛小兒驚癇反視

目窗 一名至營在臨泣後一寸足少陽陽維之會灸三壯主頭痛目瞑遠視䀮䀮上齒齲腫

正營 在目窗後一寸足少陽陽維之會灸五壯主牙齒痛脣吻強上齒齲痛惡寒

承靈 在正營後一寸半足少陽陽維之會灸五壯[illegible]腦風頭痛惡見風寒鼽衄鼻窒喘息不通

腦空 一名顳顬在承靈後一寸半俠玉枕骨下陷者中足少陽陽維之會灸五壯主頭痛身熱引兩頷急腦風目瞑頭痛風眩目痛鼻管疽發為癘鼻癲疾大瘦

風池 在顳顬後髮際陷者中足少陽陽維之會灸三壯主寒熱癲疾僵仆狂熱病汗不出頭眩痛痎瘧頸項痛不得顧目泣出互引鼻鼽衄目內眥赤痛氣厥耳目不明喉痺傴僂引項筋攣不收

顱息 在耳後青脈間足少陽脈氣所發灸三壯主身熱頭脅痛不可反側小兒癇喘不得息耳鳴

懸顱 在曲周顳顬上廉足手陽脈氣所發灸三壯主熱病頭痛引目外眥而急煩滿汗不出引頷齒面赤皮痛

頷厭 在曲周顳顬上廉足少陽陽明之會灸三壯主善嚔頭痛身熱目眩無所見偏頭痛引目外眥而急耳鳴

懸釐 在曲周顳顬下廉手足少陽陽明之會灸三壯主熱病偏頭痛引目外眥耳鳴善嚔

陽白 在眉上一寸直瞳子灸三壯主頭目瞳子不可以視俠白強急不可以顧

絲竹空 一名目髎在眉後陷者中足少陽脈氣所發不可灸不幸使人目小及盲眩頭痛互引目中赤䀮䀮臍風目上插痓反目憎風癲疾狂煩滿

瞳子髎 在目外去眥五分手足少陽之會灸三壯主青盲無見遠視䀮䀮目中膚瞖白膜一名後曲

天衝 在耳上如前三寸灸九壯主頭痛癲疾不嘔沫痓互引善驚

蟀谷 在耳上入髮際一寸五分

痛急，髀筋瘈，胫痛不可屈伸，痹不仁。

本神　在曲差旁一寸半发际。一曰直耳上，上发际四分。足少阳、阳维之会。灸五壮。主头目眩痛，颈项强急，胸胁相引，不得倾侧。癫疾不呕沫，小儿惊痫。

头维　在额角发际，本神旁一寸五分。禁不可灸。主寒热头痛如破，目痛如脱，喘逆，烦满呕吐，流汗难言。

临泣　当目上眦，直上入发际五分陷者中。足少阳、太阳之会。灸三壮。主颊清，不得视，口沫泣出，两目眉头痛，小儿惊痫反视。

目窗　一名至营。在临泣后一寸。足少阳、阳维之会。灸三壮。主头痛，目瞑，远视𥆧𥆧，上齿龋肿。

正营　在目窗后一寸。足少阳、阳维之会。灸五壮。主牙齿痛，唇吻强，上齿龋痛，恶寒。

承灵　在正营后一寸半。足少阳、阳维之会。灸五壮。主脑风头痛，恶见风寒，鼽衄，鼻窒，喘息不通。

脑空　一名颞颥。在承灵后一寸半，挟玉枕骨下陷者中。足少阳、阳维之会。灸五壮。主头痛身热，引两颔急。脑风，目瞑，头痛，风眩目痛。鼻管疽，发为疠鼻。癫疾大瘦。

风池　在颞颥后发际陷者中。足少阳、阳维之会。灸三壮。主寒热癫疾僵仆，狂，热病汗不出，头眩痛，痎疟，颈项痛不得顾，目泣出互引，鼻鼽衄，目内眦赤痛，气厥[①]，耳目不明，喉痹。偻，引项筋挛不收。

颅息　在耳后青脉间。足少阳脉气所发。灸三壮。主身热，头胁痛，不可反侧。小儿痫，喘不得息，耳鸣。

悬颅　在曲周颞颥上廉。足少[②]阳脉气所发。灸三壮。主热病头痛，引目外眦而急，烦满汗不出，引颔齿面赤皮痛。

颔厌　在曲周颞颥上廉。足少阳、阳明之会。灸三壮。主善嚏，头痛身热，目眩无所见，偏头痛，引目外眦而急，耳鸣。

悬厘　在曲周颞颥下廉。手足少阳、阳明之会。灸三壮。主热病，偏头痛，引目外眦，耳鸣，善嚏。

阳白　在眉上一寸，直瞳子。灸三壮。主头目瞳子痛[③]，不可以视，侠白[④]强急，亦不可以顾。

丝竹空　一名目髎。在眉后陷者中。足少阳脉气所发。不可灸，不幸使人目小及盲，眩头痛，互引目中赤𥆧𥆧。脐风，目上插，痉，皮目憎风，癫疾，狂，烦满。

瞳子髎　在目外去眦五分。手足少阳之会。灸三壮。主青盲无见，远视𥆧𥆧，目中肤翳白膜。一名后曲。

天冲　在耳上如前三寸。灸九壮。主头痛癫疾，不呕沫。痉，互引善惊。

率谷　在耳上入发际一寸五分，

①厥：原作“窍”，据《针灸甲乙经》卷七第一改。
②少：原作“手”，据程本改。
③痛：原无，据《针灸甲乙经》卷七第一补。
④侠白：《针灸甲乙经》卷七第一作“侠项”，义长。

嚼而取之灸三壯主醉酒風發兩角弦痛一云兩目眩不能飲煩滿嘔出

曲鬢在耳上入髮際曲隅陷者中鼓頷有空足太陽少陽之會灸三壯主頸頷支滿引牙齒口噤不開急痛不能言

浮白在耳後入髮際一寸下曲頰後灸三壯主足緩不收痿不能行不能言寒熱喉痺欬逆吐疝積胸中滿不得喘息胸痛耳聾嘈嘈無所聞頸項癰腫不能言及癭肩不能舉齒牙齲痛

竅陰在完骨上枕骨下手足太陽少陽之會灸五壯主管疽發厲項痛引頸癰腫

完骨在耳後入髮際四分足太陽少陽之會灸三壯主風頭耳後痛煩心足痛不收失履口喎僻頭項搖瘈牙車急癲疾僵仆狂虛面有氣齒牙齲痛小便赤黃喉痺項腫不可俛仰頰腫引耳瘖瘂狂易

淵腋在腋下三寸宛宛中舉臂取之主胸滿馬刀臂不舉禁不可灸之不幸生腫馬瘍腹內潰者死寒熱生馬瘍可療

大包脉出淵腋下三寸脾之大絡布胸脅中九肋間及季肋端灸三壯主大氣不得息息即胸脅中痛實則其身盡寒虛則百節皆縱

輒筋在腋下三寸復前行一寸著脅足少陽脉氣所發灸三壯主胸中暴滿不得臥喘息

天池一名天會在乳後一寸腋下三寸著脅直腋撅肋間手心主足少陽脉之會灸三壯主寒熱胸滿頸痛四肢不舉腋下腫上氣胸中有聲喉中鳴

章門脾募也一名長平一名脅髎在大橫外直臍季肋端足厥陰少陽之會側臥屈上足舉臂取之灸三壯主腹中鳴盈盈然食不化脅痛不得臥煩熱口乾燥不嗜食胸脅支滿喘息而衝膈嘔心痛及傷飽身瘦痟羸瘦腰痛不得反側賁豚腹腫腰清脊強四肢懈墮善怒欬少氣鬱鬱然不得息厥逆肩不舉馬刀強身瞤石水胃脹

帶脉在季肋下一寸八分灸五壯主婦人少腹堅痛月水不通

五樞在帶脉下三寸一曰在水道下一寸半灸五壯主男子陰疝兩丸上下入少腹痛婦人下赤白裏急瘈瘲

京門腎募也一名氣府一名氣輸在監骨腰中季肋本俠脊灸三壯主痓脊反折腰痛不可久立俛仰寒熱腹䐜央央然不得息溢飲水道不通溺黃少腹裏急腫洞泄髀痛引背

維道一名外樞在章門下五寸三分足少陽帶脉之會灸三壯主欬逆不止三焦有水氣不能食

嚼而取之。灸三壮。主醉酒风发，两角眩痛。一云两目眩不能饮，烦满呕出。

曲鬓　在耳上入发际曲隅陷者中，鼓颔有空。足太阳、少阳之会。灸三壮。主颈颔支痛，引牙齿，口噤不开，急痛不能言。

浮白　在耳后入发际一寸，下曲颊后。灸三壮。主足缓不收，痿不能行，不能言，寒热喉痹，咳逆吐，疝积，胸中满，不得喘息，胸痛，耳聋嘈嘈无所闻。颈项痈肿，不能言，及瘿，肩不能举，齿牙龋痛。

窍阴　在完骨上、枕骨下。手足太阳、少阳之会。灸五壮。主管疽发厉，项痛引颈，痈肿。

完骨　在耳后入发际四分。足太阳、少阳之会。灸三壮。主头风，耳后痛，烦心，足痛不收，失履。口㖞僻，头项摇，瘈，牙车急，癫疾僵仆，狂，虚面有气，齿牙龋痛。小便赤黄，喉痹项肿，不可俯仰，颊肿引耳，痎疟，狂易。

渊腋　在腋下三寸宛宛中，举臂取之。胸满，马刀，臂不举。禁不可灸，灸之不幸生肿，马疡，腹内溃者死。寒热生马疡，可疗。

大包　脉出渊腋下三寸，脾之大络，布胸胁中九肋间，及季肋端。灸三壮。主大气不得息，息即胸胁中痛。实则其身尽寒，虚则百节皆纵。

辄筋　在腋下三寸，复前行一寸着胁。足少阳脉气所发。灸三壮。主胸中暴满，不得卧，喘息。

天池　一名天会。在乳后一寸，腋下三寸，着胁，直腋，撅肋间。手心主、足少阳脉之会。灸三壮。主寒热胸满，颈痛，四肢不举，腋下肿，上气，胸中有声，喉中鸣。

章门　脾募也。一名长平，一名胁髎。在大横外，直脐季肋端。足厥阴、少阳之会。侧卧屈上足，举臂取之。灸三壮。主腹中鸣，盈盈然食不化，胁痛，不得卧，烦热，口干燥，不嗜食，胸胁支痛，喘息而冲膈，呕，心痛及伤饱，身酸削，羸瘦，腰痛不得反侧，贲豚，腹肿，腰清脊强，四肢懈堕，善怒，咳，少气，郁郁然不得息，厥逆，肩不举，马刀强，身瞤，石水，胃胀。

带脉　在季肋下一寸八分。灸五壮。主妇人少腹坚痛，月水不通。

五枢　在带脉下三寸。一曰在水道下一寸半。灸五壮。主男子阴疝，两丸上下入少腹痛。妇人下赤白，里急，瘈疭。

京门　肾募也。一名气府，一名气输。在监骨腰中季肋，本侠脊。灸三壮。主痓，脊反折，腰痛，不可久立俯仰。寒热，腹膜央央然，不得息。溢饮，水道不通，溺黄，少腹里急，肿，洞泄，髀痛引背。

维道　一名外枢。在章门下五寸三分。足少阳、带脉之会。灸三壮。主咳逆不止，三焦有水气，不能食。

居髎在長平下八寸三分監骨上陷者中陽蹻足少陽之會灸三壯主腰引痛少腹在腋前兩筋間主肩前痛與背相引臂裏攣急手不得上舉至肩甄權千金楊操同

後腋在腋後廉際兩筋間主腋外相引而痛手臂枸攣急下得上頭

轉穀在傍谷下二骨間陷者中主胷脅支滿不欲食穀入不化嘔吐復出舉腋取之

飲郄在食門下一寸骨間陷者中主腹滿臚脹痛引臍傍腹鳴濯濯若中有水聲仰腹取之

應突在飲郄下一寸主飲食不入腹中滿大便不得節腹鳴泄注仰腹取之

脅堂在腋陰下二骨陷者中主胷脅支滿臚脹賁豘噫噦喘逆䀮視目黄舉腋取之

旁庭在脅堂下二骨間陷者中舉腋取之灸三壯主卒暴中飛尸遁及胷脅支滿時上搶心嘔吐喘逆咽乾脅痛

始素在腋脅下廉下二寸骨陷者中主脅下支滿腰痛引腹筋攣陰氣上縮舉臂取之

脾人脾者藏也兩傍四十八穴

甲乙經

脾出于隱白隱白者木也在足大指端內側去爪甲角如韭葉足太陰脈之所出也爲井冬三月宜灸之

流于大都大都者火也在足大指本節後陷者中足太陰之所留也爲滎春三月宜灸之

注于太白太白者土也在足內側核骨下陷者中足太陰脈之所注也爲輸夏三月宜灸之

行于商丘商丘者金也在足內踝上微前陷者中足太陰脈之所行也爲經

入于陰陵泉陰陵泉者水也在膝下內側輔骨下陷者中伸足乃得之足太陰脈之所入也爲合秋三月宜灸之出第

居髎　在长平下八寸三分，监骨上陷者中。阳跷、足少阳之会。灸三壮。主腰引痛少腹，在腋前两筋间。主肩前痛，与胸相引，臂里挛急，手不得上举至肩。甄权、《千金》、杨操同。

后腋　在腋后廉际两筋间。主腋外相引而痛，手臂拘挛急，不得上头。

转谷　在傍骨[1]下二骨间陷者中。主胸胁支满，不欲食，谷入不化，呕吐复出。举腋取之。

饮郄　在食门下一寸骨间陷者中。主腹满胪胀，痛引脐旁，腹鸣濯濯，若中有水声。仰腹取之。

应突　在饮郄下一寸。主饮食不入，腹中满，大便不得节，腹鸣泄注。仰腹取之。

胁堂　在腋阴下二骨间陷者中。主胸胁支满，胪胀贲豚，噫哕喘逆，瞻视目黄。举腋取之。

旁庭　在胁堂下二骨间陷者中，举腋取之。灸三壮。主卒暴中，飞尸遁，及胸胁支满，时上抢心，呕吐喘逆，咽干胁痛。

始素　在腋胁下廉下二寸骨陷者中。主胁下支满，腰痛引腹，筋挛，阴气上缩。举臂取之。

脾人：脾者，脏也。两旁四十八穴。

《甲乙经》

脾出于隐白，隐白者，木也。在足大指端内侧，去爪甲角如韭叶。足太阴脉之所出也，为井。冬三月宜灸之。

流于大都，大都者，火也。在足大指本节后陷者中。足太阴脉之所留也，为荥。春三月宜灸之。

注于太白，太白者，土也。在足内侧核骨下陷者中。足太阴脉之所注也，为俞。夏三月宜灸之。

行于商丘，商丘者，金也。在足内踝上微前陷者中。足太阴脉之所行也，为经。

入于阴陵泉，阴陵泉者，水也。在膝下内侧辅骨下陷者中，伸足乃得之。足太阴脉之所入也，为合。秋三月宜灸之。出第

①骨：原作“各”，据《普济方》卷四一三改。

三卷中甄權千金楊操同

隱白 在足大指端內側去爪甲角如韭葉灸三壯主腹中有寒氣起則氣喘熱病衄血不止煩心善悲腹脹逆息熱氣足脛中寒不得臥氣滿胸中熱暴泄仰息足下寒膈中悶嘔吐不欲食飲尸厥死不知人脉動如故飲渴身體痛多睡

大都 在足大指本節後陷者中灸三壯主熱病汗不出厥手足清暴泄厥心痛腹脹滿心尤痛甚者胃心痛也瘧不知所苦風逆暴四肢腫濕則唏然寒飢則煩心飽則眩

太白 在足內側核骨下陷者中灸三壯主病先頭重頰痛煩寃身熱腰痛不可以俛仰腹滿兩頷痛甚暴泄善飢而不欲食善噫熱中足清腹脹食不化善嘔洩有膿血苦嘔無所出先取三里後取太白章門厥心痛腹脹滿心尤痛甚者胃心痛也胸脅支滿腹中切痛霍亂逆氣大便難身重骨痿不相知熱病滿悶不得臥脾脹

公孫 在大指本節之後一寸別走陽明太陰絡也灸三壯主瘧不嗜食多寒熱汗出實則腹中切痛厥頭面腫起煩心狂多飲不嗜臥虛則鼓脹腹中氣大滿熱痛不嗜飲霍亂

商丘 在內踝微前下陷者中灸三壯主癲疾狂多食善笑不休發於外煩心中渴瘧寒腸中痛已汗出腹滿嚮嚮不便心下有寒痛陰股內痛氣癰狐疝走上下腹痛脾虛令人病寒不樂好太息喉痺寒熱善嘔骨痺煩滿瘈瘲手足擾癲疾目昏口噤溺黃筋攣痛病善厭夢者絕子厥頭痛面腫起欬而泄不欲食寿骨蝕管疽

漏谷 在足內踝上六寸骨下陷者中亦足太陰絡灸三壯主腹中熱若寒腸鳴強欠時內痛心悲氣逆腹滿腹脹而氣快然引肘脅下皆主之少腹脹急小便不利厥氣上頭巔

三陰交 在內踝上三寸骨下陷者中足太陰厥陰少陰之會灸三壯主足下熱脛疼不能久立濕痺不能行腹中熱若寒膝內痛心悲氣逆腹滿小便不利厥氣上及巔脾病者身重苦飢足痿不欲行善掣脚下痛虛則腹脹腹鳴溏洩食飲不化脾胃肌肉痛此出素問

地機 一名脾舍足太陰郄別走上一寸空在膝下五寸灸五壯主頹疝溏瘕腹中痛藏痺

陰陵泉 在膝下內側輔骨下陷者中伸足乃得之

三卷中。甄权、《千金》、杨操同。

隐白 在足大指端内侧，去爪甲角如韭叶。灸三壮。主腹中有寒气，起则气喘，热病衄血不止，烦心善悲，腹胀逆息。热气，足胫中寒，不得卧，气满胸中，热暴泄。仰息，足下寒，膈中闷，呕吐，不欲食饮。尸厥，死不知人，脉动如故。饮渴，身体痛，多唾。

大都 在足大指本节后陷者中。灸三壮。主热病汗不出，厥，手足清，暴泄，厥心痛，腹胀满。心尤痛甚者，胃心痛也。痉不知所苦。风逆，暴四肢肿，湿则唏然寒，饥则烦心，饱则眩。

太白 在足内侧核骨下陷者中。灸三壮。主病先头重颊痛，烦冤身热，腰痛不可以俯仰，腹满，两颔痛甚。暴泄善饥而不欲食，善噫热中，足清腹胀，食不化。善呕泄，有脓血，苦呕无所出。先取三里，后取太白、章门。厥心痛，腹胀满，心尤痛甚者，胃心痛也。胸胁支满，腹中切痛，霍乱逆气，大便难，身重骨痿，不相知。热病满闷不得卧，脾胀。

公孙 在大指本节之后一寸。别走阳明，太阴络也。灸三壮。主痉，不嗜食，多寒热汗出。实则腹中切痛，厥，头面肿起，烦心狂，多饮，不嗜卧；虚则鼓胀，腹中气大满，热痛，不嗜饮，霍乱。

商丘 在内踝微前下陷者中。灸三壮。主癫疾，狂多食，喜笑不休，发于外。烦，心中渴，痉寒，肠中痛，已汗出。腹满响响，不便。心下有寒痛，阴股内痛，气壅，狐疝走上下，腹满脾虚，令人病寒，不乐，好太息，喉痹，寒热善呕。骨痹，烦满痫瘈，手足扰，癫疾，目昏口噤，溺黄，筋挛痛，病善厌梦者，绝子。厥，头痛面肿起，咳而泄，不饮食。痔，骨蚀管疽。

漏谷 在足内踝上六寸骨下陷者中。亦足太阴络。灸三壮。主腹中热若寒，肠鸣，强欠，时内痛。心悲气逆，腹满腹胀，而气快然引肘胁下，皆主之。少腹胀急，小便不利，厥气上头巅。

三阴交 在内踝上三寸骨下陷者中。足太阴、厥阴、少阴之会。灸三壮。主足下热，胫疼不能久立，湿痹不能行。腹中热若寒，膝内痛。心悲，气逆腹满，小便不利，厥气上及巅。脾病者，身重苦饥，足痿不欲行，善瘛，脚下痛。虚则腹胀腹鸣，溏泄，食饮不化，脾胃肌肉痛。此出《素问》。

地机 一名脾舍。足太阴郄。别走上一寸空，在膝下五寸。灸五壮。主颓疝、溏瘕，腹中痛。脏痹。

阴陵泉 在膝下内侧辅骨下陷者中，伸足乃得之。

灸三壯主溏洩穀不化腹中氣脹嗌嗌脅下滿腹中氣盛腹脹逆不得卧腎腰痛不可俛仰氣癃尿黃寒熱不節女子疝瘕按之如以湯沃其股内至膝飧泄婦人陰痛少腹堅急痛重下不嗜食心下滿寒中小便不利霍亂足痺痛

血海 在膝下臏上内廉白肉際二寸中足太陰脉氣所發灸五壯主婦人漏下苦血閉不通逆氣脹

箕門 在魚腹上越筋間動應手陰市内足太陰脉氣所發一云在股上起筋間灸三壯主淋遺溺鼠鼷痛小便難

期門 肝募也在第二肋端不容傍一寸五分上直兩乳足太陰厥陰陰維之會舉臂取之灸五壯主婦人產餘疾食飲不下胷脅支滿目眩足寒小便難心切痛善噫聞酸臭痿痺腹滿少腹尤大息賁脅下氣上下胷中有熱目青而嘔霍亂泄痢痓腹大堅不得息欬脅下積聚喘逆卧不安席時寒熱心大堅奔豚上下癃遺溺鼠鼷痛小便難而白瘖不能言

日月 膽募也在期門下五分灸五壯主太息善悲少腹有熱欲走多唾言語不正四肢不收

腹哀 在日月下一寸半足太陰陰維之會灸五壯主便膿血寒中食不化腹中痛

大橫 在腹哀下三寸直臍傍足太陰陰維之會灸五壯主大風逆氣多寒善悲

腹結 一名腸窟在大橫下一寸三分灸五壯主繞臍痛搶心膝寒洩痢

府舍 在腹結下三寸足太陰陰維之會灸五壯主疝瘕髀中急痛循脅上下搶心腹滿積聚厥逆霍亂

衝門 一名慈宮去大橫五寸在府舍橫骨兩端約中動脉足太陰陰維之會灸五壯主寒氣腹滿癃淫濼身熱腹中積痛陰疝乳難子上衝心

雲門 在巨骨下氣戶傍各二寸陷者中動脉應手足太陰脉氣所發舉臂取之灸五壯主喉痺胷中暴逆先取衝脉後取三里雲門皆寫之欬喘不得息坐不得卧呼吸氣索咽不得胷中熱暴心腹痛疝積時發上衝心肩痛不可舉引缺盆脉代不至寸口四逆脉鼓不通

中府 肺募也一名膺中俞在雲門下一寸一云一寸六分乳上三肋間動脉應手陷者中足太陰之會灸五壯主肺系急胷中痛惡清胷滿邑邑然嘔膽胷中熱喘逆氣氣相追逐多濁唾不得息肩背風汗出面腹脹膈中食噎不下食喉痺肩息肺脹皮膚骨痛寒熱煩滿

周榮 在中府下一寸六分

灸三壮。主溏泄，谷不化，腹中气胀嗑嗑，胁下满，腹中气盛，腹胀逆不得卧。肾腰痛，不可俯仰，气癃尿黄，寒热不节。女子疝瘕。按之如以汤沃其股内至膝，飧泄，妇人阴痛。少腹坚急痛重，不下嗜食，心下满，寒中，小便不利。霍乱，痹痛。

血海　在膝下膑上内廉白肉际二寸中。足太阴脉气所发。灸五壮。主妇人漏下，苦血闭不通，逆气胀。

箕门　在鱼腹上越筋间，动脉应手，阴市内。足太阴脉气所发。一云在股上起筋间。灸三壮。主淋，遗溺，鼠鼷痛，小便难。

期门　肝募也。在第二肋端，不容旁一寸五分，上直两乳。足太阴、厥阴、阴维之会，举臂取之。灸五壮。主妇人产余疾，食饮不下，胸胁支满，目眩足寒。小便难，心切痛，善噫，闻酸臭，酸痹，腹满，少腹尤大息贲，胁下气上下，胸中有热，目青而呕，霍乱泄痢，痉，腹大坚，不得息，咳胁下积聚，喘逆，卧不安席，时寒热，心大坚，贲豚上下。癃，遗溺，鼠鼷痛，小便难而白，喑不能言。

日月　胆募也。在期门下五分。灸五壮。主太息善悲，少腹有热，欲走，多唾，言语不正，四肢不收。

腹哀　在日月下一寸半。足太阴、阴维之会。灸五壮。主便脓血，寒中，食不化，腹中痛。

大横　在腹哀下三寸，直脐旁。足太阴、阴维之会。灸五壮。主大风逆气，多寒善悲。

腹结　一名肠窟。在大横下一寸三分。灸五壮。主绕脐痛抢心，膝寒泄痢。

府舍　在腹结下三寸。足太阴、阴维之会。灸五壮。主疝瘕，髀中急痛，循胁上下抢心。腹满，积聚，厥逆，霍乱。

冲门[1]　一名慈宫。去大横五寸，在府舍横骨两端约中动脉。足太阴、阴维之会。灸五壮。主寒气腹满，癃，淫泺，身热，腹中积痛，阴疝，乳难，子上冲心。

云门　在巨骨下气户旁各二寸陷者中，动脉应手。足太阴脉气所发。举臂取之。灸五壮。主喉痹，胸中暴逆。先取冲脉，后取三里、云门，皆泻之。咳喘不得息，坐不得卧，呼吸气索咽不得，胸中热，暴心腹痛，疝积，时发上冲心。肩痛不可举，引缺盆。脉代不至寸口，四逆，脉鼓不通。

中府　肺募也。一名膺中俞。在云门下一寸，一云一寸六分，乳上三肋间，动脉应手陷者中。足太阴之会。灸五壮。主肺系急，胸中痛，恶寒[2]胸满，悒悒然，呕胆，胸中热喘，逆气，气相追逐，多浊唾，不得息。肩背风，汗出面，腹肿，膈中食噎，不下食。喉痹，肩息肺胀，皮肤骨痛，寒热烦满。

周荣　在中府下一寸六分

①冲门：原作“衝门”，据《针灸甲乙经》卷三第二十二改。下同。
②寒：原作“清”，据《针灸甲乙经》卷八第一改。

陷者中足太陰脉氣所發仰而取之灸五壯主胷脅支滿不得俛仰飲食不下欬唾陳膿**胷鄉**在周榮下一寸六分陷者中足太陰脉氣所發仰而取之灸五壯主胷脅支滿却引背痛卧不得轉側**天谿**在胷鄉下一寸六分陷者中足太陰脉氣所發仰而取之灸五壯主胷中滿痛乳腫賁膺欬逆上氣喉鳴有聲**食竇**在天谿下一寸六分陷者中足太陰脉氣所發舉臂取之灸五壯主胷脅支滿膈間雷鳴滀陸常有小聲甄權千金楊操同

、**胃人胃者脾之腑也兩傍九十穴**去下一單穴共九十一穴

甲乙經

胃出于厲兌厲兌者金也在足大指次指之端去爪甲如韭葉足陽明脉之所出也爲井冬三月宜灸之

流于內庭內庭者水也在足大指次指外間陷者中足陽明脉之所留也爲滎春三月宜灸之

注于陷谷陷谷者木也在足大指次指之間本節後陷者中去內庭二寸足陽明脉之所注也爲輸夏三月宜灸之

過于衝陽一名會骨在足趺上五寸骨間動脉上去陷谷三寸足陽明脉之所過爲原

行于解谿解谿者火也在衝陽後一寸半腕上陷者中足陽明脉之所行也爲經

入于三里三里者土也在膝下三寸胻外廉足陽明脉之所入也爲合秋三月宜灸之出第三卷中甄權千金楊操同

厲兌在足大指次指之端去爪甲如韭葉灸一壯主尸厥口噤氣絕脉動如故其形無知如中惡狀瘧不嗜食腹寒脹滿熱病汗不出鼽衂眩前仆面浮腫足脛寒惡人與木音喉痹齲齒惡風鼻不利多卧善驚**內庭**在足大指次指外間陷者中灸三壯主四厥手足悶者使人久持之逆冷脛痛

陷者中。足太阴脉气所发。仰而取之。灸五壮。主胸胁支满，不得俯仰，饮食不下，咳唾陈脓。

胸乡[①] 在周荣下一寸六分陷者中。足太阴脉气所发。仰而取之。灸五壮。主胸胁支满，却引背痛，卧不得转侧。

天溪 在胸乡下一寸六分陷者中。足太阴脉气所发。仰而取之。灸五壮。主胸中满痛，乳肿贲膺，咳逆上气，喉鸣有声。

食窦 在天溪下一寸六分陷者中。足太阴脉气所发。举臂取之。灸五壮。主胸胁支满，膈间雷鸣，滀阵，常有水声。甄权、《千金》、杨操同。

胃人：胃者，脾之腑也。两旁九十穴。并下一单穴，共九十一穴

《甲乙经》

胃出于厉兑，厉兑者，金也。在足大指次指之端，去爪甲如韭叶。足阳明脉之所出也，为井。冬三月宜灸之。

流于内庭，内庭者，水也。在足大指次指外间陷者中。足阳明脉之所留也，为荥。春三月宜灸之。

注于陷谷，陷谷者，木也。在足大指次指之间本节后陷者中，去内庭二寸。足阳明脉之所注也，为俞。夏三月宜灸之。

过于冲[②]阳。一名会骨。在足跗上五寸骨间动脉上，去陷谷三寸。足阳明脉之所过也，为原[③]。

行于解溪，解溪者，火也。在冲阳后一寸半腕上陷者中。足阳明脉之所行也，为经。

入于三里，三里者，土也。在膝下三寸胻外廉。足阳明脉[④]之所入也，为合。秋三月宜灸之。出第三卷中。甄权、《千金》、杨操同。

厉兑 在足大指次指之端，去爪甲如韭叶。灸一壮。主尸厥，口噤气绝，脉动如故，其形无知，如中恶状。痓，不嗜食，腹寒胀满。热病汗不出。鼽衄，眩，前仆，面浮肿，足胫寒，恶人与木音。喉痹，龋齿，恶风，鼻不利，多卧善惊。

内庭 在足大指次指外间陷者中。灸三壮。主四厥，手足闷者，使人久持之。逆冷胫痛，

---

①胸乡：原作“胸卿”，据《针灸甲乙经》卷三第十七改。下同。

②冲：原作“衝”，据程本改。

③原：据体例，此下当有“春三月宜灸之”一句。

④脉：原作“腹”，据程本改。

腹脹滿皮膚痛善伸數欠惡人與木音振寒嗌中引痛熱病汗不出下齒痛惡寒目急端滿寒慄齗口噤僻不嗜食

陷谷 在足大指次指之間本節後陷者中去內庭二寸灸三壯主熱痢面腫目癰腫善齧脣善噫腹痛脹滿腸鳴熱病汗不出水腫留飲胸脅支滿

衝陽 一名會原在足跗上五寸骨間動脈上去陷谷三寸灸三壯主皮先寒熱病汗不出口熱痛胃管痛時寒熱皆主之齒齲痛腹大不嗜食振寒而欠狂妄而行登高而歌棄衣而走足下緩失履風水面胕腫

解谿 在足衝陽後一寸半腕上陷者中灸三壯主熱病汗不出善噫腹脹滿胃熱譫言風水面胕腫顏黑厥氣上支腹脹大下重瘧瘈瘲驚股膝重胻轉筋頭眩痛癲疾厥寒熱欠煩滿悲泣出狂易見鬼與火霍亂風從頭至足面目赤口痛齧舌足大指傳傷下車挃地適臂指端傷爲筋痺

豐隆 足陽明絡也在外踝上八寸下廉胻外廉陷者中灸三壯主厥逆胸痛如刺腹中切痛大小便澀難厥頭痛面浮腫煩心狂見鬼善笑不休發於外有所大喜喉痺不能言

巨虛下廉 足陽明與小陽合在上廉下二寸灸三壯主少腹痛飧泄出糜次指間熱若脈陷寒熱身痛脣乾不得汗出毛髮焦脫肉少氣內有熱不欲動搖泄膿血腰引少腹痛暴驚狂言非常女子乳癰驚痺脛腫足跗不收跟痛

條口 在下廉上一寸足陽明脈氣所發灸五壯主脛寒不得臥脛疼足緩失履濕痺足下熱不能久立

巨虛上廉 足陽明與大腸合在三里下三寸灸三壯主飧泄大腸痛狂妄走善欠大腸有熱腸鳴腹滿俠臍痛食不化喘不能行立胸脅支滿惡聞人木音風水面腫顴權云主大氣不足偏風腲腿腳不隨

三里 在膝下三寸胻外廉灸三壯主陽厥悽悽而寒少腹堅頭痛脛股腹痛消中小便不利善噦痓中有寒腹中寒脹滿善噫聞食臭胃氣不足腸鳴腹痛泄不化心下脹熱病汗不出喜嘔吐苦癃痓身反折口噤喉痺不能言寒熱陰氣不足熱中消穀善飢腹熱身煩狂言胸中瘀血胸脅支滿膈痛不能久立膝痿寒水腹脹皮腫乳癰有熱五藏六腑脹狂歌妄言怒恐惡人與火罵詈霍亂遺矢失氣

犢鼻 在膝髕下胻上骨俠解大筋中足陽明脈氣所發灸三壯

腹胀满，皮肤痛，善伸数欠，恶人与木音。振寒，嗌中引痛。热病汗不出。下齿痛，恶寒，目急，喘[1]满，寒栗，龈口噤僻，不嗜食。

陷谷 在足大指次指之间本节后陷者中，去内庭二寸。灸三壮。主热痢，面肿，目痈肿，善啮唇，善噫，腹痛胀满，肠[2]鸣。热病汗不出，水肿留饮，胸胁支满。

冲阳 一名会原。在足跗上五寸骨间动脉上，去陷谷三寸。灸三壮。主皮先寒，热病汗不出，口热痛，胃脘痛，时寒热，皆主之。齿龋痛，腹大不嗜食，振寒而欠。狂妄而行，登高而歌，弃衣而走。足下缓，失履，风水，面胕肿。

解溪 在足冲阳后一寸半腕上陷者中。灸三壮。主热病汗不出，善噫，腹胀满。《胃热论[3]》言风水面胕肿，颜黑，厥气上支，腹胀大，下重。痃，瘈疭惊，股膝重，胻转筋，头眩痛，癫疾厥寒热欠，烦满，悲泣出，狂易见鬼与火。霍乱，风从头至足，面目赤，口痛啮舌。足大指转伤，下车桎地适臂，指端伤，为筋痹。

丰隆 足阳明络也。在外踝上八寸，下廉胻外廉陷者中。灸三壮。主厥逆，胸痛如刺，腹中切痛，大小便涩难。厥头痛，面浮肿，烦心，狂见鬼，善笑不休，发于外。有所大喜，喉痹不能言。

巨虚下廉 足阳明与小肠合。在上廉下二寸。灸三壮。主少腹痛，飧泄出糜。次指间热，若脉陷，寒热身痛，唇干，不得汗出。毛发焦，脱肉少气，内有热，不欲动摇。泄脓血，腰引少腹痛。暴惊，狂言非常。女子乳痈。惊痹，胫肿，足跗不收，跟痛。

条口 在下廉上一寸。足阳明脉气所发。灸五壮。主胫寒，不得卧，胫疼，足缓失履。湿痹，足下热，不能久立。

巨虚上廉 足阳明与大肠合。在三里下三寸。灸三壮。主飧泄，大肠痛，狂妄走，善欠。大肠有热，肠鸣腹满，侠脐痛，食不化。喘不能行立，胸胁支满，恶闻人木音。风水，面肿。甄权云：主大气不足，偏风，腲退，腿脚不随。

三里 在膝下三寸胻外廉。灸三壮。主阳厥，凄凄而寒，少腹坚，头痛，胫股腹痛，消中，小便不利，善哕，痓，中有寒，腹中寒，胀满，善噫，闻食臭。胃气不足，肠[4]鸣腹痛，食[5]不化。心下胀，热病汗不出。喜呕吐，苦癃，痓，身反折，口噤。喉痹不能言。寒热，阴气不足，热中，消谷善饥，腹热身烦，狂言。胸中瘀血，胸胁支满，膈痛，不能久立，膝痿。寒水，腹胀皮肿。乳痈有热。五脏六腑胀，狂歌妄言怒恐，恶人与火，骂詈。霍乱，遗矢，失气。

犊鼻 在膝膑下骭上骨挟解大筋中。足阳明脉气所发。灸三壮。

①喘：原作“端”，据程本改。
②肠：原作“胀”，据程本改。
③论：原作“调”，据《普济方》卷四一三改。
④肠：原作“阳”，据程本改。
⑤食：原作“泄”，据程本改。

主犢鼻腫先熨去之其赤堅勿攻攻者死膝中痛不仁難跪起諸腫節潰者死不潰可療也 **梁丘** 足陽明郄在膝上二寸兩筋間灸三壯主大驚乳痛脛苦痺膝不能屈伸不可以行 **陰市** 一名陰鼎在膝上三寸伏兔下若拜而取之足陽明脈氣所發不可灸主寒疝下至腹膝膝腰痛如清水大腹諸疝按之下膝上伏兔中寒痛腹脹滿痿厥少氣 **伏兔** 在膝上六寸起肉足陽明脈氣所發禁不宜灸 **髀關** 在膝上伏兔後交分中灸三壯主膝寒痺不仁痿不得屈伸 **承泣** 一名谿穴一名面髎在目下七分直目瞳子蹻脈任脈足陽明之會甄權云在眼下八分禁不宜灸無問多少三日以後眼下大如拳息肉長桃許大至三十日即定百日都不見物或如升大目不明淚出目眩瞢瞳子痒遠視䀮䀮昏夜無所見目瞤動與項口參相引喎僻口不能言 **四白** 在目下一寸足陽明脈氣所發灸七壯主目痛口僻淚出目不明 **迎香** 一名衝陽在禾髎上鼻下乳傍手足陽明之會主鼻鼽不利窒洞氣寒喎僻多涕鼻衄有癰不宜灸 **巨髎** 在俠鼻傍八分直瞳子蹻脈足陽明之會主面目惡風寒頗腫癰痛招搖視瞻瘈瘲口僻青盲無所見遠視䀮䀮目中淫膚白膜覆瞳子 **地倉** 一名胃維俠口傍四分如近下蹻脈手足陽明之會灸三壯主口緩不收不能言語手足痿躄不能行 **承漿** 一名天池在頤前下脣之下足陽明任脈之會開口取之灸三壯主寒熱懊厥鼓頷癲疾嘔沫寒熱痓互引口乾小便赤黃或時不禁消渴嗜飲目瞑身汗出衄血不止上齒齲 **頰車** 在耳下曲頰端陷者中足陽明脈氣所發灸三壯開口有空主頰腫口急頰車骨痛齒不可用嚼 **大迎** 一名髓孔在曲頷前一寸二分骨陷者中動脈足陽明脈氣所發灸三壯主寒熱頸瘰癧癲疾口喎喘悸痓口噤厥口僻失欠下牙痛頰腫惡寒口不收舌不能言不得嚼 **上關** 一名客主人在耳前上廉起骨開口有空灸三壯主脣吻強上齒齲痛口僻噤不開耳痛聾鼽瘈瘲口沫出寒熱痓青盲瞶目惡風寒 **下關** 在客主人下耳前動脈下空下廉合口有空張口而閉灸三壯主失欠下齒齲下牙痛頰腫耳聾鳴痓口僻耳中有乾底聤耳有膿不可灸之 **耳門**

主犊鼻肿，先熨去之，其赤坚勿攻，攻者死。膝中痛不仁，难跪起。诸肿节溃者，死；不溃，可疗也。

梁丘　足阳明郄。在膝上二寸两筋间。灸三壮。主大惊，乳痛，胫苦痹，膝不能屈伸，不可以行。

阴市　一名阴鼎。在膝上三寸，伏兔下，若拜而取之。足阳明脉气所发。不可灸。主寒疝，下至腹膝，腰脚痛如清水，大腹诸疝，按之下膝，上伏兔中寒痛，腹胀满，痿厥，少气。

伏兔　在膝上六寸起肉。足阳明脉气所发也。禁不宜灸。

髀关　在膝上伏兔后交分中。灸三壮。主膝寒痹不仁，痿，不得屈伸。

承泣　一名溪穴。一名面髎。在目下七分，直目瞳子。跷脉、任脉、足阳明之会。甄权云：在眼下八分。禁不宜灸，无问多少。三日以后，眼下大如拳，息肉长桃许大，至三十日即定，百日都不见物。或如升大。目不明，泪出，目眩瞢，瞳子痒，远视䀮䀮，昏夜无所见。目瞤动，与项口参相引，㖞僻，口不能言。

四白　在目下一寸。足阳明脉气所发。灸七壮。主目痛口僻，泪出，目不明。

迎香　一名冲阳。在禾髎上、鼻下孔[1]旁。手足阳明之会。主鼻鼽不利，窒洞，气塞㖞僻，多涕，鼻衄有齆。不宜灸。

巨髎　在挟鼻旁八分，直瞳子。跷脉、足阳明脉之会。主面目恶风寒，䪼肿，痈痛，招摇视瞻[2]，瘈疭，口僻。青盲无所见，远视䀮䀮，目中淫肤白膜，覆瞳子。

地仓　一名胃维。挟口旁四分，如近下有脉微动[3]。跷脉、手足阳明之会。灸三壮。主口缓不收，不能言语，手足痿躄不能行。

承浆　一名天池。在颐前下唇之下。足阳明、任脉之会。开口取之。灸三壮。主寒热凄厥鼓颔，癫疾呕沫，寒热痓互引，口干，小便赤黄，或时不禁。消渴嗜饮，目瞑，身汗出，衄血不止，上齿龋。

颊车　在耳下曲颊端陷者中。足阳明脉气所发。灸三壮。开口有空。主颊肿口急，颊车骨痛，齿不可用嚼。

大迎　一名髓孔。在曲颔前一寸二分骨陷者中动脉。足阳明脉气所发。灸三壮。主寒热项瘰疬，癫疾口㖞，喘悸。痓，口噤，噤厥，口僻失欠，下牙痛，颊肿，恶寒，口不收，舌不能言，不能嚼。

上关　一名客主人。在耳前上廉起骨，开口有空。灸三壮。主唇吻强，上齿龋痛，口僻噤不开。耳痛，聋，齆。瘈疭，口沫出。寒热痓，青盲，䁾目，恶风寒。

下关　在客主人下耳前动脉下空下廉，合口有空，张口而闭。灸三壮。主失欠，下齿龋，下牙痛，䪼肿，耳聋鸣。痓，口僻。耳中有干底，聤耳有脓。不可灸之。

耳门

---

①孔：原作“乳”，据《针灸甲乙经》卷三第十改。
②瞻：原作“胆”，据《针灸甲乙经》卷十第二改。
③有脉微动：原无，据《太平圣惠方》卷九十九引《针经》补。

在耳前起肉當耳中缺者灸三壯主耳中有膿及底耳聹耳皆不灸主耳痛鳴聾頭頷痛上齒齲

人迎一名天五會在頸大脉動應手俠結喉傍以候五藏之氣足陽明脉氣所發禁不可灸灸之不幸殺人一云有病可灸三壯主陽逆霍亂陽逆頭痛胷滿不得息胷滿呼吸喘喝窮屈窘不得息刺人迎入四分不幸殺人

水突一名水門在頸大筋前直人迎下氣舍上足陽明脉氣所發灸三壯主欬逆上氣咽喉癰腫呼吸短氣喘息不通

氣舍在頸直人迎俠天突陷者中足陽明脉氣所發灸三壯主欬逆上氣瘤癭氣瘤癭咽腫肩腫不得顧喉痺

氣戶在巨骨下俞府兩傍各二寸陷者中足陽明脉氣所發仰而取之灸五壯主胷脅支滿喘逆上氣呼吸肩息不知食味

庫房在氣戶下一寸六分陷者中足陽明脉氣所發仰而取之灸五壯主胷脅支滿欬逆上氣呼吸多唾濁沫膿血

屋翳在庫房下一寸六分陷者中足陽明脉氣所發仰而取之灸五壯主胷脅支滿欬逆上氣呼吸多唾濁沫膿血身體腫皮膚不可近衣淫濼苛獲久則不仁

膺窗在屋翳下一寸六分灸五壯主胷滿癰腫乳癰寒熱短氣臥不安

乳中禁不可灸灸之生瘡瘡中有膿血清汁者可療瘡中有息肉若蝕瘡者死

乳根在乳下一寸六分陷者中足陽明脉氣所發仰而取之灸五壯主胷下滿痛膺腫乳癰悽索寒痛不可按搔

不容在幽門傍各一寸半去任脉二寸直四肋端相去四寸足陽明脉氣所發灸五壯主嘔血肩息脅下痛口乾心痛與背相引不可欬引腎痛

承滿在不容下一寸足陽明脉氣所發灸五壯主腸鳴相逐不可傾側肩息唾血

梁門在承滿下一寸足陽明脉氣所發灸五壯主脅下積氣結痛

關門在梁門下五分一云一寸太一上足陽明脉氣所發灸五壯主遺溺腹脹善滿積氣身腫

太一在關門下一寸足陽明脉氣所發灸五壯主狂癲疾吐舌

滑肉門在太一下一寸足陽明脉氣所發灸五壯主狂癲疾吐舌

天樞一名長谿一名穀門去肓俞一寸半在俠臍二寸陷者中足陽明脉氣所發灸三壯主臍疝遶臍而痛時上衝心女子胞絡中痛月水不以時休止腹脹腸鳴

在耳前起肉，当耳中缺者。灸三壮。主耳中有脓及底耳、聤耳。皆不灸。主耳痛鸣聋，头颔痛，上齿龋。

人迎　一名天五会。在颈大脉，动应手，挟结喉旁，以候五脏之气。足阳明脉气所发。禁不可灸，灸之不幸杀人。一云有病可灸三壮。主阳逆霍乱，阳逆头痛，胸满不得息。胸满呼吸喘喝，穷屈，窘不得息。刺人迎，入四分，不幸杀人。

水突　一名水门。在颈大筋前，直人迎下、气舍上。足阳明脉气所发。灸三壮。主咳逆上气，咽喉痈肿，呼吸短气，喘息不通。

气舍　在颈，直人迎，挟天突陷者中。足阳明脉气所发。灸三壮。主咳逆上气，瘤瘿[1]，咽肿，肩肿不得顾，喉痹。

气户　在巨骨下俞府两旁各二寸陷者中。足阳明脉气所发。仰而取之。灸五壮。主胸胁支满，喘逆上气，呼吸肩息，不知食味。

库房　在气户下一寸六分陷者中，足阳明脉气所发，仰而取之。灸五壮。仰而取之。主胸胁支满，喘逆上气，呼吸多唾，浊沫脓血。

屋翳　在库房下一寸六分陷者中。足阳明脉气所发。仰而取之。灸五壮。主胸胁支满，咳逆上气，呼吸多唾，浊沫脓血，身体肿，皮肤不可近衣，淫泺，瘈疭[2]，久则不仁。

膺窗　在屋翳下一寸六分。灸五壮。主胸满痈肿，乳痈，寒热，短气，卧不安。

乳中　禁不可灸，灸之生疮，疮中有脓血，清汁者可疗；疮中有息肉，若蚀疮者死。

乳根　在乳下一寸六分陷者中。足阳明脉气所发。仰而取之。灸五壮。主胸下满痛，膺肿乳痈，凄索寒痛，不可按搔。

不容　在幽门旁各一寸半，去任脉二寸，直四肋端，相去四寸。足阳明脉气所发。灸五壮。主呕血，肩息，胁下痛，口干，心痛与背相引，不可咳，引肾痛。

承满　在不容下一寸。足阳明脉气所发。灸五壮。主肠鸣相逐，不可倾侧，肩息唾血。

梁门　在承满下一寸。足阳明脉气所发。灸五壮。主胁下积气结痛。

关门　在梁门下五分，一云一寸，太一上。足阳明脉气所发。灸五壮。主遗溺，腹胀，善满积气，身肿。

太一　在关门下一寸。足阳明脉气所发。灸五壮。主狂癫疾，吐舌。

滑肉门　在太一下一寸。足阳明脉气所发。灸五壮[3]。主狂癫疾，吐舌。

天枢　一名长溪，一名谷门。去肓俞一寸半，在夹脐二寸陷者中。足阳明脉气所发。灸三壮。主脐疝绕脐而痛，时上冲心。女子胞络中痛，月水不以时休止。腹胀肠鸣，

①瘤瘿：此上原有“瘤瘿气”，据《针灸甲乙经》卷十二第九删。
②瘈疭：原作“苛获”，据程本、《普济方》卷四一一改。
③壮：原作“肚”，据程本改。

氣上衝胃不能久立腸中痛濯濯冬日重感於寒則泄當臍而痛腸胃間遊氣切痛食不化不嗜食身重休臍急瘧振寒熱盛狂言髀脹四肢重不能勝衣陰疝氣疝煩嘔面腫大腸脹**外陵**在長谿下五不太巨上足陽明氣所發灸五壯主腹中盡痛**大巨**一名掖門在長谿下二寸足陽明脈氣所發灸五壯主腹滿痛善煩頹疝偏枯四肢不用善驚**水道**在大巨下三寸足陽明脈氣所發灸五壯主少腹脹滿痛引陰中用水至則腰背中痛胞中瘕子門有寒引髖髀三焦約小便不通**歸來**一名谿穴在水道下三寸灸五壯主少腹痛賁豚卵上入痛引莖中女人陰中寒**氣衝**在歸來下一寸鼠鼷上一寸動應手足陽明脈氣所發灸三壯主腸中大熱不安腹有大氣女子月水不利或閉塞暴腹脹滿癃淫濼身熱腹中絞痛頹疝陰腫乳難子上搶心若胞不出衆氣盡亂腹滿不得反息腰痛控睪少腹及股卒俛不得仰脫下石水無子少腹痛陰疝莖中痛兩丸騫痛不可仰卧甄權千金楊操同

心人心者藏也兩傍一十六穴

甲乙經

心出于少衝少衝者木也一名經始在手小指內廉之端去爪甲如韭葉手少陰脉之所出也爲井冬三月宜灸之

流于少府少府者火也在手小指本節後陷者中直勞宮手少陰脉之所留也爲榮春三月宜灸之

注于神門神門者土也一名兌衝一名中都在掌後兌骨之端陷者中手少陰脉之所注也爲輸夏三月宜灸之

過于通里手少陰絡在腕後一寸

气上冲胸，不能久立，肠中痛濯濯。冬日重感于寒则泄，当脐而痛，肠胃间游气切痛，食不化，不嗜食。身重，夹[①]脐急，痉，振寒热盛，狂言。脾胀，四肢重，不能胜衣。阴疝、气疝，烦呕面肿，大肠胀。

外陵　在长溪下五分[②]，大巨上。足阳明脉气所发。灸五壮。主腹中尽痛。

大巨　一名腋门。在长溪下二寸。足阳明脉气所发。灸五壮。主腹满痛，善烦，颓疝。偏枯，四肢不用，善惊。

水道　在大巨下三寸。足阳明脉气所发。灸五壮。主小腹胀满，痛引阴中，月水[③]至则腰背中痛。胞中瘕，子门有寒，引髌髀三焦约，小便不通。

归来　一名溪穴。在水道下三寸。灸五壮。主少腹痛，贲豚，卵上入，痛引茎中。女子阴中寒。

气冲　在归来下一寸，鼠鼷上一寸，动应手。足阳明脉气所发。灸三壮。主肠中大热不安，腹有大气。女子月水不利，或闭塞。暴腹胀满，癃，淫泺。身热，腹中绞痛，颓疝，阴肿。乳难，子上抢心，若胞不出，众气尽乱。腹满不得反息，腰痛控睾，少腹及股卒俛，不得仰脱。下石水，无子，少腹痛，阴疝，茎中痛，两丸骞痛，不可仰卧。甄权、《千金》、杨操同。

心人：心者，脏也。两旁一十六穴。

《甲乙经》

心出于少冲，少冲者，木也。一名经始。在手小指内廉之端，去爪甲如韭叶。手少阴脉之所出也，为井。冬三月宜灸之。

流于少府，少府者，火也。在手小指本节后陷者中，直劳宫。手少阴脉之所留也，为荥。春三月宜灸之。

注于神门，神门者，土也。一名兑冲，一名中都。在掌后兑骨之端陷者中，手少阴脉之所注也，为俞。夏三月宜灸之。

过于通里。手少阴络，在腕后一寸。

---

①夹：原作“休”，据程本、《针灸甲乙经》卷九第七改。

②五分：原作“五不”，据《千金要方》卷二十九第八“外陵在天枢下半寸”句改。又，外陵位置，《素问·气府论》作“在天枢下一寸”。

③月水：原作“用水”，据《针灸甲乙经》卷五第十改。

行于靈道靈道者金也在掌後一寸半或一寸手少陰脉之所行也爲經

入于少海少海者水也一名曲節在肘內廉節後手少陰脉之所入也爲合秋三月宜灸之出第三卷中甄權千金楊操同

少衝一名經始在手小指內廉之端去爪甲如韭葉灸一壯主熱病煩心上氣心痛而冷煩滿少氣悲恐善驚掌中熱肘腋腎中痛口中熱咽喉中酸乍寒乍熱手拳不伸掌痛引肘腋　少府在手小指本節後陷者中直勞宮灸三壯主煩滿少氣悲恐畏人臂酸掌中熱手拳不伸　神門一名兌衝一名中都在掌後兌骨之端陷者中灸三壯主瘧心煩甚欲得冷水寒則欲處熱熱中咽乾不嗜食心痛數噫恐悸悸氣不足喘逆身熱狂悲哭嘔血上氣遺溺手及臂寒　少陰郄在掌後脉中去腕半寸灸三壯主十二癇失瘖不能言悽悽寒欬吐血氣驚心痛　通皇手少陰絡在腕後一寸灸三壯主熱病先不樂數日熱熱則卒心中懊憹數欠頻伸悲恐頭眩痛面赤而熱無汗及癲心下悸臂臑肘痛實則支滿虛則不能言苦嘔喉痹少氣遺溺　靈道在掌後一寸半或云一寸灸三壯主心痛悲恐相引瘈瘲臂肘攣暴瘖不能言　少海一名曲節在肘內廉節後陷者中動應手灸五壯主寒熱齒齲痛狂易瘧背振寒引肘腋痛甄權云穴在臂側曲肘內橫文頭屈手向頭而取之陷者中主腋下瘰癧不宜灸　極泉在腋下筋間動脉入腎手少陰脉氣所發灸五壯主心腹痛乾嘔噦是動則病嗌乾心痛渴而欲飲爲臂厥是主心所生病者目黃脅痛臑臂內後廉痛掌中熱痛甄權千金楊操同

黃帝問曰手少陰之脉獨無俞何也岐伯對曰少陰者心脉也是五藏六腑之大主也精神之舍也其藏堅固邪不能害害之則心傷心傷則神去神去則死矣故諸邪之在於心者皆在心之包絡者絡者心主之脉也故獨無俞焉曰少陰無俞者不病乎對曰其外經脉病而藏不病故獨取其經於掌後兌骨之端出第三卷中

行于灵道，灵道者，金也。在掌后一寸半，或一寸。手少阴脉之所行也，为经。

入于少海，少海者，水也。一名曲节，在肘内廉节后。手少阴脉之所入也，为合。秋三月宜灸之。出第三卷中。甄权、《千金》、杨操同。

少冲　一名经始。在手小指内廉之端，去爪甲如韭叶。灸一壮。主热病烦心，上气，心痛而冷，烦满少气，悲恐善惊，掌中热，肘腋胸中痛，口中热，咽喉中酸，乍寒乍热，手卷不伸，掌痛引肘腋。

少府　在手小指本节后陷者中，直劳宫。灸三壮。主烦满少气，悲恐畏人，臂酸掌中热，手卷不伸。

神门　一名兑冲，一名中都。在掌后兑骨之端陷者中。灸三壮。主疟，心烦，甚欲得冷水，寒则欲处热。热中，咽干，不嗜食，心痛数噫，恐悸[1]气不足，喘逆身热，狂悲哭，呕血上气，遗溺，手及臂寒。

少阴郄　在掌后脉中，去腕半寸。灸三壮。主十二痫，失音不能言，悽悽寒，咳吐血，气惊心痛。

通里[2]　手少阴络。在腕后一寸。灸三壮。主热病，先不乐数日，热，热则卒心中懊憹，数欠频伸，悲恐，头眩痛，面赤而热，无汗，及癫，心下悸，臂臑肘痛。实则支满，虚则不能言，苦呕，喉痹，少气，遗溺。

灵道　在掌后一寸半，或云一寸。灸三壮。主心痛悲恐，相引瘈疭，臂肘挛，暴喑不能言。

少海　一名曲节。在肘内廉节后陷者中，动应手。灸五壮。主寒热，齿龋痛，狂易，疟，背振寒，引肘腋痛。甄权云：穴在臂侧曲肘内横文头，屈手向头而取之陷者中。主腋下瘰疬。不宜灸。

极泉　在腋下筋间，动脉入胸，手少阴脉气所发。灸五壮。主心腹痛，干呕哕。是动则病嗌干心痛，渴而欲饮，为臂厥。是主心所生病者，目黄胁痛，臑臂内后廉痛，掌中热痛。甄权、《千金》、杨操同。

黄帝问曰：手少阴之脉独无俞，何也？岐伯对曰：少阴者，心脉也，是五脏六腑之大主也，精神之舍也。其脏坚固，邪不能害，害之则心伤，心伤则神去，神去则死矣。故诸邪之在于心者，皆在心之包络者，络者，心主之脉也，故独无俞焉。曰：少阴无俞者，不病乎？对曰：其外经脉病，而脏不病，故独取其经于掌后兑骨之端。出第三卷中。

---

①悸：此下原衍一“悸”字，据《千金要方》卷三十第四删。

②通里：原作“通皇”，据《针灸甲乙经》卷三第二十六改。

小腸人小腸者心之腑也兩傍二十六穴

甲乙經

小腸出于少澤少澤者金也一名少吉在手小指之端去爪甲一分手太陽脉之所出也爲井冬三月灸之

流于前谷前谷者水也在手小指外側本節前陷者中手太陽脉之所留也爲榮春三月宜灸之

注于後谿後谿者木也在手小指外側本節後陷者中手太陽脉之所注也爲輸夏三月宜灸之

過于腕骨在手外側腕前起骨于陷者中手太陽脉之所過也爲原

行于陽谷陽谷者火也在手外側腕中兌骨之下陷者中手太陽脉所行也爲經

入于小海小海者土也在肘內大骨外去肘端五分陷者中屈肘乃得之手太陽脉之所入也爲合秋三宜灸之出第三卷中甄權千金楊操同

少澤一名少吉在手小指之端去爪甲下一分陷者中灸一壯主振寒小指不用寒熱汗不出頭痛喉痺舌急卷小指之間熱口中熱煩心心痛臂內廉脅痛欬瘈瘲口乾項痛不可顧瘖瘧寒熱前谷在手小指外側本節前陷者中灸三壯主熱病汗不出狂互引癲疾耳鳴寒熱頷腫不可顧喉痺勞癉小便赤難欬衄肩滿肘臂腕中痛頸腫不可以顧頭項急痛眩淫濼肩甲小指痛臂不可舉頭須痛咽腫不可咽鼻不利目中白瞖目痛泣出甚者如脫瘖瘧後谿在手小指外側本節後陷者中灸一壯主振寒寒熱肩臑肘臂痛頭眩痛不可顧煩滿身熱惡寒目赤痛爛眥生瞖鼽衄發聾臂重腫肘

小肠人：小肠者，心之腑也，两旁二十六穴。

《甲乙经》

小肠出于少泽，少泽者，金也。一名少吉。在手小指之端，去爪甲一分，手太阳脉之所出也，为井。冬三月宜灸之。

流于前谷，前谷者，水也。在手小指外侧本节前陷者中，手太阳脉之所留也，为荥。春三月宜灸之。

注于后溪，后溪者，木也。在手小指外侧本节后陷者中，手太阳脉之所注也，为俞。夏三月宜灸之。

过于腕骨。在手外侧腕前起骨下陷者中，手太阳脉之所过也，为原。

行于阳谷，阳谷者，火也。在手外侧腕中兑骨之下陷者中，手太阳脉之所行也，为经。

入于小海，小海者，土也。在肘内大骨外，去肘端五分陷者中，屈肘乃得之，手太阳脉之所入也，为合。秋三月宜灸之。出第三卷中。甄权、《千金》、杨操同。

少泽　一名少吉。在手小指之端去爪甲下一分陷者中。灸一壮。主振寒，小指不用，寒热，汗不出，头痛，喉痹，舌急卷，小指之间热，口中热烦心，心痛，臂内廉胁痛，咳，瘈疭，口干，颈痛不可顾，痎疟寒热。

前谷　在手小指外侧本节前陷者中。灸三壮。主热病汗不出，狂，互引癫疾，耳鸣，寒热，颔肿，不可顾。喉痹，劳瘅，小便赤难，咳衄，胸满，肘臂腕中痛，颈肿，不可以顾，头项急痛眩，淫泺，肩胛小指痛，臂不可举，头项痛，咽肿不可咽，鼻不利，目中白翳，目痛泣出，甚者如脱，痎疟。

后溪　在手小指外侧本节后陷者中。灸一壮。主振寒寒热，肩臑肘臂痛，头眩痛，不可顾，烦满身热，恶寒，目赤痛，烂眦生翳，鼽衄发聋，臂重肿，肘

攣痂疥肩滿引臑泣出驚頸項強身寒耳鳴痞瘧寒熱頸頷腫狂互引癲疾數發

腕骨 在手外側腕前起骨下陷者中灸三壯主熱病汗不出脅痛不得息頸頷腫寒熱耳鳴無聞衄狂易瘧互引消渴偏枯臂腕痛肘屈不得伸風頭痛泣出肩臂臑頸痛項急煩滿驚五指掣不可屈伸戰怵痎瘧

陽谷 在手外側腕中兌骨之下陷者中灸三壯一云在腕上側兩筋間陷者中主狂癲疾熱病汗不出脅痛不得息頸頷腫寒熱耳聾鳴牙上齒齲痛肩痛不能自帶衣臂腕外側痛不舉風眩驚手腕痛泄風汗出至腰項急不可以左右顧及俛仰肩弛肘廢目痛痂疥怵瘈瘲頭眩目痛痞瘧肩滿不得息

養老 手太陽郄在踝骨上一空在後一寸陷者中灸三壯主肩痛欲折臑如拔手不能自上下

支正 手太陽絡在腕後五寸別走少陰者灸三壯主驚恐振寒寒熱頸項腫實則肘攣頭眩痛狂易虛則生怵小者痂疥風瘧

小海 在肘內大骨外去肘端半寸陷者中屈肘乃得之灸三壯甄權云屈手向頭而取之不宜灸主寒熱齒齲痛風眩頭痛狂易癰肘瘧背膂振寒項痛引肘腋腰痛引少腹中四肢不舉

天窗 一名窗聾在曲頰下扶突後動應手陷者中手太陽脉氣所發灸三壯主耳聾無聞頰痛腫喉痛瘖不能言肩痛引項汗出及偏耳鳴

秉風 在俠天髎外肩上小髃後手太陽陽明手足少陽之會舉臂取之灸五壯主肩痛不能舉

天宗 在秉風後大骨下陷者中手太陽脉氣所發灸三壯主肩脅支滿搶心欬逆肩重肘臂痛不可舉

臑俞 俠肩髎後大骨下甲上廉陷者中手足太陽陽維蹻脉之會舉臂取之灸三壯主寒熱肩腫引甲中臂酸寒熱頸歷適肩痛不可舉臂

睛明 一名淚孔在目內眥手足太陽陽明之會灸三壯主目不明惡風目淚出憎寒頭痛目眩瞢內眥赤痛目䀮䀮無所見眥癢痛淫膚白翳甄權云不宜灸甄權千金楊操同

心包人心脉也兩傍一十六穴

挛，痂疥，胸满引臑，泣出惊，颈项强，身寒耳鸣，痎疟，寒热颈颔肿，狂互引，癫疾数发。

腕骨　在手外侧腕前起骨下陷者中，灸三壮。主热病汗不出，胁痛不得息，颈颔肿，寒热，耳鸣无闻，衄，狂易，痓互引，消渴，偏枯，臂腕痛，肘屈不得伸，风头痛泣出，肩臂臑颈痛，项急烦满，惊，五指掣，不可屈伸，战栗[①]，痎疟。

阳谷　在手外侧腕中兑骨之下陷者中，灸三壮。一云在腕上侧两筋间陷者中。主狂癫疾，热病汗不出，胁痛不得息，颈颔肿，寒热，耳聋鸣，牙上齿龋痛，肩痛不能自带衣，臂腕外侧痛不举，风眩惊，手腕痛，泄风汗出至腰，项急不可以左右顾，及俯仰，肩弛肘废，目痛，痂疥疣，瘈疭，头眩目痛，痎疟，胸满不得息。

养老　手太阳郄，在踝骨上一空，在后一寸陷者中。灸三壮。主肩痛欲折，臑如拔，手不能自上下。

支正　手太阳络，在腕后五寸，别走少阴者。灸三壮。主惊恐，振寒，寒热，颈项肿。实则肘挛头眩痛，狂易；虚则生疣，小者痂疥，风疟。

小海　在肘内大骨外，去肘端半寸陷者中，屈肘乃得之，灸三壮。甄权云：屈手向头而取之，不宜灸。主寒热齿龋痛，风眩头痛，狂易，痫肘，疟，背膂振寒，项痛，引肘腋腰痛，引少腹中，四肢不举。

天窗　一名窗笼，在曲颊下，扶突后，动应手陷者中，手太阳脉气所发。灸三壮。主耳聋无闻，颊痛肿，喉痛，喑不能言，肩痛引项，汗出及偏耳鸣。

秉风　在挟天髎外肩上小髃后，手阳明、太阳、手足少阳之会，举臂取之。灸五壮。主肩痛不能举。

天宗　在秉风后大骨下陷者中。手太阳脉气所发。灸三壮。主胸胁支满，抢心咳逆，肩重，肘臂痛不可举。

臑俞　挟肩髎后大骨下胛上廉陷者中。手足太阳、阳维、跷脉之会。举臂取之。灸三壮。主寒热肩肿，引胛中臂酸，寒热，颈历适肩痛，不可举臂。

睛明　一名泪孔，在目内眦。手足太阳、阳明之会，灸三壮。主目不明，恶风目泪出，憎寒，头痛目眩瞢，内眦赤痛，目䀮䀮无所见，眦痒痛，淫肤白翳。甄权云：不宜灸。甄权、《千金》、杨操同。

心包人：心脉也。两旁一十六穴。

①栗：原作“怵”，据程本改。

甲乙經

心出于中衝中衝者水也在手中指之端去爪甲如韭葉陷者中手心主脉之所出也爲井冬三月宜灸之

流于勞宫勞宫者火也一名五里在掌中央動脉手心主脉之所留也爲滎春三月宜灸之

注于太陵太陵者土也在掌後兩筋間陷者中手心主脉之所注也爲輸夏三月宜灸之

行于間使間使者金也在掌後三寸兩筋間陷者中手心主脉之所行也爲經

入于曲澤曲澤者水也在肘内廉下陷者中屈肘得之手心主脉之所入也爲合秋三月宜灸之出第三卷中甄權千金楊操同

中衝在手中指之端去爪甲如韭葉陷者中灸一壯主熱病煩心心悶而汗不出掌中熱心痛身熱如火侵淫煩滿舌本痛

勞宫一名五里在掌中動脉灸三壯主熱病發熱滿而欲嘔噦三日以往不得汗怵惕胷脅痛不可反側欬滿溺赤大便血衄不止嘔吐血氣逆噫不止嗌中痛食不下善渴口中爛掌中熱風熱善怒中心善悲累嘔歔欷善笑不休煩心欬寒熱善噦少腹積聚小兒口中腥臭胷脅支滿黄癉目黄

太陵在掌後兩筋間陷者中灸三壯主心痛善悲厥逆懸心如飢之狀心澹澹而驚恐熱病煩心而汗不出肘攣腋腫善笑不休心中痛目赤黄小便如血欲嘔胷中熱狂言不樂太息喉痺嗌乾喘逆身熱如火頭痛如破短氣胷痛而手攣不伸及腋偏枯不仁手瘈偏小筋急嘔血瘀痺欲嘔耳鳴

内關手心主絡在掌後去腕二寸灸三壯主面赤皮熱熱病汗不出中風熱目赤黄肘攣腋腫實則心暴痛虛則煩心心惕惕不能動失智心澹澹善驚恐心悲

間使在掌後三寸兩筋間陷者中灸三壯主心痛善悲厥逆懸心如飢之狀心澹澹而驚恐驚狂面赤目黄熱病煩心喜噦胷中澹澹善動如熱頭身風熱嘔怵惕寒中少氣

《甲乙经》

心包[1]出于中冲，中冲者，木也。在手中指之端，去爪甲如韭叶陷者中，手心主脉之所出也，为井。冬三月宜灸之。

流于劳宫，劳宫者，火也。一名五里。在掌中央动脉，手心主脉之所留也，为荥。春三月宜灸之。

注于大陵，大陵者，土也。在掌后两筋间陷者中，手心主脉之所注也，为俞。夏三月宜灸之。

行于间使，间使者，金也。在掌后三寸两筋间陷者中，手心主脉之所行也，为经。

入于曲泽，曲泽者，水也。在肘内廉下陷者中，屈肘得之，手心主脉之所入也，为合。秋三月宜灸之。出第三卷中。甄权、《千金》、杨操同。

中冲　在手中指之端，去爪甲如韭叶陷者中，灸一壮。主热病烦心，心闷而汗不出，掌中热，心痛身热如火，浸淫烦满，舌本痛。

劳宫　一名五里。在掌中动脉，灸三壮。主热病发热，而欲呕哕，三日以往不得汗，怵惕胸胁痛，不可反侧，咳满溺赤，大便血，衄不止，呕吐血，气逆，噫不止，嗌中痛，食不下，善渴，口中烂，掌中热，风热，善怒，中心善悲，累呕，嘘唏，善笑不休，烦心，咳，寒热善哕，少腹积聚。小儿口中腥臭，胸胁支满，黄瘅目黄。

大陵　在掌后两筋间陷者中，灸三壮。主心痛善悲，厥逆，悬心如饥之状，心澹澹而惊恐，热病烦心，而汗不出，肘挛腋肿，喜笑不休，心中痛，目赤黄，小便如血，欲呕，胸中热，狂言不乐太息，喉痹嗌干，喘逆身热如火，头痛如破，短气胸痛，而手挛不伸及腋，偏枯不仁，手瘈小筋急，呕血，瘃痒欲呕，耳鸣。

内关　手心主络。在掌后去腕二寸。灸三壮。主面赤皮热，热病汗不出，中风热，目赤黄，肘挛腋肿。实则心暴痛，虚则烦心惕惕，不能动，失智，心澹澹，善惊恐，心悲。

间使　在掌后三寸两筋间陷者中。灸三壮。主心痛善悲，厥逆，悬心如饥之状，心澹澹而惊恐，惊狂，面赤目黄，热病烦心，善哕，胸中澹澹善动如热，头身风热，呕，怵惕，寒中少气，

①包：原无，据《普济方》卷四一三补。

掌中熱肘攣腋腫卒心中痛瘈瘲互相引肘由廉痛心熱欬然胷痺引背時寒喜驚瘖不能語因中哽頭大浸淫**郄門**手心主郄去腕五寸灸五

壯主心痛衄噦嘔血驚恐畏人神氣不足**曲澤**在肘內廉下陷者中屈肘得之灸三壯主心痛卒欬逆心下澹然喜驚身熱煩心口乾手清逆氣嘔血肘

瘈善搖頭清汗出不過肩傷寒病溫**天泉**一名天濕在曲腋下二寸舉腋取之灸三壯主足不收痛不可以行心痛胷中痛脅支滿痛膺背甲間兩臂內廉痛

虛則胷腹下與腰背相引而痛取經少陰水天泉主之甄權千金楊操同

腎人腎者藏也兩傍五十四穴 井二十三單穴共七十七穴

甲乙經

腎出涌泉涌泉者木也一名地衝在足心陷者中屈足捲指宛宛中足少陰脉之所出也爲井冬三月宜灸之

流于然谷然谷者火也一名龍淵在足內踝前起大骨下陷者中足少陰脉之所留也爲滎春三月宜灸之

注于太谿太谿者土也在足內踝後跟骨上動脉陷者中足少陰脉之所注也爲輸夏三月宜灸之

行于復溜復溜者金也一名伏白一名昌陽在足踝上二寸陷者中足少陰脉之所行也爲經

入于陰谷陰谷者水也在膝內輔骨之後大筋之下小筋之上按之應手屈膝而得之足少陰脉之所入也爲合秋三月宜灸之出第三卷中甄權千金方楊操同

涌泉一名地衝在足心陷者中屈足捲指宛宛中灸三壯主腰痛大便難少腹中痛小便不利甄權云在脚心底宛宛中白肉際是主熱中少氣厥

掌中热，肘挛腋肿，卒心中痛，瘈疭，互相引肘内[1]廉痛，心熬熬然，胸痹引背，时寒喜惊，喑不能语，咽中哽，头大浸淫。

郄门　手心主郄。去腕五寸，灸五壮。主心痛，衄，哕，呕血，惊恐畏人，神气不足。

曲泽　在肘内廉下陷者中，屈肘得之。灸三壮。主心痛，卒咳逆，心下澹然喜惊，身热烦心，口干，手清，逆气呕血，肘瘈，善摇头，清汗出，不过肩，伤寒病温。

天泉　一名天湿。在曲腋[2]下二寸，举腋取之。灸三壮。主足不收，痛不可以行，心痛，胸中痛，胁支满痛，膺背胛间、两臂内廉痛。虚则胸腹下与腰背相引而痛，取经少阴水，天泉主之。甄权、《千金》、杨操同。

肾人：肾者，脏也。两旁五十四穴。并二十三单穴，共七十七穴。

《甲乙经》

肾出涌泉，涌泉者，木也。一名地冲。在足心陷者中，屈足卷指宛宛中。足少阴脉之所出也，为井。冬三月宜灸之。

流于然谷，然谷者，火也。一名龙渊。在足内踝前起大骨下陷者中，足少阴脉之所留也，为荥。春三月宜灸之。

注于太溪，太溪者，土也。在足内踝后跟骨上动脉陷者中。足少阴脉之所注也，为俞。夏三月宜灸之。

行于复溜，复溜者，金也。一名伏白，一名昌阳。在足踝上二寸陷者中，足少阳脉之所行也，为经。

入于阴谷，阴谷者，水也。在膝内辅骨之后，大筋之下，小筋之上，按之应手，屈膝而得之。足少阴脉之所入也，为合。秋三月宜灸之。出第三卷中。甄权、《千金》、杨操同。

涌泉　一名地冲。在足心陷者中，屈足卷指宛宛中。灸三壮。主腰痛，大便难，小腹中痛，小便不利。甄权云：在脚心底宛宛中，白肉际是。主热中，少气厥

---

①内：原作“由”，据程本改。

②腋：原作“肢”，据程本、《针灸甲乙经》卷三第二十五改。

寒灸之熱去頭痛煩心痛不嗜食欬而短氣喉痺良熱痛脊脅相引忽忽善忘足厥喘逆足下清至膝陰痺腹脹頭項痛眼眩男子如蠱女子如阻身體腰背如解不欲食丈夫㿉疝陰跳痛篡中不得溺腹瞋脅下支滿閉癃陰痿後時少泄四肢不舉實則身頭痛汗不出目䀮䀮然無可見怒欲殺人暴痛引髕下節時有熱氣筋攣膝痛不可屈伸狂如新發衄不食喘呼少腹痛引嗌足厥痛肩背頭痛時眩婦人無子咽中痛不可內食轉筋風入腹中俠臍急胸脅支滿衄不之五指端盡痛足不得踐地癲疾痟不能言

然谷 一名龍淵在足內側踝前起大骨下陷者中灸三壯主不嗜食心如懸哀而善怒嗌內腫心惕惕恐如人將捕之多涎出喘少氣吸吸不足以息心痛如似刺厥心痛與背相引善瘈如從後觸其心傴僂者腎心痛也厥心痛如錐刺其心心痛甚者脾心痛也胸中寒脈代時不至上重下輕足不能安地少腹脹上搶心胸脅支滿欬唾有手喉痺癃疝石水女子不字陰暴出淋漏男子精溢脛酸不能久立寒熱消渴黃癉足一寒一熱乱縱煩滿小兒臍風口不開善驚瘈厥癲疾洞泄

太谿 在足內踝後骨上動脈陷者中灸三壯主瘧欬逆心悶不得臥嘔甚熱多寒少欲閉户而處寒厥足熱腎脹熱病汗不出默默嗜臥溺黃少腹熱嗌中痛腹脹內腫涎下厥心痛如錐刺其心心痛甚者脾心痛也霍亂出泄不自知消癉善噫氣氣走喉咽而不能言手足清尿黃大便難嗌中腫痛唾血口中熱如膠胞中有大疝瘕積與陰相引如痛苦冗泄上下出痓胸中滿痛乳腫潰癃欬逆上氣喉咽喝有聲厥氣上支

大鍾 在足跟後衝中足少陰絡灸三壯主實則閉癃悽悽腰脊痛宛轉目循然嗜臥口中熱虛則腰痛寒厥煩心悶喘少氣不足以息腹滿大便難時上走胸中鳴脹滿口舌乾口中吸吸善驚咽中痛不可內食善怒驚恐不樂欬喉中鳴欬唾血大腸結

照海 陰蹻脈所生在足內踝下灸三壯主熱病煩心足寒清多汗先取然谷後取太谿大指間動脈皆先補之目痛引脊少腹偏痛嘔瘈瘲視昏嗜臥痓驚善悲不樂如墮墜汗不出面塵黑病飢不欲食卒疝少腹痛病在左取右右取左立已陰暴起疝女子不下月水婦人淋瀝陰挺出四肢淫濼心悶暴瘧及諸淋目中赤痛偏枯

寒，灸之热去。头痛烦心，心[1]痛不嗜食，咳而短气，喉痹身热痛，脊胁相引，忽忽善忘，足厥，喘逆，足下清至膝，阴痹腹胀，头项痛，眼眩。男子如蛊，女子如阻，身体腰背如解，不欲食。丈夫颓疝，阴跳痛，篡中不得溺，腹䐜，胁下支满，闭癃，阴痿，后时少泄，四肢不举。实则身头痛，汗不出，目𥆧𥆧然无可见，怒欲杀人，暴痛引髌下节，时有热气，筋挛膝痛，不可屈伸。狂如新发衄，不食，喘呼，少腹痛，引嗌，足厥痛，肩背颈痛，时眩。妇人无子，咽中痛，不可内食，转筋，风入腹中，夹脐急，胸胁支满，衄不止，五指端尽痛，足不得践地，癫疾，喑不能言。

然谷　一名龙渊。在足内踝前起大骨下陷者中，灸三壮。主不嗜食，心如悬，哀而善怒，嗌内肿，心惕惕恐，如人将捕之，多涎出，喘少气，吸吸不足以息，心痛如似刺，厥心痛，与背相引，善瘛，如从后触其心，伛偻者，肾心痛也；厥心痛，如锥刺其心；心痛甚者，脾心痛也。胸中寒，脉代时不至，上重下轻，足不能安地，少腹胀上抢心，胸胁支满，咳唾有血[2]，喉痹，癃疝，石水。女子不字，阴暴出，淋漏。男子精溢，胫酸，不能久立。寒热，消渴，黄瘅，足一寒一热，舌[3]纵烦满，小儿脐风，口不开，善惊，痿厥，癫疾，洞泄。

太溪　在足内踝后骨上动脉陷者中，灸三壮。主疟，咳逆心闷，不得卧，呕甚，热多寒少，欲闭户而处，寒厥，足热，肾胀，热病汗不出，默默嗜卧，溺黄，少腹热，嗌中痛，腹胀内肿，涎下，厥心痛，如锥刺其心，心痛甚者，脾心痛也。霍乱出泄不自知，消瘅，善噫，气走喉咽而不能言，手足清，尿黄，大便难，嗌中肿痛，唾血，口中热，唾[4]如胶，胞中有大疝瘕积，与阴相引如痛，苦涌[5]泄，上下出。痓，胸中满痛，乳肿溃癃，咳逆上气，喉咽喝有声，厥气上支。

大钟　在足跟后冲中，别走太阳[6]足少阴络。灸三壮。主实则闭癃，凄凄腰脊痛宛转，目循然，嗜卧，口中热，虚则腰痛，寒厥，烦心，闷喘，少气不足以息，腹满，大便难，时上走胸中鸣胀满，口舌干，口中吸吸善惊，咽中痛，不可内食，善怒，惊恐不乐，咳，喉中鸣，咳唾血，大肠结。

照海　阴跷脉所生。在足内踝下，灸三壮。主热病烦心，足寒清多汗，先取然谷，后取太溪，大指间动脉，皆先补之。目痛引脊，少腹偏痛，呕，瘛疭，视昏，嗜卧，痓，惊，善悲不乐，如堕坠，汗不出，面尘黑病，饥不欲食，卒疝，少腹痛，病在左取右，右取左，立已。阴暴起疝，女子不下月水，妇人淋沥，阴挺出，四肢淫泺，心闷暴疟，及诸淋，目中赤痛，偏枯

---

①心：原无，据程本补。
②血：原作“手”，据程本改。
③舌：原作“乱”，据程本、《针灸甲乙经》卷十一第六改。
④唾：原无，据《针灸甲乙经》卷十一第六改。
⑤涌：原作“穴”，据《针灸甲乙经》卷八第四改。
⑥别走太阳：此四字原无，据程本、《针灸甲乙经》卷三第三十二改。

不能得行大風默默不知所痛視如見星尿黃少腹熱咽乾痒

水原 足少陰郄去太谿下一寸在內踝下灸五壯主月經不來來而多閉心下痛目䀮䀮不可遠視

復溜 一名伏白一名昌陽在足內踝上二寸陷者中灸五壯主腰痛引脊內廉嗌乾腹瘈痛坐起目䀮䀮善怒多言瘧熱少氣足胻寒不能自溫腹䐜切痛引心心如懸陰厥腳腨後廉急不可前却血淋腸澼便膿血足跗上痛舌卷不能言善笑足痿不收履溺青赤白黃黑青取井赤取榮黃取輸白取經黑取合血痔泄後重腹痛如淋狀狂仆必有所扶持及大氣涎出鼻孔中痛腹中雷鳴骨寒熱無所安汗出不休心風四肢腫氣在橫骨風逆四肢腫乳難

交信 穴在內踝上二寸少陰前太陰後廉筋骨間足陰蹻之郄灸三壯主氣癃㿗疝陰急股樞腨內廉痛

築賓 在足內踝上腨分中灸五壯主大疝絕子狂癲疾嘔吐

陰谷 在膝內輔骨之後大筋之下小筋之上按之應手屈膝而得之灸三壯主舌縱涎下煩悶狂痺脊內廉痛溺難陰痿不用少腹急引陰及腳內廉痛婦人漏血腹脹滿不得息小便黃男子如蠱女子如阻寒熱腹偏腫

輸府 在巨骨下去璇璣傍各二寸陷者中足少陰脈氣所發仰臥而取之灸五壯主欬逆上氣喘不得息嘔吐胸滿不得飲食

彧中 在輸府下一寸六分陷者中足少陰脈氣所發仰臥而取之灸五壯主欬逆上氣涎出多唾呼吸喘悸坐不得安

神藏 在彧中下一寸六分陷者中足少陰脈氣所發仰而取之灸五壯主胸滿欬逆喘不得息嘔吐煩滿不得飲食

靈墟 在神藏下一寸六分陷者中足少陰脈氣所發仰而取之灸五壯主胸脅支滿痛引膺不得息悶亂煩滿不得飲食

神封 在靈墟下一寸六分陷者中灸五壯主胸脅支滿不得息欬逆乳癰洒淅惡寒

步郎 在神封下一寸六分陷者中足少陰脈氣所發仰而取之灸五壯主胸脅支滿膈逆不通呼吸少氣喘息不得舉臂

幽門 一名上門在巨闕傍半寸陷者中衝脈足少陰之會灸五壯主胸脅背相引痛心下溷溷嘔吐多唾飲食不下善噦支滿積不能食數欬善忘泄有膿血嘔沫吐涎少腹堅善唾女子心疝氣善吐食不下

通谷 在幽門下一寸陷者中衝脈足

不能得行。大风，默默不知所痛，视如见星，尿黄，少腹热，咽干痹。

水泉[1] 足少阴郄，去太溪下一寸，在内踝下。灸五壮。主月经不来，来而多闭，心下痛，目𥆧𥆧不可远视。

复溜 一名伏白，一名昌阳。在足内踝上二寸陷者中，灸五壮。主腰痛引脊内廉，嗌干，腹瘨痛，坐起目𥆧𥆧，善怒多言，疟热，少气，足胻寒，不能自温，腹䐜切痛引心，心如悬，阴厥，脚腨[2]后廉急，不可前却。血淋，肠澼，便脓血，足跗上痛，舌卷不能言，喜笑，足痿不收履，溺青、赤、白、黄、黑，青取井，赤取荥，黄取俞，白取经，黑取合，血痔泄后重，腹痛如淋状，枉仆[3]，必有所扶持，及大气涎出，鼻孔中痛，腹中雷鸣，骨寒热无所安，汗出不休，心风，四肢肿，气在横骨，风逆，四肢肿，乳难。

交信 穴在内踝上二寸，少阴前、太阴后廉筋骨间，足阴跷之郄。灸三壮。主气癃㿉疝，阴急，股引[4]腨内廉痛。

筑宾 在足内踝上腨分中。灸五壮。主大疝，绝子，狂癫疾，呕吐。

阴谷 在膝内辅骨之后，大筋之下，小筋之上，按之应手，屈膝而得之。灸三壮。主舌纵涎下，烦闷狂痹，脊内廉痛，溺难，阴痿不用，少腹急，引阴及脚内廉痛。妇人漏血，腹胀满不得息，小便黄。男子如蛊，女子如阻，寒热，腹偏肿。

输府 在巨骨下，去璇玑旁各二寸陷者中，足少阴脉气所发，仰卧而取之，灸五壮。主咳逆上气，喘不得息，呕吐，胸满，不得饮食。

彧中 在输府下一寸六分陷者中，足少阴脉气所发，仰卧而取之。灸五壮。主咳逆上气，涎出多唾，呼吸喘悸，坐不得安。

神藏 在彧中下一寸六分陷者中，足少阴脉气所发，仰而取之。灸五壮。主胸满咳逆，喘不得息，呕吐烦满，不得饮食。

灵墟 在神藏下一寸六分陷者中，足少阴脉气所发，仰而取之。灸五壮。主胸胁支满痛，引膺不得息，闷乱烦满，不得饮食。

神封 在灵墟下一寸六分陷者中。灸五壮。主胸胁支满，不得息，咳逆，乳痈，洒淅恶寒。

步廊 在神封下一寸六分陷者中，足少阴脉气所发，仰而取之。灸三壮。主胸胁支满，膈逆不通，呼吸少气，喘息不得举臂。

幽门 一名上门，在巨阙旁半寸陷者中，冲脉、足少阴之会。灸五壮。主胸胁背相引痛，心下溷溷，呕吐多唾，饮食不下，善哕支满，积不能食，数咳善忘，泄有脓血，呕沫吐涎，少腹坚，善唾，女子心痛逆气[5]，善吐，食不下。

通谷 在幽门下一寸陷者中，冲脉、足

---

①泉：原作“原”，据程本改。
②腨：原作“膓”，据程本改。
③如淋状，枉仆：《针灸甲乙经》卷八第一作“如癃状，狂仆”。
④引：原作“枢”，据程本改。
⑤心痛逆气：原作“心疝气”，据程本、《铜人腧穴针灸图经》卷中改。

少陰之會灸五壯主失欠口喎僻不端食飲善嘔不得言一云舌下腫難以言舌縱喎戾不端

陰都一名食宮在通谷下一寸衝脈足少陰之會灸五壯主身寒熱瘖瘧心滿氣逆

石關在陰都下一寸衝脈足少陰之會灸五壯主痓脊強口不可開多唾大便難婦人子藏中有惡血內逆滿痛

商曲在石關下一寸衝脈足少陰之會灸五壯主腹中積聚時切痛

肓俞在商曲下一寸直臍旁五分衝脈足少陰之會灸五壯主心大堅大腸寒中大便乾腹中切痛

中注在肓俞下五分衝脈足少陰之會灸五壯主少腹有熱大便難

四滿一名髓府在中注下一寸衝脈足少陰之會灸五壯主臍下積疝瘕胞中有血腸澼泄切痛振寒大腹石水腎痛

氣穴一名胞門一名子戶在四滿下一寸衝脈足少陰之會灸五壯主月水不通奔氣上下引腰脊痛

大赫一名陰維一名陰關在氣穴下一寸衝脈足少陰之會灸五壯主女子赤淫男子精溢陰上縮

橫骨一名下極在大赫下一寸衝脈足少陰之會灸五壯主少腹滿小便難陰下縱卵中痛

鳩尾一名尾翳一名髑骬在臆前蔽骨下五分任脈之別不可灸刺一云灸五壯主心中寒脹滿不得息息賁時唾血血瘀熱病胷中痛不得臥心痛不可按善噦心疝大息面赤心背相引而痛數噫喘息胷滿欬嘔腹痛皮瘙痒喉痺食不下甄權云宜針不宜灸

巨闕在鳩尾下一寸任脈氣所發灸五壯主心痛不可按煩心熱病胷中澹澹腹滿暴痛恍惚不知人手清少腹滿瘈瘲病心疝滿不得息息賁時唾血心腹脹滿噫煩熱善嘔膈中不通利霍亂狂妄言怒恐惡火善罵詈狐疝驚悸少氣胷脅支滿瘈瘲引少腹痛短氣煩滿嘔吐心脹

上管在巨闕下一寸五分去蔽骨三寸足陽明手太陽任脈之會灸五壯主寒中傷飽食飲不化五腹䐜脹心腹胷脅支滿脈虛則生百病甄權云主心風驚悸不能食心下有膈嘔血目眩頭懸眩痛身熱汗不出心痛有三蟲多涎不得反側腹中滿暴痛汗出

中管一名太倉在上管下一寸手太陽少陽足陽明所生任脈之會灸七壯主腹脹不通心大堅胃脹霍亂出泄不自知先取太谿後取太倉之原溢飲脅下堅痛腹脹不通寒中傷飽食飲不化頭熱

少阴之会，灸五壮。主失欠，口㖞僻不端，食饮善呕，不得言。一云舌下肿，难以言，舌纵，㖞戾不端。

阴都　一名食宫，在通谷下一寸，冲脉、足少阴之会，灸五壮。主身寒热，痎疟，心满气逆。

石关　在阴都下一寸，冲脉、足少阴之会，灸五壮，主痓，脊强，口不可开，多唾，大便难，妇人子脏中有恶血，内逆满痛。

商曲　在石关下一寸，冲脉、足少阴之会。灸五壮。主腹中积聚，时切痛。

肓俞　在商曲下一寸，直脐旁五分，冲脉、足少阴之会。灸五壮。主心大坚，大肠寒中，大便干，腹中切痛。

中注　在肓俞下五分。冲脉、足少阴之会。灸五壮。主小腹有热，大便难。

四满　一名髓府。在中注下一寸，冲脉、足少阴之会。灸五壮。主脐下积，疝瘕，胞中有血，肠澼泄，切痛，振寒，大腹石水，肾痛。

气穴　一名胞门，一名子户。在四满下一寸，冲脉、足少阴之会。灸五壮。主月水不通，奔气上下，引腰脊痛。

大赫　一名阴维，一名阴关。在气穴下一寸，冲脉、足少阴之会。灸五壮。主女子赤淫，男子精溢，阴上缩。

横骨　一名下极，在大赫下一寸，冲脉、足少阴之会。灸五壮。主少腹满，小便难，阴下纵，卵中痛。

鸠尾　一名尾翳，一名髑骬。在胸前蔽骨下五分，任脉之别。不可灸刺。一云灸五壮。主心中寒，胀满不得息，息贲，时唾血，血瘀，热病胸中痛，不得卧，心痛不可按，善哕，心疝，太息，面赤，心背相引而痛，数噫喘息，胸满咳呕，腹痛，皮瘙痒，喉痹，食不下。甄权云：宜针不宜灸。

巨阙　在鸠尾下一寸。任脉气所发，灸五壮。主心痛不可按，烦心，热病胸中澹澹，腹满暴痛，恍惚不知人，手清，少腹满，瘛疭，病心疝满，不得息，息贲，时唾血，心腹胀满，噫，烦热善呕，膈中不通利，霍乱，狂妄言怒恐，恶火，善骂詈，狐疝，惊悸少气，胸胁支满，瘛疭，引少腹痛，短气烦满，呕吐心胀。

上脘　在巨阙下一寸五分，去蔽骨三寸，足阳明、手太阴、任脉之会。灸五壮。主寒中伤饱，食饮不化，五脏[①]䐜胀，心腹胸胁支满，脉虚则生百病。甄权云：主心风，惊悸不能食，心下有膈，呕血，目眩，头悬眩痛，身热汗不出，心痛，有三虫，多涎，不得反侧，腹中满，暴痛汗出。

中脘　一名太仓。在上脘下一寸，手太阳、少阳、足阳明所生，任脉之会。灸七壮。主腹胀不通，心大坚，胃胀，霍乱，出泄不自知。先取太溪，后取太仓之原。溢饮，胁下坚痛，腹胀不通，寒中伤饱，食饮不化，头热

①脏：原作“腹”，据《圣济总录》卷一九三改。

衄血目黃振寒噫煩滿膈嘔傷憂損思氣積痓甄權云主因讀書得賁豚氣積聚腹中脹暴滿心痛身寒難以俛仰衝疝冒死不知人心腹痛發作腫聚往來上下行痛有休止腹中熱善涎出是蚘咬也鼻間焦臭大便難小腸有熱尿赤黃病溫汗不出有血溢水

建里在中管下一寸灸五壯主心痛上搶心不欲食支痛斥膈甄權云主腹脹逆氣上并霍亂

下管在建里下一寸足太陰任脈之會灸五壯主飲食不化入復還出六腑之氣穀不轉甄權云主小便赤腹堅硬也

水分在下管下一寸臍上一寸任脈氣所發灸三壯主痓脊強裏急腹中拘急痛甄權云主水病腹腫

臍中灸三壯主水腹大臍平腹無理不治絕子灸令人有子臍疝繞臍痛衝胷不得息甄權云主水腫鼓脹腸鳴狀如雷聲時上衝心日灸七壯至四百壯罷

陰交一名少因一名橫戶在臍下一寸任脈陰衝之會灸五壯主水脹水氣行皮中甄權云穴在陰莖下附底宛宛中主驚不得眠善齗水氣上下五藏遊氣也陰疝引睾女子手腳拘攣腹滿疝月水不下乳餘疾絕子陰痒賁豚上䐜腹堅痛引陰中不得小便兩丸騫

氣海一名脖胦一名下肓在臍下一寸半任脈氣所發灸五壯主少腹疝臥善驚甄權云主下熱小便赤氣痛狀如刀攪

石門一名利機一名精露一名丹田一名命門在臍下二寸任脈氣所發灸三壯女子禁不可灸主臍疝繞臍痛三焦脹水腹大及水氣行皮中心腹中卒痛而汗出氣癃小便黃氣滿虛則遺溺身寒熱吐逆溺難腹滿疝積乳餘疾絕子陰痒賁豚上䐜腹痛口強不能言莖腫先引腰後引少腹腰寬少腹堅痛下引陰中不得小便兩丸騫甄權云主婦人因產惡露不止

關元一名次門在臍下三寸任脈足三陰之會灸七壯主寒熱石水痛引脅下脹頭眩痛身盡熱氣癃尿黃甄權云主小便處狀如散灰色轉胞不得尿少腹滿引脅下脹頭眩痛身盡熱賁豚寒熱入少腹時欲嘔傷中溺血小便數腰背臍痛下引陰腹中窘急欲湊後泄不止癩暴疝痛少腹大熱身所傷血出多及中風寒若有所墮墜四肢解㑊不收名曰體解女子絕子衃血在內不下

中極一名氣原一名玉泉在臍下四寸任脈足三陰之會灸三壯主女子禁中

衄血，目黄振寒，噫，烦满膈呕，伤忧损思，气积，疰[1]。甄权云：主因读书得贲豚气，积聚，腹中胀，暴满，心痛，身寒，难以俯仰，冲疝，冒死不知人，心腹痛发作，肿聚往来上下行，痛有休止，腹中热，善涎出，是蛕咬也。鼻闻焦臭，大便难，小腹有热，尿赤黄，病温汗不出，有血溢水。

建里　在中脘下一寸。灸五壮。主心痛上抢心，不欲食，支痛斥膈。甄权云：主腹胀逆气上，并霍乱。

下脘　在建里下一寸，足太阴、任脉之会。灸五壮。主饮食不化，入复还出，六腑之气，谷不转。甄权云：主小便赤，腹坚硬也。

水分　神阙穴也，一名气舍[2]。在下脘下一寸，脐上一寸，任脉气所发。灸三壮。主痓，脊强里急，腹中拘急痛。甄权云：主水病腹肿。

脐中　灸三壮。主水，腹大脐平，腹无理，不治。绝子，灸令人有子。脐疝绕脐痛，冲胸不得息。甄权云：主水肿鼓胀，肠鸣，状如雷声，时上冲心。日灸七壮，至四百壮罢。

阴交　一名少关[3]，一名横户。在脐下一寸，任脉、冲脉、少阴[4]之会。灸五壮。主水胀，水气行皮中。甄权云：穴在阴茎下附底宛宛中。主惊不得眠，善断水气上下五脏游气也，阴疝引睾。女子手脚拘挛，腹满疝，月水不下，乳余疾，绝子，阴痒，贲豚上䐜腹，坚痛引阴中，不得小便，两丸骞[5]。

气海　一名脖胦，一名下肓[6]。在脐下一寸半，任脉气所发。灸五壮。主少腹疝，卧善惊。甄权云：主下热，小便赤，气痛，状如刀搅。

石门　一名利机，一名精露，一名丹田，一名命门。在脐下二寸，任脉气所发。灸三壮。女子禁不可灸。主脐疝绕脐痛，三焦胀，水，腹大及水气行皮中，心腹中卒痛，而汗出。气癃，小便黄，气满，虚则遗溺，身寒热，吐逆，溺难，腹满疝积，乳余疾，绝子，阴痒，贲豚上䐜，腹痛，口强不能言，茎肿先引腰，后引少腹，腰髋少腹坚痛，下引阴中，不得小便，两丸骞。甄权云：主妇人因产恶露不止。

关元　一名次门。在脐下三寸，任脉、足三阴之会。灸七壮。主寒热石水，痛引胁下胀，头眩痛，身尽热，气癃，尿黄。甄权云：主小便处状如散火[7]，转胞不得尿，少腹满，引胁下胀，头眩痛，身尽热，贲豚，寒热入少腹，时欲呕，伤中溺血，小便数，腰背脐痛，下引阴腹[8]中窘急，欲凑，后泄不止。瘨，暴疝痛，少腹大热，身所伤血出多，及中风寒。若有所堕坠，四肢解㑊不收，名曰体解。女子绝子，衃血在内不下。

中极　一名气原，一名玉泉。在脐下四寸，任脉、足三阴之会。灸三壮。主女子禁中

---

①疰：原作“痓”，据程本改。
②神阙穴也，一名气舍：此八字原无，据程本补。
③少关：原作“少因”，据《针灸甲乙经》卷三第十九改。
④冲脉、少阴：原作“阴、冲”，据程本改。
⑤骞：此下程本有“孕妇不可灸”五字。下“气海”末同。
⑥肓：原作“盲”，据程本改。
⑦火：原作“灰色”，据程本、《铜人腧穴针灸图经》卷中改。
⑧腹：原作“䐜”，据程本改。

央腹熱痛婦人子門不端少腹苦寒陰痒及痛經閉不通乳餘疾絶子內不足賁豚上搶心甚則不能息忽忽少氣尸厥心煩痛飢不能食善寒中腹脹引臍而痛少腹與脊相控暴痛時窘之後經閉不通小便不利丈夫失精

曲骨 在橫骨上中極下一寸毛際陷者中動應手任脉足厥陰之會灸三壯主膀胱小便難脚屈轉胞不得尿婦人赤白淫陰中乾痛惡合陰陽水脹滿尿澁癩疾不嘔沫

會陰 一名屏翳在大便前小便後兩陰間任脉別絡俠督脉者衝脉之會灸三壯主痒小便難竅中熱實則腹皮痛虛則痒搔痔與陰相通者死陰中諸病前後相引痛不得大小便女子血不通男子陰端寒上衝心中很很

廉泉 一名本池在頷下結喉上舌本陰維任脉之會灸三壯主舌下腫難以言舌縱涎出欬逆少氣喘息嘔沫噤齘上氣窮屈胷滿

天突 一名五戶在頸結喉下五寸中央宛宛中陰維任脉之會灸三壯主欬上氣喘暴瘖不能言及舌下俠青縫脉頸有大氣喉痺咽中乾急不能息喉中鳴翕翕寒熱頸腫肩痛胷滿腹皮熱衄氣鯁心痛癮軫頭痛面皮赤熱身肉盡不仁

璇璣 在天突下一寸中央陷者中任脉氣所發仰頭取之灸五壯主胷滿痛喉痺咽癰水漿不下

華蓋 在璇璣下一寸陷者中任脉氣所發仰而取之灸五壯主胷脅支滿痛引胷中欬逆上氣喘不能言

紫宮 在華蓋下六分陷者中任脉氣所發仰而取之灸五壯主胷脅支滿痺痛骨疼飲食不下嘔逆上氣煩心

玉堂 一名玉英在紫宮下一寸六分陷者中任脉氣所發灸五壯主胷中滿不得息脅痛骨疼喘逆上氣嘔吐煩心

亶中 一名元兒在玉堂下一寸六分直兩乳間陷者中任脉氣所發仰而取之灸五壯主胷痺心痛煩滿欬逆喘唾短氣不得息不能言

中庭 在亶中下一寸六分陷者中任脉氣所發灸三壯主胷脅支滿膈寒飲食不下嘔吐食復還出甄權千金楊操同

膀胱人膀胱者腎之腑也兩傍一百二十穴 并二十二單穴及膏肓附穴共一百四十四穴

央腹热痛，妇人子门不端，少腹苦寒，阴痒及痛，经闭不痛，乳余疾，绝子，内不足，贲豚上抢心，甚则不能息，忽忽少气，尸厥，心烦痛，饥不能食，善寒中，腹胀引脐而痛，少腹与脊相控暴痛，时窘之后，经闭不通，小腹不利，丈夫失精[①]。

曲骨 在横骨上中极下一寸毛际陷者中，动应手。任脉、足厥阴之会，灸三壮。主膀胱小便难，脚曲，转胞不得尿，妇人赤白淫，阴中干痛，恶合阴阳，水胀满，尿涩，癫疾不呕沫。

会阴 一名屏翳。在大便前、小便后两阴间，任脉别络，挟督脉者冲脉之会。灸三壮。主痹，小便难，窍中热。实则腹皮痛，虚则痒瘙。痔与阴相通者死，阴中诸病，前后相引痛，不得大小便，女子血不通，男子阴端寒，上冲心中狠狠。

廉泉 一名本池。在领下结喉上舌，本阴维、任脉之会。灸三壮。主舌下肿，难以言，舌纵涎出，咳逆少气，喘息呕沫，噤龂上气，穷屈胸满。

天突 一名玉[②]户。在颈结喉下五寸中央宛宛中，阴维、任脉之会。灸三壮。主咳上气喘，暴喑不能言，及舌下挟青缝脉，颈有大气，喉痹，咽中干急，不能息，喉中鸣翕翕，寒热颈肿，肩痛胸满，腹皮热衄，气哽心痛，隐疹，头痛，面皮赤热，身肉尽不仁。

璇玑 在天突下一寸中央陷者中。任脉气所发，仰头取之。灸五壮。主胸满痛，喉痹咽痛，水浆不下。

华盖 在璇玑下一寸陷者中。任脉气所发，仰而取之。灸五壮。主胸胁支满，痛引胸中，咳逆上气，喘不能言。

紫宫 在华盖下六分陷者中。任脉所气发，仰而取之。灸五壮。主胸胁支满，痹痛骨疼，饮食不下，呕逆上气，烦心。

玉堂 一名玉英。在紫宫下一寸六分陷者中。任脉气所发。灸五壮。主胸中满，不得息，胁痛骨疼，喘逆上气，呕吐烦心。

膻中 一名元儿。在玉堂下一寸六分，直两乳间陷者中。任脉气所发，仰而取之。灸五壮。主胸痹，心痛烦满，咳逆唾，短气不得息，不能言。

中庭 在膻中下一寸六分陷者中。任脉气所发。灸三壮。主胸胁支满，膈塞[③]，饮食不下，呕吐，食复还出。甄权、《千金》、杨操同。

膀胱人：膀胱者，肾之腑也。两旁一百二十穴。并二十二单穴及膏肓附穴，共一百四十四穴

---

①精：此下程本有“孕妇不可灸”五字。
②玉：原作“五”，据程本、《针灸甲乙经》卷三第十四改。
③塞：原作“寒”，据程本、《针灸甲乙经》卷三第十四改。

甲乙經

膀胱出于至陰至陰者金也在足小指外側去爪甲角如韭葉足太陽脉之所出也爲井冬三月宜灸之

流于通谷通谷者水也在足小指外側本節前陷者中足太陽脉之所留也爲滎春三月宜灸之

注于束骨束骨者木也在足小指外側本節後陷者中足太陽脉之所注也爲輸夏三月宜灸之

過于京骨在足外側大骨下赤白肉際陷者中足太陽脉之所過也爲原

行于崑崙崑崙者火也在足外踝後跟骨上陷者中足太陽脉之所行也爲經

入于委中委中者土也在膕中央動脉足太陽脉之所入也爲合秋三月宜灸之甄權干金楊操同

至陰在足小指外側去爪甲角如韭葉灸三壯主頭重鼻鼽及瘈汗不出心煩足下熱不欲近衣項痛目翳鼻及小便皆不利痎瘧寒熱疝風寒從足小指起脉痺上下帶胷脇痛無常處失精

通谷在足小指外側本節前陷者中灸三壯主身疼痛喜驚互引鼻鼽癲疾寒熱目䀮䀮喜欬喘逆狂疾不嘔沫痓善唏頭眩項痛煩滿振寒痎瘧

束骨在足小指外側本節後陷者中灸三壯主身痛狂善行癲疾寒熱腰痛如折痓驚互引脚如結踹如裂暴病頭痛身熱痛肌肉動耳聾惡風目眥爛赤項不可顧髀樞痛泄腸澼瘧從胻起

京骨在足外側大骨下赤白際陷者中灸三壯主痎瘧寒熱善唏頭重足寒不欲食脚攣癲疾狂妄行振寒善目齧頰偏枯腰髀樞痛善摇頭鼽衄血不止淫濼頭痛目白翳跟尻瘈瘲頭腫痛泄注上搶心目赤眥爛無所見痛從內眥始腹滿頸項强腰背不可俛仰眩痿厥身體不仁手足偏小先取京骨後取中封絶骨寫之厥心痛與肩背相引善瘈如從後觸其心傴僂者腎心痛

《甲乙经》

膀胱出于至阴，至阴者，金也。在足小指外侧，去爪甲角如韭叶，足太阳脉之所出也，为井。冬三月宜灸之。

流于通谷，通谷者，水也。在足小指外侧本节前陷者中，足太阳脉之所留也，为荥。春三月宜灸之。

注于束骨，束骨者，木也。在足小指外侧本节后陷者中，足太阳脉之所注也，为俞。夏三月宜灸之。

过于京骨。在足外侧大骨下，赤白肉际陷者中，足太阳脉之所过也。为原。

行于昆仑，昆仑者，火也。在足外踝后跟骨上陷者中，足太阳脉之所行也，为经。

入于委中，委中者，土也。在腘中央动脉，足太阳脉之所入也，为合。秋三月宜灸之。甄权、《千金》、杨操同。

至阴　在足小指外侧，去爪甲角如韭叶。灸三壮。主头重鼻衄及瘈，汗不出，心烦，足下热，不欲近衣，项痛，目翳，鼻及小便皆不利，痎疟寒热，疝。风寒从足小指起，脉痹，上下带胸，胁痛无常处，失精。

通谷　在足小指外侧本节前陷者中。灸三壮。主身疼痛，喜惊，互引，鼻衄，癫疾，寒热，目䀮䀮，喜咳，喘逆，狂疾不呕沫，痓，善唏，头眩项痛，烦满，振寒，痎疟。

束骨　在足小指外侧[1]本节后陷者中。灸三壮。主身痛，狂，善行，癫疾寒热，腰痛如折，痓，惊互引，脚如结，腨如裂，暴病头痛，身热痛，肌肉动，耳聋恶风，目眦烂赤，项不可顾，髀枢痛，泄，肠澼，瘈从骱起。

京骨　在足外侧大骨下赤白际陷者中。灸三壮。主痎疟寒热，善唏，头重足寒，不欲食，脚挛，癫疾，狂妄行，振寒，善自啮颊，偏枯，腰髀枢痛，善摇头，衄衄血不止，淫泺，头痛，目白翳，跟尻瘈疭，头肿痛，泄注，上抢心，目赤眦烂，无所见，痛从内眦始，腹满，颈项强，腰背不可俯仰，眩，痿厥，身体不仁，手足偏小。先取京骨，后取中封、绝骨，泻之。厥心痛与肩背相引，善瘈如疭，后触其心，伛偻者，肾心痛

①侧：原作"恻"，据程本改。

也痓目反白多鼻不
通利涕黄便去血**申脈**陽蹻所生也在足外踝下陷者容爪甲灸三壯主腰
痛不能舉足小坐若下車躓地脛中熇熇然寒熱頸
腋下腫癲
疾互引僵仆**金門**足太陽郄一名關梁在足外踝下灸三壯
主尸厥暴死霍亂轉筋癲疾不嘔沫馬癇**僕參**一名安邪
在跟骨下
陷者中拱足得之足太陽陽蹻脈所會灸三壯主腰痛不可
舉足跟中踝後痛脚痿癲疾僵仆轉筋尸厥暴霍亂馬癇**崑崙**在足外踝
後跟骨上
陷者中灸三壯主痓脊強頭眩痛脚如結踹如裂厥心痛與背相引善瘈如從
後觸其心傴僂者腎心痛也寒熱癲疾目䀮䀮鼽衄瘧多汗腰痛不能俛仰目
如脫項如拔脊強大風頭多汗腰尻腹痛踹跟腫上齒痛脊背尻重不欲起聞
食臭惡聞人音狂易女子字難若胞衣不出泄風從頭至足癇瘈口閉不得關
每大便腹暴滿按
之不下噫悲喘**付陽**足陽蹻之郄在外踝上三寸太陽前少陽後筋骨間灸
三壯主痿厥風頭重頞痛樞股踹外廉骨痛瘈瘲痹
不仁振寒時有
熱四肢不舉**飛揚**一名厥陽在足外踝上七寸足太陽絡灸三壯主身懈寒
少氣熱甚惡人心惕然取飛揚及絕骨跗上臨泣已瑤樂
脛痠熱病汗不出皆主之下部寒體重逆氣頭眩痛痓反折瘧實則腰背痛虛
則鼽衄不渴間日作狂癲疾體痛頸項痛歷節汗出而步失履寒腹不仁踹中
痛痔
篡痛**承山**一名魚腹一名肉柱在兌踹腸下分肉間陷者中灸五壯寒熱篡反
出癲疾瘈瘲鼽衄腰背痛脚踹酸重戰慄不能久立踹如裂脚急跟
痛足攣少腹痛引
喉咽大便難腹痛**承筋**一名踹腸一名直腸在踹中央陷者中足太陽脈氣
所發灸三壯主大腸實則腰背痛寒痺轉筋頭眩痛
虛則鼻衄癲疾腰痛濈然汗出令人欲食欲走寒熱篡後出瘈瘲脚踹酸重戰
慄不能久立脚急腫痛附筋足攣少腹痛引喉嗌大便難痔篡痛腰背相引霍
亂脛痺
不仁**合陽**在膝約中央下二寸灸五壯主痺厥癲疾不嘔沫瘈瘲拘
急跟厥膝重腰脊痛引腹篡陰股熱陰暴痛寒熱膝酸重**委中**
在膕中央動脈灸三壯主腰痛俠脊至頭沈沈然目䀮䀮瘧頭痛寒從背起先
寒後熱渴不止汗乃出癲疾反折熱痛俠脊痛痔篡痛遺溺筋急身熱少腹堅

也。痓，目反白多，鼻不通利，涕黄，便去血。

申脉　阳跷所生也。在足外踝下陷者，容爪甲。灸三壮。主腰痛不能举足，小坐若下车蹟地，胫中㷅㷅然寒热，颈腋下肿，癫疾互引，僵仆。

金门　足太阳郄。一名关梁。在足外踝下。灸三壮。主尸厥暴死，霍乱转筋，癫疾，不呕沫，马痫。

仆参　一名安邪。在跟骨下陷者中，拱足得之。足太阳、阳跷脉所会。灸三壮。主腰痛不可举，足跟中踝后痛，脚痿，癫疾僵仆，转筋，尸厥，暴霍乱，马痫。

昆仑　在足外踝后跟骨上陷者中。灸三壮。主痓脊强，头眩痛，脚如结，腨[①]如裂，厥心痛与背相引，善瘈如痸，后触其心，伛偻者，肾心痛也。寒热癫疾，目䀮䀮，衄衄，疟多汗，腰痛不能俯仰，目如脱，项如拔，脊强大风，头多汗，腰尻腹痛，腨跟肿，上齿痛，脊背尻重，不欲起，闻食臭，恶闻人音，狂易。女子字难，苦胞衣不出，泄风从头至足，痫瘈，口闭不得开，每大便腹暴满，按之不下，噫悲喘。

跗阳　足阳跷之郄，在外踝上三寸，太阳前少阳后筋骨间。灸三壮。主痿厥，风，头重眩，頞痛，枢股腨外廉骨痛，瘈疭，痹不仁，振寒时有热，四肢不举。

飞扬　一名厥阳。在足外踝上七寸，足太阳络。灸三壮。主身懈寒，少气热甚，恶人，心惕然，取飞扬及绝骨，跗上临泣，淫泺[②]，胫酸，热病汗不出，皆主之。下部寒，体重逆气，头眩痛，痓反折，疟。实则腰背痛，虚则衄衄不渴，间日作狂癫疾，体痛颈项痛，历节汗出，而步失履，寒腹不仁，腨中痛，痔篡痛。

承山　一名鱼腹，一名肉柱。在兑腨肠下分肉间陷者中。灸五壮。寒热篡反出，癫疾瘈疭，衄衄，腰背痛，脚腨酸重，战栗不能久立，腨如裂，脚急跟痛，足挛，小腹痛引咽喉，大便难，腹痛。

承筋　一名腨肠，一名直肠。在腨中央陷者中，足太阳脉气所发。灸三壮。主大肠，实则腰背痛，寒痹，转筋，头眩痛；虚则鼻衄，癫疾，腰痛，湿然汗出，令人欲食欲走，寒热，篡后出，瘈疭，脚腨酸重，战栗不能久立，脚急肿痛，附筋足挛，少腹痛引喉嗌，大便难，痔篡痛，腰背相引，霍乱，胫痹不仁。

合阳　在膝约中央下二寸。灸五壮。主痹厥，癫疾不呕沫，瘈瘲，拘急，跟厥膝重，腰脊痛引腹篡，阴股热，阴暴痛，寒热，膝酸重。

委中　在腘中央动脉。灸三壮。主腰痛，挟脊至头沉沉然，目䀮䀮，疟头痛，寒从背起，先寒后热，渴不止，汗乃出，癫疾反折，热痛挟脊痛，痔篡痛，遗溺，筋急，身热，少腹坚

---

①腨：原作“踹”，据《针灸甲乙经》卷二第一改。下同。

②淫泺：此上原有“已”字，据《针灸甲乙经》卷七第一删。

腫少腹時熱小便難尻股寒髀樞痛外引季脅內控八髎衄血不止

委陽 在足太陽之前少陽之後出于膕中外廉兩筋間承扶下六寸

壯足太陽之絡灸三壯一云屈身取之主胸滿彭彭然實則閉癃腋下腫痛虛則遺溺脚急兢兢然筋痛不得小便痛引腹腰痛不得俛仰

浮郄 在委陽上一寸展膝得之灸三壯主不得卧止

殷門 在肉郄下六寸灸三壯主腰痛得俛不得仰仰則化痛得之舉重

惡血之

扶承 一名肉郄一名陰關一名皮部在尻臀下股陰上衝文中一云股陰下衝文中灸三壯主腰脊尻臀股陰寒大痛虛則血動實并熱痛痔篡痛尻脽中腫大便直出陰胞有寒小便不利

附分 在第二椎下附項內廉兩傍各三寸手足太陽之會灸五壯主背痛引頸

魄户 在第三椎下兩傍各三寸足太陽脉氣所發正坐取之灸五壯主肩膊間急悽厥惡寒項背痛引頸欬逆上氣嘔吐煩滿背痛不能引顧

神堂 在第五椎下兩傍各三寸陷者中足太陽脉氣所發灸五壯主肩痛胸腹滿悽厥脊背急強

譩譆 在肩膊內廉俠第六椎下兩傍各三寸以手按之痛病者言譩譆足太陽脉氣所發灸五壯主腋拘攣暴脉急引脅而痛內引心肺從項至脊以下至十二椎應手灸之立已熱病汗不出肩背寒熱痙互引身熱欬逆上氣虛喘喘逆鼽衄肩甲內廉痛不可俛仰眇季脅引少腹而脹痛小兒食晦頭痛引頤瘖瘧風

膈關 在第七椎下兩傍各三寸陷者中足太陽脉氣所發闓肩取之灸五壯主背痛惡寒脊強俛仰難食不下嘔吐多涎

魂門 在第九椎下兩傍各三寸陷者中足太陽脉氣所發正坐取之灸三壯主胸脅脹滿背痛惡風寒飲食不下嘔吐不留住

陽綱 在第十椎下兩傍各三寸陷者中足太陽脉氣所發正坐取之灸三壯主食飲不下腹中雷鳴大便不節小便赤黃

意舍 在第十一椎下兩傍各三寸陷者中足太陽脉氣所發正坐取之灸三壯主腹滿臚脹大便泄消渴身熱面目黃

胃倉 在第十二椎下兩傍各三寸灸三壯主臚脹水腫食飲不下多寒不能俛仰

肓門 在第十三椎下兩傍各三寸又肋間灸三

肿，少腹时热，小便难，尻股寒，髀枢痛，外引季胁，内控八髎，衄血不止。

委阳　在足太阳之前，少阳之后，出于腘中外廉两筋间，承扶下六寸，此足太阳之络。灸三壮。一云屈身取之。主胸满膨膨然。实则闭癃，腋下肿痛，虚则遗溺，脚急兢兢然，筋痛，不得小便，痛引腹腰，痛不得俯仰。

浮郄　在委阳上一寸，展膝得之。灸三壮。主不得卧[①]。

殷门　在肉郄下六寸。灸三壮。主腰痛得俯不得仰，仰则[②]痛，得之举重，恶血归之。

扶承　一名肉郄，一名阴关，一名皮部。在尻臀下阴股上冲文中，一云股阴下冲文中。灸三壮。主腰脊尻臀股阴寒大痛，虚则血动，实并热痛，痔篡痛，尻椎中肿，大便直出，阴胞有寒，小便不利。

附分　在第二椎下附项内廉两旁各三寸，手足太阳之会。灸五壮。主背痛引颈。

魄户　在第三椎下两旁各三寸。足太阳脉气所发，正坐取之。灸五壮。主肩膊间急，凄厥恶寒，项背痛引颈，咳逆上气，呕吐烦满，背痛不能引顾。

神堂　在第五椎下两旁各三寸陷者中。足太阳脉气所发。灸五壮。主肩痛，胸腹满凄厥，脊背强急。

譩譆　在肩膊内廉，挟第六椎下两旁各三寸，以手按之痛，病者言譩譆。足太阳脉气所发。灸五壮。主腋拘挛，暴脉急引胁而痛，内引心肺，从项至脊以下，至十二椎，应手灸之，立已。热病汗不出，肩背寒热，痓互引，身热咳逆上气，虚喘，喘逆，鼽衄，肩胛内廉痛，不可俯仰，胠季胁引少腹而胀痛。小儿食晦，头痛引颐，痎疟风。

膈关　在第七椎下两旁各三寸陷者中，足太阳脉气所发，阔肩取之。灸五壮。主背痛恶寒，脊强，俯仰难，食不下，呕吐多涎。

魂门　在第九椎下两旁各三寸陷者中。足太阳脉气所发，正坐取之。灸三壮。主胸胁胀满，背痛恶风寒，饮食不下，呕吐不留住。

阳纲　在第十椎下两旁各三寸陷者中，足太阳脉气所发，正坐取之。灸三壮。主食饮不下，腹中雷鸣，大便不节，小便赤黄。

意舍[③]　在第十一椎下两旁各三寸陷者中，足太阳脉气所发，正坐取之。灸三壮。主腹满胪胀，大便泄，消渴，身热，面目黄。

胃仓　在第十二椎下两旁各三寸。灸三壮。主胪胀水肿，食饮不下，多寒，不能俯仰。

肓门　在第十三椎下两旁各三寸又肋间，灸三

①卧：此下原有“止”字，据程本、《针灸甲乙经》卷十二第三删。
②则：此下原有“化”字，据程本删。
③会：原作“含”，据程本改。

十壯主心下大堅婦人乳餘疾

志室在第十四椎下兩傍各三寸陷者中足太陽脈氣所發正坐取之灸三壯主腰痛脊急脅下滿少腹堅急

胞肓在第十九椎下兩傍各三寸陷者中足太陽脈氣所發伏而取之灸三壯主腰脊痛惡寒少腹滿堅癃閉下重不得小便以手按之則欲小便溢而不得出肩上熱手足小指外側及脛踝後皆熱若脈陷取委中央

秩邊在第二十一椎下兩傍各三寸陷者中足太陽脈氣所發伏而取之灸三壯主腰痛骶寒俛仰急難陰痛下重不得小便

攢竹一名員柱一名始光一名夜光一名明光在眉頭陷者中足太陽脈氣所發灸三壯主風頭痛鼻鼽衄眉頭痛善嚏目如欲脫汗出惡寒面赤頰中痛項椎不可左右顧目系急瘈瘲癲疾互引反折戴眼及眩狂不得卧意中煩目𥆧𥆧不明惡風寒癎發目上插痔痛

曲差一名鼻衝俠神庭一寸半在髮際足太陽脈氣所發正頭取之灸五壯主頭痛身熱鼻窒喘息不利煩滿汗不出

五處在督脈傍去上星一寸半足太陽脈氣所發灸三壯主痓脊強反折瘈瘲癲疾頭重寒熱

承光在五處後二寸足太陽脈氣所發不可灸主熱病汗不出而苦嘔煩心青盲遠視不明

通天一名天白承光後一寸半足太陽脈氣所發灸三壯主頭痛重暫僵仆鼻窒鼽衄不得通喎僻多涕鼽衄有瘡

絡却一名強陽一名腦蓋反行在通天後一寸半足太陽脈氣所發灸三壯主青盲無所見癲疾僵仆目妄見恍惚不樂狂走瘈瘲

玉枕在絡却後七分半俠腦戶傍一寸三分起肉枕骨上入髮際三寸足太陽脈氣所發灸三壯主頭項痛惡風汗不出悽厥惡寒嘔吐目內系急痛引頞頭重項痛寒熱骨痛頭眩目痛頭半寒自痛不能視項似拔不可左右顧癲疾不嘔沫互引

天柱在俠項後髮際大筋外廉陷者中足太陽脈氣所發灸三壯主寒熱暴痾攣癎眩足不任目𥆧𥆧赤痛痓厥頭痛項先痛腰脊為應眩頭痛重目如脫項如拔狂見目上及項直不可以顧暴攣足不仁身痛欲折咽腫難言小兒驚癎

大杼在項第一椎下兩傍各一寸半陷者中足太陽手寸陽之會灸七壯主癲疾不嘔沫瘖瘂頸項痛不可以俛仰頭痛振寒瘈瘲氣實則脅滿夾脊有并氣熱汗

十壮。主心下大坚，妇人乳余疾。

志室　在第十四椎下两旁各三寸陷者中，足太阳脉气所发，正坐取之。灸三壮。主腰痛脊急，胁下满，小腹坚急。

胞肓　在第十九椎下两旁各三寸陷者中，足太阳脉气所发，伏而取之。灸三壮。主腰脊痛，恶寒，小腹满坚，癃闭下重，不得小便。以手按之，则欲小便涩而不得出。肩上热，手足小指外侧及胫踝后皆热。若脉陷，取委中央。

秩边　在第二十一椎下两旁各三寸陷者中，足太阳脉气所发，伏而取之。灸三壮。主腰痛骶寒，俯仰急难，阴痛下重，不得小便。

攒竹　一名员柱，一名始光，一名夜光，一名明光。在眉[1]头陷者中，足太阳脉气所发。灸三壮。主风头痛，鼻鼽衄，眉头痛，善嚏，目如欲脱，汗出恶寒，面赤，頔中痛，项椎不可左右顾，目系急，瘈疭癫疾，互引反折，戴眼及眩，狂不得卧，意中烦，目䀮䀮不明，恶风寒，痫发，目上插，痔痛。

曲差　一名鼻冲。挟神庭一寸半，在发际，足太阳脉气所发，正头取之。灸五壮。主头痛身热，鼻窒，喘息不利，烦满，汗不出。

五处　在督脉旁去上星一寸半。足太阳脉气所发。灸三壮。主痓，脊强反折，瘈，癫疾，头重寒热。

承光　在五处后二寸。足太阳脉气所发。不可灸。主热病汗不出，而苦呕烦心。青盲，远视不明。

通天　一名天白[2]。在承光后一寸半，足太阳脉气所发。灸三壮。主头痛重，暂起[3]僵仆，鼻窒鼽衄，不得通，㖞僻多涕，鼽衄有疮。

络却　一名强阳，一名脑盖。反行在通天后一寸半，足太阳脉气所发。灸三壮。主青盲无所见，癫疾僵仆，目妄见，恍惚不乐，狂走瘈疭。

玉枕　在络却后七分半，挟脑户旁一寸三分，起肉枕骨上入发际三寸。足太阳脉气所发。灸三壮。主头项痛，恶风，汗不出，凄厥，恶寒，呕吐，目内系急痛引颏，头重项痛，寒热，骨痛，头眩目痛，头半寒，目痛不能视，项似拔，不可左右顾，癫疾不呕沫互引。

天柱　在挟项后发际大筋外廉陷者中，足太阳脉气所发。灸三壮。主寒热暴拘挛，痫眩，足不任，目䀮䀮赤痛，痓，厥头痛，项先痛，腰脊为应，眩头痛重，目如脱，项如拔，狂见，目上及项直不可以顾，暴挛，足不仁，身痛欲折，咽肿难言，小儿惊痫。

大杼　在项第一椎下两旁各一寸半陷者中。足太阳、手少阳之会。灸七壮。主癫疾不呕沫，痎疟，颈项痛，不可以俯仰，头痛振寒，瘈疭，气实则胁满夹脊，有并气热，汗

①眉：原作“肩”，据程本改。
②天白：原作“天白”，据《针灸甲乙经》卷三第三改。
③起：原无，据《针灸甲乙经》卷七第一补。

不出腰背痛痓脊強喉痺大氣滿喘胷中鬱鬱身熱眩目眦眦項強急寒熱僵仆不能久立煩滿裏急身不安席

風門 一名熱府在第一椎下兩傍各一寸半督脉足太陽之會灸五壯主風頭眩痛鼻衄不利時嚏清涕自出

肺俞 在第三椎下兩傍各一寸半灸三壯主肺寒熱呼吸不得卧欬上氣嘔沫喘氣相追逐胷滿背膂急息難振慄脉鼓氣膈胷中有熱支滿不嗜食汗不出腰背痛肺脹癲疾憎風時振寒不能言得寒益甚身熱狂欲自殺目妄見瘈瘲泣出死不知人

心俞 在第五椎下兩傍各一寸半灸三壯主寒熱心痛循循然與背相引而痛胷中邑邑不得息欬唾血多涎煩中善噎飲食不下嘔逆汗不出如瘧狀目眦眦淚出悲傷瘖瘧心脹

膈俞 在第七椎下兩傍各一寸半灸三壯主悽悽振寒數欠伸欬而嘔膈寒食飲不下寒熱皮肉骨痛少氣不得卧胷滿支兩脅膈上兢兢脅痛腹䐜胃管暴痛上氣肩背寒痛汗不出喉痺腹中痛積聚嘿嘿然嗜卧怠墮不欲動身常濕心痛無可搖者周痺身皆痛無可大汗干出痓大風汗出癲狂

肝俞 在第九椎下兩傍各一寸半灸三壯主欬而脅滿急不得息不可反側腋脅下與臍相引筋急而痛反折目上視眩中循循然眉頭痛驚狂衄少腹滿目眦眦生白翳欬引胷痛筋寒熱唾血短氣鼻酸痓筋痛急互相引肝脹癲狂

膽俞 在第十椎下兩傍各一寸半足太陽脉氣所發正坐取之灸三壯主胷滿嘔無所出口苦舌乾飲食不下

脾俞 在第十一椎下兩傍各一寸半灸三壯主腹中氣脹引脊痛食飲多身羸瘦名曰食晦先取脾俞後取季脅黃癉善欠脅下滿欲嘔身重不動脚痛熱痓大腸轉氣按之如覆杯熱引胃痛脾氣寒四肢急煩不嗜食痺

胃俞 在第十二椎下兩傍各一寸半灸三壯主胃中寒脹食多身羸瘦腹中滿而鳴腹䐜風厥胷脅支滿嘔吐脊急痛筋攣食不下脹

三焦俞 在第十三椎下兩傍各一寸半足太陽脉氣所發灸三壯主頭痛飲食不下腹鳴臚脹欲嘔時泄

腎俞 在第十四椎下兩傍各一寸半灸三壯主腰痛不可俛仰反側熱痓寒熱食多身羸瘦兩脅引痛心下䐜痛心如懸下引臍少腹急痛熱面黑目眦眦喘欬少氣溺滑赤骨寒熱瘦

不出，腰背痛，痓脊强，喉痹，大气满喘，胸中郁郁，身热，眩，目眈眈，项强急，寒热僵仆，不能久立，烦满里急，身不安席。

风门　一名热府。在第二[1]椎下两旁各一寸半，督脉、足太阳之会。灸五壮。主风头眩痛，鼻鼽不利，时嚏清涕自出。

肺俞　在第三椎下两旁各一寸半。灸三壮。主肺寒热，呼吸不得卧，咳上气呕沫，喘气相追逐，胸满背膂急，息难，振栗，脉鼓气膈，胸中有热，支满不嗜食，汗不出，腰背痛，肺胀，癫疾憎风，时振寒，不能言，得寒益甚，身热，狂欲自杀，目妄见，瘈疭泣出，死不知人。

心俞　在第五椎下两旁各一寸半。灸三壮。主寒热，心痛循循然，与背相引而痛，胸中悒悒不得息，咳逆唾血多涎，烦中善噎，饮食不下，呕逆汗不出，如疟状，目眈眈泪出悲伤，痎疟心胀。

膈俞　在第七椎下两旁各一寸半。灸三壮。主凄凄振寒，数欠伸，咳而呕，膈寒，饮食不下，寒热，皮肉骨痛少气，不得卧，胸支满两胁，膈上兢兢，胁痛腹䐜，胃脘暴痛，上气，肩背寒痛，汗不出，喉痹，腹中痛，积聚，嘿嘿然嗜卧，怠惰不欲动，身常湿，心痛无可摇者，周痹，身皆痛，无可大汗出，痓，大风汗出，癫狂。

肝俞　在第九椎下两旁各一寸半。灸三壮。主咳而胁满急，不得息，不可反侧，腋胁下与脐相引，筋急而痛，反折，目上视，眩中循循然，眉头痛，惊狂衄，少腹满，目眈眈，生白翳，咳引胸痛，筋寒热，唾血短气，鼻酸，痓，筋痛急互相引，肝胀，癫狂。

胆俞　在第十椎下两旁各一寸半。足太阳脉气所发，正坐取之。灸三壮。主胸满，呕无所出，口苦舌干，咽痛，饮食不下。

脾俞　在第十一椎下两旁各一寸五分。灸三壮。主腹中气胀，引脊痛，食饮多，身羸瘦，名曰食晦。先取脾俞，后取季胁。黄瘅善欠，胁下满，欲呕，身重不动，脾痛热痓，大肠转气，按之如覆杯，热引胃痛，脾气寒，四肢急烦，不嗜食，脾胀。

胃俞　在第十二椎下两旁各一寸半。灸三壮。主胃中寒胀，食多身羸瘦，腹中满而鸣，腹䐜风厥，胸胁支满，呕吐脊急痛，筋挛食不下。

三焦俞　在第十三椎下两旁各一寸半，足太阳脉气所发。灸三壮。主头痛，饮食不下，腹鸣胪胀，欲呕时注。

肾俞　在第十四椎下两旁各一寸半。灸三壮。主腰痛不可俯仰反侧，热痓，寒热，食多身羸瘦，两胁引痛，心下䐜痛，心如悬，下引脐，少腹急痛热，面黑，目眈眈，喘咳少气，溺血[2]，溲

①二：原作“一”，据程本、《素问·刺热篇》改。
②血：原作“滑赤”二字，据《铜人腧穴针灸图经》卷中改。又，此下原有“骨寒热”三字，与下文重复，并据删。

難腎脹風頭痛如破足寒如水頭重身熱振慄腰中四肢淫濼欲嘔腹鼓大寒中洞泄食不化骨寒熱引背不得息**大腸俞**在第十六椎下兩傍各一寸半灸三壯主大腸轉氣按之如覆杯食飲不下善噎腸中鳴腹䐜面腫暴泄腰痛是主津液所生病者目黃口乾鼽喉痹肩前臑痛大指次指痛不用氣盛有餘則熱腫虛則寒慄**小腸俞**在第十八椎下兩傍各一寸半灸三壯主少腹痛熱控睪引腰脊疝痛上衝心腰脊強溺難黃赤口乾大小便難淋痔**膀胱俞**在第十九椎下兩傍各一寸半灸三壯主熱痓互引汗不出反折尻臀內痛似瘅瘧狀腰脊痛強引背少腹俛仰難不得仰息委重尻不舉溺赤腰以下至足清不仁不可以坐起**中膂肉俞**在第二十椎下兩傍各一寸半俠脊腴起肉灸三壯主腰痛不可以俛仰寒熱痓反折互引腹脹腋攣背中怏怏引脅痛內引心從項始數脊椎俠膂如痛按之應手灸立已**白環俞**在第二十一椎下兩傍各一寸半足太陽脉氣所發不可灸主腰脊以下至足不仁小便赤黃**上窌**在第一空腰髁下一寸俠脊陷者中足太陽少陽之絡灸三壯主腰脊痛而清善傴睪跳寒熱熱病汗不出瘖瘧女子絕子陰挺出不禁白瀝**次窌**在第二空俠脊陷者中灸三壯主腰痛怏怏不可以俛仰腰以下至足不仁脊腰背寒先取缺盆後取尾骶與八窌女子赤白瀝心下積脹同上法**中窌**在第三空俠脊陷者中灸三壯主厥陰所結腰痛大便難飧泄尻中寒女子赤淫時白氣癃月事少男子癃小腸脹**下窌**在第四空俠脊陷者中灸三壯主腰痛引少腹痛女子下蒼汁不禁赤淫陰中痒痛引少腹控眇不可以俛仰腹腸鳴澼泄**會陽**一名利機在陰尾骨兩傍督脉氣所發灸五壯主五藏腹中有寒泄注腸澼便血**素窌**一名面王在鼻柱端督脉氣所發主鼽衄洟出中有懸癰宿肉窒洞不通不知香臭**神庭**在髮際直鼻督脉足太陽陽明之會灸三壯主頭腦中寒鼻鼽目泣出癲疾嘔沫風眩善嘔煩瘖瘧寒熱頭痛喘喝目不能視**上星**在顱上直鼻中央入髮際一寸陷容豆督脉氣所發灸五壯主風眩善嘔煩滿顏青瘖瘧鼻鼽衄熱病汗不出目中

难，肾胀，头风痛如破，足寒如冰，头重身热，振栗，腰中四肢淫泺，欲吐腹鼓，大寒中，洞泄食不化，骨寒热，引背不得息。

大肠俞　在第十六椎下两旁各一寸半。灸三壮。主大肠转气，按之如覆杯，食饮不下，善噎，肠中鸣，腹䐜面肿，暴泄，腰痛，是主津液所生病者，目黄口干，衄，喉痹，肩前臑痛，大指次指痛不用。气盛有余则热肿，虚则寒栗。

小肠俞　在第十八椎下两旁各一寸半。灸三壮。主少腹痛热，控睾引腰脊，疝痛上冲心，腰脊强，溺难黄赤，口干，大小便难，淋，痔。

膀胱俞　在第十九椎下两旁各一寸半。灸三壮。主热痓互引，汗不出，反折，尻臀内痛，似瘅疟状，腰脊痛强引背、少腹，俯仰难，不得仰息，委重尻不举，溺赤，腰以下至足清不仁，不可以坐起。

中膂内[1]俞　在第二十椎下两旁各一寸半，挟脊起肉[2]。灸三壮。主腰痛不可以俯仰，寒热痓，反折互引，腹胀腋挛，背中怏怏引胁痛，内引心，从项始，数脊椎挟膂如痛，按之应手，灸立已。

白环俞　在第二十一椎下两旁各一寸半。足太阳脉气所发。不可灸。主腰脊以下至足不仁，小便赤黄。

上髎　在第一空腰髁下一寸，挟脊陷者中。足太阳、少阳之络。灸三壮。主腰脊痛而清，善呕，睾跳骞，寒热，热病汗不出，痎疟，女子绝子，阴挺出不禁，白沥。

次髎　在第二空挟脊陷者中。灸三壮。主腰痛怏怏，不可以俯仰，腰以下至足不仁，脊腰背寒，先取缺盆，后取尾骶与八髎，女子赤白沥，心下积胀，同上法。

中髎　在第三空挟脊陷者中。灸三壮。主厥阴所结，腰痛，大便难，飧泄，尻中寒，女子赤淫时白，气癃，月事少，男子癃，小肠胀。

下髎　在第四空挟脊陷者中。灸三壮。主腰痛引少腹痛，女子下苍汁不禁，赤淫，阴中痒痛，引少腹控眇，不可以俯仰，腹肠鸣，澼泄。

会阳　一名利机。在阴尾骨两旁，督脉气所发。灸五壮。主五脏腹中有寒，泄注，肠澼便血。

素髎　一名面王。在鼻柱端，督脉气所发。主鼽衄涕出，中有悬痈，宿肉窒洞不通，不知香臭。

神庭　在发际，直鼻上，督脉、足太阳、阳明之会，灸三壮。主头脑中寒，鼻鼽，目泣出，癫疾呕沫，风眩善呕，烦，痎疟，寒热头痛喘喝，目不能视。

上星　在颅上，直鼻中央入发际一寸陷容豆。督脉气所发。灸五壮。主风眩善呕，烦满，颜青，痎疟，鼻鼽衄，热病汗不出，目中

①内：原作"肉"，据《素问·水热穴论》改。
②起肉：此上原有"胂"字，据《针灸资生经》卷一删。

痛不能視面腫癲疾凡云上星主之者皆先取譩譆後取天牖風池甄權云不宜多灸**顖會**在上星後一寸陷者中督脈氣所發灸五壯主痓風眩善嘔煩滿

滿頭痛顏青癲疾嘔沫暫起僵仆惡見風寒面赤腫**前頂**在顖會後一寸五分骨陷中督脈氣所發灸五壯主風眩目瞑惡風寒面赤腫小兒驚癇

百會一名三陽五會在前頂後一寸半頂中央旋毛中陷容指督脈足太陽之會灸五壯主痎瘧癲疾不嘔沫耳鳴痓頂上痛風頭重目如脫不可左右

顧**後頂**一名交衝在百會後一寸五分枕骨上督脈氣所發灸五壯主風眩目眩顱上痛目䀮䀮不明惡風寒眩偏頭痛癲疾瘈瘲狂走項直頸痛

强間一名大羽在後頂後一寸半督脈氣所發灸五壯主頭痛如針刺不可以動項如拔不可左右顧癲疾瘈瘲狂走瘈瘲搖頭口喎戾頸强**腦戶**

一名匝風一名會顱在枕骨上强間後一寸半督脈足太陽之會不可灸主目赤痛不能視面赤腫頭重項痛目不明風則腦中寒重衣不熱汗出頭中惡風

癲疾骨痠眩狂瘈瘲口噤羊鳴舌本出血瘖不能言痓目不眴寒熱**風府**一名舌本入項髮際一寸大筋內宛宛中督脈陽維之會不可灸之主頭

痛項急不得顧側目眩鼻不得喘息舌急難言狂易多言不休狂走欲自殺目反妄見暴瘖不得言喉嗌痛足不仁**瘖門**一名横舌一名舌厭在項髮際

宛宛中入繫舌本督脈陽維之會仰頭取之不可灸令人瘖主項强舌緩瘖不能言脉傍去上星一寸五分灸三壯此以寫諸陽氣熱衄善噫風頭痛汗不出

寒熱痓脊强反折瘈瘲癲疾頭重**大椎**在第一椎上陷者中三陽督脈之會灸九壯主寒熱以年爲壯數傷寒熱盛煩嘔**陶道**在項大椎

節下間督脉足太陽之會俛而取之灸五壯主頭重目瞑悽厥寒熱項强難以反顧汗不出**身柱**在第三椎節下間督脈氣所發俛而取之灸五壯主

癲疾怒欲殺人身熱狂走譫言見鬼瘈瘲**神道**在第五椎節下間督脈氣所發俛而取之灸三壯主身熱頭痛進退往來痎瘧恍惚悲愁**至陽**

在第七椎節下間督脈氣所發俛而取之灸三壯主寒熱解㑊淫濼脛痠四肢重痛少氣難言**縮筋**在第九椎節下間督脈氣所發俛而取之灸三

痛，不能视，面腨肿，癫疾。凡云上星主之者，先皆取譩譆，后取天牖、风池。甄权云：不宜多灸。

囟会 在上星后一寸陷者中。督脉气所发。灸五壮。主痓风眩，善呕，烦而满，头痛颜青，癫疾呕沫，暂起僵仆，恶见风寒，面赤肿。

前顶 在囟会后一寸五分骨陷中，督脉气所发。灸五壮。主风痫目瞑，恶风寒，面赤肿。小儿惊痫。

百会 一名三阳五俞。在前顶后一寸半，顶中央旋毛中，陷容指，督脉、足太阳之会。灸五壮。主痎疟，癫疾不呕沫，耳鸣，痓，项上痛风，头重，目如脱，不可左右顾。

后顶 一名交冲。在百会后一寸五分枕骨上，督脉气所发。灸五壮。主风眩目眩，颅上痛，目𥉂𥉂不明，恶风寒眩，偏头痛，癫疾，瘈疭，狂走，项直颈痛。

强间 一名大羽。在后顶后一寸半，督脉气所发。灸五壮。主头痛如针刺，不可以动，项如拔，不可左右顾，癫疾[2]狂走，瘈疭摇头，口㖞戾颈强。

脑户 一名匝风[1]，一名会颅。在枕骨上，强间后一寸半，督脉、足太阳之会。不可灸。主目赤痛，不能视，面赤肿，头重项痛，目不明，风则脑中寒，重衣不热，汗出头中，恶风，癫疾，骨酸，眩狂，瘈疭，口噤羊鸣，舌本出血，喑不能言，痓目不眴，寒热。

风府 一名舌本。入项发际一寸大筋内宛宛中，督脉、阳维之会。不可灸之。主头痛项急，不得顾侧，目眩，鼻不得喘息，舌急难言，狂易，多言不休，狂走欲自杀，目反妄见，暴喑不得言，喉嗌痛，足不仁。

哑门 一名横舌，一名舌厌。在项发际宛宛中，入系舌本，督脉、阳维之会，仰头取之。不可灸，令人喑。主项强舌缓，喑不能言，脉旁去上星一寸五分。灸三壮。此以泻诸阳气热，衄，善噫，风头痛，汗不出，寒热痓，脊强反折，瘈疭，癫疾头重。

大椎 在第一椎上陷者中，三阳、督脉之会。灸九壮。主寒热，以年为壮数，伤寒热盛，烦呕。

陶道 在项大椎节下间，督脉、足太阳之会，俯而取之。灸五壮。主头重目瞑，凄厥寒热，项强难以反顾，汗不出。

身柱 在第三椎节下间，督脉气所发，仰而取之。灸五壮。主癫疾，怒欲杀人，身热狂走，谵言见鬼，瘈疭。

神道 在第五椎节下间，督脉气所发，俯而取之。灸三壮。主身热头痛，进退往来，痎疟，恍惚悲愁。

至阳 在第七椎节下间，督脉气所发，俯而取之。灸三壮。主寒热解烂，淫泺胫酸，四肢重痛，少气难言。

筋缩 在第九椎节下间，督脉气所发，俯而取之。灸三

①匝风：《太平圣惠方》卷九十九引《针经》作“仰风”。
②疾：原作“瘦”，据程本、《针灸甲乙经》卷十一第二改。

壯主小兒驚癇瘈瘲狂走癲疾脊急强目轉上插

脊中 在第十一椎節下間督脈氣所發不可灸之主腹滿不能食腰脊强不得俛仰黃癉

懸樞 在第十三椎節下門督脈氣所發灸三壯主腹中積上下行

命門 一名屬累在第十四椎節下間督脈氣所發伏而取之灸三壯主頭痛如破身熱如火汗不出癲瘈裏腰腹相引痛

腰俞 一名背解一名髓孔一名腰注一名腰戶在第二十一椎節下間灸三壯主腰痛引少腹控眇不可俛仰以日死生數發鍼在左取右右取左立已腰以下至足凊不仁不可以坐起尻不舉寒熱女子閉溺脊强互引反折汗不出乳子下赤白

長强 一名氣之陰郄督脈絡別在脊骶端少陰所結灸三壯主腰痛上實則脊急强癲疾發如狂者面皮敦敦厚者不療虛則頭重洞泄癃痔大小便難腰尻重難起居寒熱痓反折心痛形氣短尻膭癇小便黃閉小兒癇瘈瘲脊强互相引

膏肓俞 主無所不療諸羸弱瘦損虛勞夢中失精上氣欬逆狂惑妄誤取穴之法先令病人正坐曲脊伸兩手以臂著膝前令正直手大指與膝頭齊以物支肘勿令臂得動也從甲骨上角摸索至甲骨下頭其間當有四肋三間灸中間依甲骨之裏去甲骨容側指許摩股去表肋間空處按之自覺牽引於肩中灸兩甲中各一處至六百壯多至千壯當覺下礱礱然流水狀亦當有所下出若停痰宿疾則無所不下也若病人已困不能正坐當令側卧挽上臂令前取穴灸之求穴大較以右手從左肩上住指頭所不及者是也左手亦然乃以前法灸之若不能久坐伸兩臂者亦可伏衣襆上伸兩臂令人挽兩甲骨使相離不爾甲骨覆穴不可得也所伏衣襆當令大小有常定不爾則前却失其穴也此穴灸訖後令人陽氣盛當消息以自補養令得平復其穴近第五椎相準望取之

論曰 昔者和緩不救晉侯之疾以其在膏之上肓之下鍼藥所不能及即此之穴是也人不能求得此穴所以宿病難遺若能用心此方便求得灸之無疾不愈出第三十卷中

三焦人三焦者腑也兩傍五十六穴

壮。主小儿惊痫，瘈疭，狂走癫疾，脊急强，目转上插。

脊中　在第十一椎节下间，督脉气所发。不可灸之。主腹满不能食，腰脊强，不得俯仰，黄瘅。

悬枢　在第十三椎节下间，督脉气所发。灸三壮。主腹中积，上下行。

命门　一名属累。在第十四椎节下间，督脉气所发，伏而取之。灸三壮。主头痛如破，身热如火，汗不出，瘛，瘈，里急[1]，腰腹相引痛。

腰俞　一名背解，一名髓孔，一名腰柱[2]，一名腰户。在第二十一椎节下间。灸三壮。主腰痛引少腹，控胁不可俯仰，以日死生。数发针，在左取右，右取左，立已。腰以下至足清不仁，不可以坐起，尻不举，寒热，女子闭溺，脊强互引反折，汗不出，乳子下赤白。

长强　一名气之阴郄。督脉络别，在脊骶端，少阴所结。灸三壮。主腰痛，上实则脊急强，癫疾，发如狂者，面皮敦敦厚者不疗；虚则头重洞泄，癃，痔，大小便难，腰尻重，难起居，寒热痓反折，心痛，形气短，尻膜涩，小便黄闭，小儿痫，瘈疭，脊强互相引。

膏肓俞　主无所不疗，诸羸弱瘦损，虚劳，梦中失精，上气咳逆，狂惑妄误。取穴之法：先令病人正坐，曲脊，伸两手，以臂著膝前，令正直，手大指与膝头齐，以物支肘，勿令臂得动也。从胛骨上角，摸索至胛骨下头，其间当有四肋三间，灸中间，依胛骨之里，去胛骨侧容指许，摩膂去表肋间[3]空处，按之自觉牵引于肩中。灸两胛中各[4]一处，至六百壮，多至千壮，当觉下砻砻然流水状，亦当有所下出。若停痰宿疾，则无所不下也。若病人已困，不能正坐，当令侧卧，挽上臂，令前取穴灸之，求穴大较以右手从左肩上住指头所不及者是也，左手亦然。乃以前法灸之，若不能久坐、伸两臂者，亦可伏衣襆上，伸两臂，令人挽两胛骨，使相离，不尔，胛骨覆穴不可得也。所伏衣襆当令大小有常定，不尔，则两胛前却，失其穴也。此穴灸讫，后令人阳气盛，当消息以自补养，令得平复。其穴近第五椎相准，望取之。

论曰：昔者和、缓，不救晋侯之疾，以其在膏之上，肓之下，针药所不能及，即此之穴是也。人不能求得此穴，所以宿病难遣，若能用心此方，便求得灸之，无疾不愈。出第三十卷中。

三焦人：三焦者，腑也，两旁五十六穴。

---

①急：原无，据《针灸甲乙经》卷五第一中补。

②柱：原作“注”，据程本、《针灸资生经》卷一改。

③摩膂去表肋间：“膂”，原作“服”，为“胎”（“膂”之简字）之形误；“肋”，原作“助”，均据程本、《千金要方》卷三第七改。

④各：原作“名”，据程本改。

甲乙經

三焦出于關衝關衝者金也在手小指次指之端去爪甲如韭葉手少陽脉之所出也爲井冬三月宜灸之

流于腋門腋門者水也在手小指次指之間陷者中手少陽脉之所留也爲滎春三月宜灸之

注于中渚中渚者木也在手小指次指本節後間陷者中手少陽脉之所注也爲輸夏三月宜灸之

過于陽池一名别陽在手表腕上陷者中手少陽脉之所過也爲原

行于支溝支溝者火也在腕後三寸兩骨之間陷者中手少陽脉之所行也爲經

入于天井天井者土也在肘外大骨之後肘後一寸兩筋間陷者中屈肘得之手少陽脉之所入也爲合秋三月宜灸

之甄權千金楊操同

關衝在手小指次指之端去爪甲如韭葉灸三壯主喉痺舌卷口乾煩心臂表痛不可及頭在左取右右取左熱病汗不出肘痛不能自帶衣起頭眩頷痛面黑渴風肩頭痛不可顧霍亂寒熱耳聾鳴甄權云不宜灸

腋門在手小指次指間陷者中灸三壯主熱病汗不出風寒熱狂疾瘧頭痛目齒暴變耳聾鳴眩寒厥手臂痛下齒齲則上齒痛膽善驚妄言面赤泣出

中渚在手小指次指本節後間陷者中灸三壯主熱病汗不出狂互引頭痛耳鳴目痛寒熱嗌外腫肘臂痛手上類類也五指瘈不可屈伸頭眩頷額顱痛耳聾兩顳顬痛身面癢瘧項痛目䀮䀮無所見喉痺

陽池一名别陽在手表腕上陷者中灸三壯主寒熱瘄瘧肩痛不能自舉汗不出頸腫

外關手少陽絡在腕後二寸陷者中灸三壯主肘中濯濯臂内

《甲乙经》

三焦出于关冲，关冲者，金也。在手小指次指之端，去爪甲如韭叶。手少阳脉之所出也，为井。冬三月宜灸之。

流于腋门，腋门者，水也。在手小指次指之间陷者中。手少阳脉之所留也，为荥。春三月宜灸之。

注于中渚，中渚者，木也。在手小指次指本节后间陷者中。手少阳脉之所注也，为俞。夏三月宜灸之。

过于阳池。一名别阳。在手表腕上陷者中。手少阳脉之所过也，为原。

行于支沟，支沟者，火也。在腕后三寸两骨之间陷者中，手少阳脉之所行也，为经。

入于天井，天井者，土也。在肘外大骨之后，肘后一寸两筋间陷者中，屈肘得之。手少阳脉之所入也，为合。秋三月宜灸之。甄权、《千金》、杨操同。

关冲　在手小指次指之端，去爪甲如韭叶。灸三壮。主喉痹舌卷，口干烦心，臂表痛不可及头，在左取右，右取左。热病汗不出，肘痛不能自带衣起，头眩颔痛，面黑渴，风肩头痛，不可顾，霍乱寒热，耳聋鸣。甄权云：不宜灸。

腋门　在手小指次指间陷者中。灸三壮。主热病汗不出，风寒热狂疾，疟，头痛，目涩暴变，耳聋鸣，眩，寒厥，手臂痛，下齿龋则上齿痛，胆善惊妄言，面赤泣出。

中渚　在手小指次指本节后间陷者中。灸三壮。主热病汗不出，狂互引，头痛耳鸣，目痛，寒热，嗌外肿，肘臂痛，手上类类也，五指瘈，不可屈伸[①]，头眩，颔额[②]颅痛，耳聋，两颞颥痛，身面痒，疟，项痛，目𥆨𥆨无所见，喉痹。

阳池　一名别阳。在手表腕上陷者中。灸三壮。主寒热痎疟，肩痛不能自举，汗不出，颈肿。

外关　手少阳络。在腕后二寸陷者中。灸三壮。主肘中濯濯，臂内

①伸：原作“仰”，据程本、《针灸甲乙经》卷十第二改。
②额：原作“颏”，据《针灸甲乙经》卷十第二改。

廉痛不可及頭耳淳淳**支溝**在腕後三寸兩骨之間陷者中灸三壯主熱病渾渾聾無所聞口僻噤汗不出互引頸嗌外腫肩臂酸痹脅腋急痛四肢不舉痂疥項不可顧霍亂馬刀腫瘻目痛肩不舉心痛支滿逆氣汗出口噤不可開暴瘖不能言男子脊急目赤欬面赤熱**會宗**手少陽郄在腕後三寸空中灸三壯主皮毛中肌肉耳聾羊癇**三陽絡**在臂上大交脉溝上一寸灸九壯主嗜卧身體不能動摇大濕内傷不足**四瀆**在肘前五寸外廉陷者中灸三壯主卒氣聾齒痛**天井**在肘外大骨之後肘後一寸兩筋間陷者中屈肘得之灸三壯主肘痛引肩不可屈伸振寒熱頸項肩背痛臂痿痺不仁大風默默不知所痛嗜卧善驚瘈瘲胷痺心痛肩肉麻小瘡食時發心痛悲傷不樂癲疾吐舌沫出羊鳴戾頸**清冷淵**在肘上三寸伸肘舉臂取之灸三壯主頭痛振寒肩不舉不得帶衣**消濼**在肩下臂外開腋斜肘分下行灸三壯主寒熱痺頭痛項背急**和髎**在耳前兌髮下動脉手足少陽之會灸三壯主頭重頷痛引耳中膿膿嘈嘈**聽會**在耳門前陷者中張口得之動脉應手手少陽脉氣所發灸三壯主寒熱喘喝目視不能視目泣出頭痛耳中顛颼顛颼者若風齒齲痛**聽宮**在耳中珠子大如赤小豆手足少陽手太陽之會灸三壯主耳聾耳填填如無聞膿膿嘈嘈若蟬鳴鶗鳩鳴驚狂瘈瘲眩仆癲疾瘖不能言羊鳴沫出**角孫**在耳郭中間上開口有空是也灸二壯主齒牙不可嚼齲腫**瘈脉**一名資脉在耳本雞足青絡主小兒癇瘈吐泄驚恐失精視瞻不明眵瞢**翳風**在耳後陷者中按之引耳中手足少陽之會灸三壯主聾僻不正失欠口不開痓不能言**天牖**在頸筋缺盆上天容後天柱前完骨下髮際上手少陽脉氣所發灸三壯主肩背痛寒熱瘰癧頸有大氣暴聾氣豖瞀耳目不用頭頷痛淚出洞鼻不知香臭風眩喉痺三焦病者腹氣滿少腹尤堅不得小便窘急溢則爲水留則爲脹候滑瘧**天容**在耳下曲頰後手少陽脉氣所發灸三壯主寒熱疝積胷痛不得息竆屈胷中痛陽氣大逆上滿於胷中憤瞋肩息大氣逆上喘喝坐伏病咽噎不得息欬逆上氣唾沫肩痛

廉痛，不可及头，耳中焞焞[1]浑浑，聋无所闻，口僻禁。

支沟　在腕后三寸两骨之间陷者中，灸三壮。主热病汗不出，互引颈嗌外肿，肩臂酸削，胁腋急痛，四肢不举，痂疥，项不可顾，霍乱，马刀肿瘘，目痛，肩不举，心痛支满，逆气汗出，口噤不可开，暴喑不能言，男子脊急目赤，咳，面赤热。

会宗　手少阳郄。在腕后三寸空中，灸三壮。主皮毛中肌肉，耳聋，羊痫。

三阳络　在臂上大交脉沟上一寸。灸九壮。主嗜卧，身体不能动摇，大湿内伤不足。

四渎　在肘前五寸外廉陷者中。灸三壮。主卒气，聋，齿痛。

天井　在肘外大骨之后，肘后一寸，两筋间陷者中，屈肘得之。灸三壮。主肘痛引肩，不可屈伸，振寒热，颈项肩背痛，臂痿痹不仁，大风，默默然不知所痛，嗜卧善惊，瘈疭，胸痹心痛，肩肉麻木[2]，疟食时发，心痛，悲伤不乐，癫疾，吐舌沫出，声如羊鸣戾颈。

清冷渊　在肘上三寸，伸肘举臂取之。灸三壮。主头痛，振寒，肩不举，不得带衣。

消泺　在肩下臂外开腋斜肘分下行。灸三壮。主寒热痹，头痛，项背急。

和髎　在耳前兑发下动脉，手足少阳之会。灸三壮。主头重，颔痛引耳中，聩聩[3]嘈嘈。

听会　在耳门前陷者中，张口得之，动脉应手，手少阳脉气所发。灸三壮。主寒热喘喝，目视不能视，目泣出，头痛，耳中颠飕颠飕者，若风，齿龋痛。

听宫　在耳中珠子，大如赤小豆，手足少阳、手太阳之会。灸三壮。主耳聋填填如无闻，聩聩嘈嘈若蝉鸣、䴕鴂鸣，惊狂瘈疭，眩仆癫疾，喑不能言，羊鸣沫出。

角孙　在耳郭中间上开口有空是也。灸二壮。主齿牙不可嚼，龋肿。

瘈脉　在一名资脉。在耳本鸡足青络。主小儿痫瘈，吐泄惊恐，失精，视瞻不明，眵䁾。

翳风　在耳后陷者中，按之引耳中。手足少阳之会。灸三壮。主聋，僻不正，失欠，口不开，痓，不能言。

天牖　在颈筋缺盆上，天容后，天柱前，完骨下发际上，手少阳脉气所发。灸三壮。主肩背痛，寒热，历适颈，有大气暴聋，气啄瞀，耳目不用，头颔痛，泪出，洞鼻不知香臭，风眩，喉痹，三焦病者，腹气满，少腹尤坚，不得小便，窘急，溢则为水，留则为胀[4]，痎疟。

天容　在耳下曲颊后。手少阳脉气所发。灸三壮。主寒热，疝积，胸痛不得息，穷屈胸中痛，阳气大逆，上满于胸中，愤䐜肩息，大气逆上，喘喝坐伏，病咽噎不得息，咳逆上气，唾沫，肩痛

①焞焞：原作“淳淳”，据《灵枢·经脉》改。
②木：原作“小”，据《针灸甲乙经》卷九第二改。
③聩聩：原作“浓浓”，据程本改。下同。
④胀：此下原有“候”字，据程本、《针灸甲乙经》卷九第九改。

不可舉頸項癰腫不能言耳聾聤聹無所聞喉痺瘈**顴窌**一名兌骨在面鼽骨下廉陷者中手少陽太陽之會主口僻齒痛面赤目赤目黃口不能噤頰腫脣癰

肩井在肩上陷解中缺盆上大骨前手足少陽陽維之會灸五壯主肩背痺痛臂不舉寒熱悽索

天窌在肩缺盆中上毖骨之際陷者中足少陽陽維之會灸三壯主肩髀中痛引項寒熱缺盆痛汗不出胷中熱滿

肩貞在肩曲甲下兩骨解間肩髃後陷者中灸三壯主寒熱項歷適耳鳴無聞引缺盆肩中熱痛手臂小不舉

肩外俞在肩甲上廉去脊三寸陷者中灸三壯主肩甲中痛熱而寒至肘

肩中俞在肩甲內廉去脊二寸陷者中灸三壯主寒熱厥目不明欬上氣唾血

曲垣在肩中央曲甲陷者中按之痛應手灸十壯主肩痛周痺

缺盆一名天蓋肩上橫骨陷者中灸三壯主寒熱歷適胷中滿有大氣缺盆中滿痛者死外潰不死肩引項臂不舉缺盆中痛汗出喉痺欬嗽血甄權千金楊操同

外臺祕要方卷第三十九

右從事郎充兩浙東路提舉茶鹽司幹辦公事趙子孟　校勘

不可举，颈项痈肿，不能言，耳聋聵聵无所闻，喉痹，瘿。

颧髎　一名兑骨。在面頄[1]骨下廉陷者中。手少阳、太阳之会。主口僻齿痛，面赤目赤目黄，口不能嚼，䪼肿，唇痈。

肩井　在肩上陷解中，缺盆上，大骨前。手足少阳、阳维之会。灸五壮[2]。主肩背痹痛，臂不举，寒热凄索。

天髎　在肩缺盆中上毖骨之际陷者中。足少阳、阳维之会。灸三壮。主肩肘[3]中痛引项，寒热，缺盆痛，汗不出，胸中热痛。

肩贞　在肩曲胛下两骨解间，肩髃后陷者中。灸三壮。主寒热，项历适，耳鸣无闻，引缺盆，肩中热痛，手臂小不举。

肩外俞　在肩胛上廉去脊三寸陷者中。灸三壮。主肩胛中痛，热而寒至肘。

肩中俞　在肩胛内廉去脊二寸陷者中。灸三壮。主寒热厥，目不明，咳上气，唾血。

曲垣　在肩中央曲胛陷者中，按之痛应手。灸十壮。主[4]肩痛，周痹。

缺盆　一名天盖。肩上横骨陷者中。灸三壮。主寒热历适，胸中满，有大气，缺盆中满，痛者死，外溃不死。肩引项臂不举，缺盆中痛，汗出，喉痹，咳嗽血。甄权、《千金》、杨操同。

外台秘要方卷第三十九

上　从事郎充两浙东路提举茶盐司干办公事　赵子孟　校勘

①頄：原作“𫙵”，据程本改。
②壮：原作“壮”，据程本改。
③肘：原作“脉”，据程本改。
④主：原作“至”，据程本改。

备急千金要方·针灸

影宋本

[唐] 孙思邈 撰　陈丽云　尚　力　杨丽娜 校订

《备急千金要方》又名《千金要方》《千金方》，三十卷，唐代医家孙思邈撰，约成书于唐永徽三年（652），是中国古代中医学最重要经典著作之一，被誉为中国最早的临床百科全书。书中收载了大量针灸学内容，据考查，现佚唐以前针灸方书大多能在本书中找到踪影。例如，初唐时期著名针灸学家甄权所修订《明堂图》内容、最早灸方敦煌卷子灸方（S.6168、S.6262）、三国时期的《曹氏灸方》等佚书，其主要内容都被《千金要方》保留了下来。此外，作者在针灸学上亦有很深造诣，如对阿是穴的选用、“同身寸”的推广，而“孔穴主对法”更是历代针灸著作有关孔穴主治的蓝本，具有重要针灸文献价值和临床价值。但亦因其为综合性医书的缘由，其针灸学内容往往为后人忽视。今以清光绪四年（1878）长洲黄学熙刊江户医学据北宋本影刻本中的卷第二十九至三十印行出版，该本虽刻板年代较晚，但影自宋版，摹刻准确，文字清晰，印刷精美，可为针灸研究参考借鉴。

備急千金要方卷第二十九 針灸上

朝奉郎守太常少卿充秘閣校理判登聞檢院護軍賜緋魚袋臣林億 等校正

明堂三人圖第一

三陰三陽流注第二上下

針灸禁忌第三

五藏六腑傍通第四

用針略例第五

灸例第六

大醫針灸宜忌第七

明堂三人圖第一 仰人十四門 伏人十門 側人六門

夫病源所起本於藏腑藏腑之脉並出手足循環腹背無所不至往來出沒難以測量將欲指取其穴非圖莫可備預之要非灸不精故經曰湯藥攻其內針灸攻其外則病無所逃

备急千金要方卷第二十九 针灸上

朝奉郎守太常少卿充秘阁校理判登闻检院上护军赐绯鱼袋 臣 林亿等校正

明堂三人图第一

仰人十四门，伏人十门，侧人六门。

夫病源所起，本于脏腑，脏腑之脉，并出手足，循环腹背，无所不至，往来出没，难以测量。将欲指取其穴，非图莫可备预之要。非灸不精，故《经》曰：汤药攻其内，针灸攻其外，则病无所逃

矣方知針灸之功過半於湯藥矣然去聖久遠學徒蒙昧孔
穴出入莫測經源濟弱扶危臨事多惑余慨其不逮聊因暇
隟鳩集今古名醫明堂以述針灸經一篇用補私闕庶依圖
知穴按經識分則孔穴親疎居然可見矣舊明堂圖年代久
遠傳寫錯悮不足指南今一依甄權等新撰爲定云耳若依
明堂正經人是七尺六寸四分之身今半之爲圖人身長三
尺八寸二分其孔穴相去亦皆半之以五分爲寸其尺用夏
家古尺司馬六尺爲步即江淮吴越所用八寸小尺是也其
十二經脉五色作之奇經八脉以緑色爲之三人孔穴共六
百五十穴圖之於後亦覩之便令了耳仰人二百八十二穴
背人一百九十四穴側人一百七十四穴穴名共三百四十
九單穴四十八名雙穴三百一名

仰人明堂圖 十四門一百五十七穴内三十二穴單一百二十五穴雙

矣。方知针灸之功，过半于汤药矣。然去圣久远，学徒蒙昧，孔穴出入，莫测经源，济弱扶危，临事多惑。余慨其不逮，聊因暇隙，鸠集今古名医《明堂》，以述针灸经一篇，用补私阙，庶依图知穴，按经识分，则孔穴亲疏，居然可见矣。旧《明堂图》年代久远，传写错误，不足指南，今一依甄权等新撰为定云尔。若依《明堂》正经人，是七尺六寸四分之身，今半之为图，人身长三尺八寸二分。其孔穴相去，亦皆半之。以五分为寸。其尺用夏家古尺，司马六尺为步，即江淮吴越所用八寸小尺是也。其十二经脉，五色作之；奇经八脉，以绿色为之。三人孔穴，共六百五十穴，图之于后，亦睹之便令了耳。仰人二百八十二穴，背人一百九十四穴，侧人一百七十四穴，穴名共三百四十九，单穴四十八名，双穴三百一名。

仰人明堂图

十四门，一百五十七穴。内三十二穴单，一百二十五穴双。

仰人頭面三十六穴遠近法第一

頭部中行上星在顱上直鼻中央入髮際一寸陷容豆

顖會在上星後一寸陷者中

前頂在顖會後一寸半骨陷中

百會在前頂後一寸半頂中心

頭第二行五處在頭上去上星傍一寸半

承光在五處後一寸不灸一本言一寸半

通天在承光後一寸半

頭第三行臨泣在目上眥直上入髮際五分陷者中

目窻在臨泣後一寸　正營在目窻後一寸

正面部中行神庭在髮際直鼻不刺

素窌在鼻柱端　水溝在鼻柱下人中

兊端在脣上端　齗交在脣内齒上齗縫

仰人头面三十六穴远近法第一

头部中行

上星：在颅上，直鼻中央，入发际一寸，陷容豆。

囟会：在上星后一寸陷者中。

前顶：在囟会后一寸半骨陷中。

百会：在前顶后一寸半顶中心。

头第二行

五处：在头上去上星旁一寸半。

承光：在五处后一寸。不灸。一本言一寸半。

通天：在承光后一寸半。

头第三行

临泣：在目上眦直上，入发际五分陷者中。

目窗：在临泣后一寸。

正营：在目窗后一寸。

正面部中行

神庭：在发际，直鼻。不刺。

素髎：在鼻柱端。

水沟：在鼻柱下人中。

兑端：在唇上端。

龈交：在唇内齿上龈缝。

承漿在頤前下脣之下　廉泉在頷下結喉上舌本

面部第二行曲差俠神庭傍一寸半在髮際

攢竹在眉頭陷中　精明在目内眥外

巨窌俠鼻傍八分直瞳子　迎香在和窌上一寸鼻孔傍

禾窌直鼻孔下俠水溝傍五分

面部第三行陽白在眉上一寸直瞳子

承泣在目下七分直瞳子不灸　四白在目下一寸

地倉俠口傍四分　大迎在曲頷前一寸二分骨陷中動脉

面部第四行本神俠曲差傍一寸半在髮際一云直耳上入髮際四分　絲竹空在眉後陷中不灸

瞳子窌在目外去眥五分一名太陽前關

面部第五行頭維在額角髮際本神傍一寸半不灸

顴窌在面鼽骨下下廉陷中

承浆：在颐前下唇之下。

廉泉：在颔下结喉上舌本。

面部第二行

曲差：侠神庭旁一寸半，在发际。

攒竹：在眉头陷中

睛明：在目内眦外。

巨髎：侠鼻旁八分，直瞳子。

迎香：在禾髎上一寸，鼻孔旁。

禾髎：直鼻孔下，侠水沟旁五分。

面部第三行

阳白：在眉上一寸，直瞳子。

承泣：在目下七分，直瞳子。不灸。

四白：在目下一寸。

地仓：侠口旁四分。

大迎：在曲颔前一寸二分，骨陷中动脉。

面部第四行

本神：侠曲差旁一寸半，在发际。一云直耳上，入发际四分。

丝竹空：在眉后陷中。不灸。

瞳子髎：在目外去眦五分。一名太阳，一名前关。

面部第五行

头维：在额角发际，本神旁一寸半。不灸。

颧髎：在面鼽骨下下廉陷中。

上關在耳前上廉起骨開口取之一名客主人
下關在客主人下耳前動脉下空下廉合口有空張口則閉
頰車在耳下曲頰端陷者中
胷部中央直下七穴遠近法第二
天突在頸結喉下五寸宛宛中
旋機在天突下一寸陷中仰頭取之
華蓋在旋機下一寸陷中仰而取之
紫宮在華蓋下一寸六分陷中仰而取之
玉堂在紫宮下一寸六分陷中　膻中在玉堂下一寸六分
横直兩乳閒　中庭在膻中下一寸六分陷中
胷部第二行六穴遠近法第三
俞府在巨骨下去旋機傍各二寸陷者中仰而取之
彧中在俞府下一寸六分陷中仰卧取之

上关：在耳前上廉起骨开口取之。一名客主人。

下关：在客主人下耳前动脉下空下廉，合口有空，张口则闭。

颊车：在耳下曲颊端陷者中。

胸部中央直下七穴远近法第二

天突：在颈结喉下五寸宛宛中。

璇玑：在天突下一寸陷中，仰头取之。

华盖：在璇玑下一寸陷中，仰而取之。

紫宫：在华盖下一寸六分陷中，仰而取之。

玉堂：在紫宫下一寸六分陷中。

膻中：在玉堂下一寸六分横直两乳间。

中庭：在膻中下一寸六分陷中。

胸部第二行六穴远近法第三

俞府：在巨骨下，去璇玑旁各二寸陷者中，仰而取之。

彧中：在俞府下一寸六分陷中，仰卧取之。

神藏在彧中下一寸六分陷中仰而取之
靈墟在神藏下一寸六分陷中仰卧取之墟或作墻
神封在靈墟下一寸六分
步郎在神封下一寸六分陷中仰而取之

胷部第三行六穴遠近法第四

氣户在巨骨下俠俞府兩傍各二寸陷中仰而取之
庫房在氣户下一寸六分陷中仰而取之
屋翳在庫房下一寸六分陷中仰而取之
膺窻在屋翳下一寸六分　乳中禁不灸刺
乳根在乳下一寸六分陷中仰而取之

胷部第四行六穴遠近法第五

雲門在巨骨下俠氣戶兩傍各二寸陷中動脉應手舉臂取之

神藏：在彧中下一寸六分陷中，仰而取之。

灵墟：在神藏下一寸六分陷中，仰卧取之。墟或作墙。

神封：在灵墟下一寸六分。

步廊：在神封下一寸六分陷中，仰而取之。

胸部第三行六穴远近法第四

气户：在巨骨下侠俞府两旁各二寸陷中，仰而取之。

库房：在气户下一寸六分陷中，仰而取之。

屋翳：在库房下一寸六分陷中，仰而取之。

膺窗：在屋翳下一寸六分。

乳中：禁不灸刺。

乳根：在乳下一寸六分陷中，仰而取之。

胸部第四行六穴远近法第五

云门：在巨骨下，侠气户两旁各二寸陷中动脉应手，举臂取之。

中府在雲門下一寸一云一寸六分乳上三肋閒動脉應手陷中　周榮在中府下一寸六分陷中仰而取之
胷鄉在周榮下一寸六分陷中仰而取之
天谿在胷鄉下一寸六分陷中仰而取之
食竇在天谿下一寸六分舉臂取之
腹中第一行十四穴遠近法第六
鳩尾在臆前蔽骨下五分不灸刺　巨闕在鳩尾下一寸
上管在巨闕下一寸去蔽骨三寸　中管在上管下一寸
建里在中管下一寸　下管在建里下一寸
水分在下管下一寸臍上一寸　臍中禁不刺
陰交在臍下一寸　氣海在臍下一寸半
石門在臍下二寸女子不灸　關元在臍下三寸
中極在臍下四寸　曲骨在橫骨之上中極下一寸毛際陷中

中府：在云门下一寸。一云一寸六分。乳上三肋间动脉应手陷中。

周荣：在中府下一寸六分陷中，仰而取之。

胸乡：在周荣下一寸六分陷中，仰而取之。

天溪：在胸乡下一寸六分陷中，仰而取之。

食窦：在天溪下一寸六分，举臂取之。

腹中第一行十四穴远近法第六

鸠尾：在臆前蔽骨下五分。不灸刺。

巨阙：在鸠尾下一寸。

上脘：在巨阙下一寸去蔽骨三寸。

中脘：在上脘下一寸。

建里：在中脘下一寸。

下脘：在建里下一寸。

水分：在下脘下一寸、脐上一寸。

脐中：禁不刺。

阴交：在脐下一寸。

气海：在脐下一寸半。

石门：在脐下二寸。女子不灸。

关元：在脐下三寸。

中极：在脐下四寸。

曲骨：在横骨之上中极下一寸毛际陷中。

①脘：原作“管”，“脘”“管”通，本书律齐为“脘”，全书同。

腹第二行十一穴遠近法第七
幽門在巨闕傍半寸陷中心藏卷云俠巨闕兩邊相去各一寸
通谷在幽門下一寸　陰都在通谷下一寸
石關在陰都下一寸一名石闕　商曲在石闕下一寸一名高曲
肓輸在商曲下一寸直臍傍各五分
中注在肓輸下五分　四滿在中注下一寸肺藏卷云俠丹田
氣穴在四滿下一寸婦人方上卷云在關元左邊二寸是右二寸名子戶
大赫在氣穴下一寸腎藏卷云在屈骨端三寸
橫骨在大赫下一寸腎藏卷云名屈骨在陰上橫骨中央宛曲如却月中央是
腹第三行十二穴遠近法第八
不容在幽門傍各一寸五分去任脉二寸直四肋端相去四寸
承滿在不容下一寸　梁門在承滿下一寸
關門在梁門下一寸太一上　太一在關門下一寸

腹第二行十一穴远近法第七

幽门：在巨阙旁半寸陷中。《心脏卷》云：侠巨阙两边相去各一寸。

通谷：在幽门下一寸。

阴都：在通谷下一寸。

石关：在阴都下一寸。一名石阙。

商曲：在石阙下一寸。一名高曲。

肓俞：在商曲下一寸直脐旁各五分。

中注：在肓俞下五分。

四满：在中注下一寸。《肺脏卷》云：侠丹田。

气穴：在四满下一寸。《妇人方》上卷云：在关元左边二寸是，右二寸名子户。

大赫：在气穴下一寸。《肾脏卷》云：在屈骨端三寸。

横骨：在大赫下一寸。《肾脏卷》云：名屈骨。在阴上横骨中央宛曲如却月中央是。

腹第三行十二穴远近法第八

不容：在幽门旁各一寸五分，去任脉二寸，直四肋端相去四寸。

承满：在不容下一寸。

梁门：在承满下一寸。

关门：在梁门下一寸，太一上。

太一：在关门下一寸。

滑肉門在太一下一寸　天樞一名長谿去肓輸一寸半直臍傍二寸（脾藏卷云名長谷俠臍相去五寸一名循際）

外陵在天樞下半寸大巨上

大巨在臍下一寸兩傍各二寸長谿下二寸

水道在大巨下三寸　歸來在水道下二寸（外臺作三寸）

氣衝在歸來下一寸鼠鼷上一寸（素問刺熱論注云在腹臍下横骨兩端鼠鼷上一寸動脉應手）

腹第四行七穴遠近法第九

期門在第二肋端不容傍各一寸半上直兩乳

日月在期門下五分　腹哀在日月下一寸半

大横在腹哀下二寸直臍傍（甲乙云三寸）

腹結在大横下一寸三分　府舍在腹結下三寸

衝門上去大横五寸在府舍下横骨兩端約中

手太陰肺經十穴第十

滑肉门：在太一下一寸。

天枢：一名长溪。去肓俞一寸半，直脐旁二寸。《脾脏卷》云：名长谷。侠脐相去五寸。一名循际。

外陵：在天枢下半寸大巨上。

大巨：在脐下一寸两旁各二寸，长溪下二寸。

水道：在大巨下三寸。

归来：在水道下二寸。《外台》作三寸。

气冲：在归来下一寸，鼠鼷上一寸。《素问·刺热论》注云：在腹脐下横骨两端，鼠鼷上一寸动脉应手。

腹第四行七穴远近法第九

期门：在第二肋端不容旁各一寸半，上直两乳。

日月：在期门下五分。

腹哀：在日月下一寸半。

大横：在腹哀下二寸，直脐旁。《甲乙》云：三寸。

腹结：在大横下一寸三分。

府舍：在腹结下三寸。

冲门：上去大横五寸，在府舍下横骨两端约中。

手太阴肺经十穴第十

少商在手大指端內側去爪甲角如韭葉
魚際在手大指本節後內側散脉中
大泉在手掌後陷者中此即太淵也避唐祖名當時改之今存此名不改正恐後人將為別是一穴也
經渠在寸口陷者中不灸
列缺在腕上一寸半手大陰胳別走陽明
孔最在腕上七寸手太陰郄也　尺澤在肘中約上動脉
俠白在天府下去肘五寸動脉　天府在腋下三寸不灸
臑會在臂前廉去肩頭三寸甲乙此穴在肩部外臺屬大腸銅人經屬三焦

手厥陰心主經八穴第十一

中衝在手中指端去爪甲如韭葉陷者中
勞宮在掌中央動脉　大陵在掌後兩骨間
內関在掌後去腕二寸外臺作五寸手心主胳別走少陽
間使在掌後三寸兩筋間

少商：在手大指端内侧，去爪甲角如韭叶。

鱼际：在手大指本节后内侧散脉中。

大泉：在手掌后陷者中。此即太渊也，避唐祖名。当时改之，今存此名不改，正恐后人将为别是一穴也。

经渠：在寸口陷者中。不灸。

列缺：在腕上一寸半，手大阴胳[1]别走阳明。

孔最：在腕上七寸，手太阴郄也。

尺泽：在肘中约上动脉。

侠白：在天府下，去肘五寸动脉。

天府：在腋下三寸。不灸。

臑会：在臂前廉，去肩头三寸。《甲乙》此穴在肩部，《外台》属大肠，《铜人经》属三焦。

手厥阴心主经八穴第十一

中冲：在手中指端，去爪甲如韭叶陷者中。

劳宫：在掌中央动脉。

大陵：在掌后两骨间。

内关：在掌后，去腕二寸《外台》作五寸。手心主胳别走少阳。

间使：在掌后三寸两筋间。

①胳：《素问》《灵枢》以及宋元以后针灸书均作"络"，本书则全作"胳"，当为异文。

郄門在掌後去腕五寸外臺云去內關五寸手厥陰郄也
曲澤在肘內廉下陷者中屈肘得之
天泉在腋下二寸舉腋取之
手少陰心經八穴第十二
少衝在手小指內廉之端去爪甲如韭葉
少府在手小指大節後陷者中直勞宮大節又作本節
神門在掌後兑骨端陷者中
陰郄在掌後動脉中去腕半寸手少陰郄也
通理在腕後一寸手少陰絡別走太陽
靈道在掌後一寸半　少海在肘內廉節後陷中
極泉在腋下筋間動脉入骨
足太陰脾經十一穴第十三
隱白在足大趾端內側去爪甲如韭葉

郄门：在掌后，去腕五寸。《外台》云：去内关五寸。手厥阴郄也。

曲泽：在肘内廉下陷者中屈肘得之。

天泉：在腋下二寸，举腋取之。

手少阴心经八穴第十二

少冲：在手小指内廉之端，去爪甲如韭叶。

少府：在手小指大节后陷者中，直劳宫。大节又作本节。

神门：在掌后兑骨端陷者中。

阴郄：在掌后动脉中，去腕半寸。手少阴郄也。

通理：在腕后一寸，手少阴胳别走太阳。

灵道：在掌后一寸半。

少海：在肘内廉节后陷中。

极泉：在腋下筋间动脉入骨。

足太阴脾经十一穴第十三

隐白：在足大趾端内侧，去爪甲如韭叶。

大都在足大趾內本節後陷中肝藏卷云在足大趾本節內側白肉際

太白在足大趾內側核骨下陷中

公孫在足大趾本節後一寸足太陰胳別走陽明

商丘在足內踝下微前陷中

三陰交在內踝上八寸骨下陷中

漏谷在內踝上六寸骨下陷中太陰胳銅人經云亦名太陰胳

地機一名脾舍在膝下五寸足太陰郄也

陰陵泉在膝下內側輔骨下陷者中伸足得之

血海在膝臏上內廉白肉際二寸半一作三寸

箕門在魚腹上筋間動應手陰市內

足陽明胃經十五穴第十四

厲兑在足大趾次趾之端去爪甲角如韭葉

內庭在足大趾次趾外間

宋本缺據元版補刊

大都：在足大趾内本节后陷中。《肝脏卷》云：在足大趾本节内侧白肉际。

太白：在足大趾内侧核骨下陷中。

公孙：在足大趾本节后一寸。足太阴胳别走阳明。

商丘：在足内踝下微前陷中。

三阴交：在内踝上八寸骨下陷中。

漏谷：在内踝上六寸骨下陷中，太阴胳。《铜人经》云：亦名太阴胳。

地机：一名脾舍。在膝下五寸，足太阴郄也。

阴陵泉：在膝下内侧辅骨下陷者中，伸足得之。

血海：在膝膑上内廉白肉际二寸半一作三寸。

箕门：在鱼腹上筋间动应手，阴市内。

足阳明胃经十五穴第十四

厉兑：在足大趾、次趾之端，去爪甲角如韭叶。

内庭：在足大趾、次趾外间。

陷谷在足大指次指外間本節後去内庭二寸
衝陽在足跗上五寸骨間去陷谷三寸一云二寸
解谿在衝陽後一寸半
豐隆在外踝上八寸足陽明胳別走太陰
下廉一名下巨虛在上廉下三寸　條口在下廉上一寸
巨虛上廉在三里下三寸　三里在膝下三寸胻骨外
犢鼻在膝臏下骭上俠解大筋中
陰市一名陰鼎在膝上三寸伏兔下第二十卷云在膝上當伏兔下行二寸臨膝取之
伏兔在膝上六寸不灸　髀關在膝上伏兔後交分中
梁丘在膝上二寸兩筋間或云三寸足陽明郄也
伏人明堂圖十門一百五穴内十六穴單八十九穴雙
伏人頭上第一行五穴遠近法第一
後頂在百會後一寸半　強間在後頂後一寸半

陷谷：在足大趾、次趾外间本节后，去内庭二寸。

冲阳：在足跗上五寸骨间，去陷谷三寸一云二寸。

解溪：在冲阳后一寸半。

丰隆：在外踝上八寸，足阳明胳别走太阴。

下廉：一名下巨虚。在上廉下三寸。

条口：在下廉上一寸。

巨虚上廉：在三里下三寸。

三里：在膝下三寸胻骨外。

犊鼻：在膝膑下骭上，侠解大筋中。

阴市：一名阴鼎。在膝上三寸，伏兔下。第二十卷云：在膝上，当伏兔下行二寸，临膝取之。

伏兔：在膝上六寸。不灸。

髀关：在膝上伏兔后交分中。

梁丘：在膝上二寸两筋间或云三寸。足阳明郄也。

伏人明堂图

十门，一百五穴。内十六穴单，八十九穴双。

伏人头上第一行五穴远近法第一

后顶：在百会后一寸半。

强间：在后顶后一寸半。

腦戶在枕骨上彊間後一寸半不灸
風府在項後入髮際一寸大筋內宛宛中不灸
瘖門在項後髮際宛宛中不灸
頭上第二行三穴遠近法第二
胳却在通天後一寸半
玉枕在胳却後七分半俠腦戶傍一寸三分起肉枕骨上入
髮際三寸
天柱俠項後髮際大筋外廉陷者中
頭上第三行三穴遠近法第三
承靈在正營後一寸半
腦空在承靈後一寸半俠玉枕傍枕骨下陷中一名顳顬
風池在顳顬後髮際陷中
伏人耳後六穴遠近法第四

脑户：在枕骨上强间后一寸半。不灸。

风府：在项后入发际一寸大筋内宛宛中。不灸。

哑门：在项后发际宛宛中。不灸。

头上第二行三穴远近法第二

络却：在通天后一寸半。

玉枕：在络却后七分半，侠脑户旁一寸三分起肉，枕骨上入发际三寸。

天柱：侠项后发际大筋外廉陷者中。

头上第三行三穴远近法第三

承灵：在正营后一寸半。

脑空：在承灵后一寸半，侠玉枕旁，枕骨下陷中。一名颞颥。

风池：在颞颥后发际陷中。

伏人耳后六穴远近法第四

顱息在耳後青脉間
瘈脉在耳本雞足青脉不灸
完骨在耳後入髮際四分　竅陰在完骨上枕骨下
浮白在耳後入髮際一寸　翳風在耳後陷中按之引耳中
脊中第一行十一穴遠近法第五
大椎在第一椎上陷中　陶道在大椎下節間
身柱在第三椎下節間　神道在第五椎下節間
至陽在第七椎下節間　筋縮在第九椎下節間
脊中在第十一椎下節間不灸
懸樞在第十三椎下節間　命門在第十四椎下節間
要輸在第二十一椎下節間　長彊在脊骶端
脊中第二行二十一穴遠近法第六
大杼在項後第一椎下兩傍各一寸半陷中

颅息：在耳后青脉间。

瘈脉：在耳本鸡足青脉。不灸。

完骨：在耳后入发际四分。

窍阴：在完骨上枕骨下。

浮白：在耳后入发际一寸。

翳风：在耳后陷中，按之引耳中。

脊中第一行十一穴远近法第五

大椎：在第一椎上陷中。

陶道：在大椎下节间。

身柱：在第三椎下节间。

神道：在第五椎下节间。

至阳：在第七椎下节间。

筋缩：在第九椎下节间。

脊中：在第十一椎下节间。不灸。

悬枢：在第十三椎下节间。

命门：在第十四椎下节间。

腰俞：在第二十一椎下节间。

长强：在脊骶端。

脊中第二行二十一穴远近法第六

大杼：在项后第一椎下两旁各一寸半陷中。

風門一名熱府在第二椎下兩傍各一寸半
肺輸在第三椎下兩傍各一寸半肺藏卷云對乳引繩度之
心輸在第五椎下兩傍各一寸半
膈輸在第七椎下兩傍各一寸半
肝輸在第九椎下兩傍各一寸半第八卷云第九椎節脊中
膽輸在第十椎下兩傍各一寸半
脾輸在第十一椎下兩傍各一寸半第八卷云脾輸無定所隨四季月應病即灸藏輸是脾穴
胃輸在第十二椎下兩傍各一寸半
三焦輸在第十三椎下兩傍各一寸半
腎輸在第十四椎下兩傍各一寸半
大腸輸在第十六椎下兩傍各一寸半
小腸輸在第十八椎下兩傍各一寸半
膀胱輸在第十九椎下兩傍各一寸半

风门：一名热府。在第二椎下两旁各一寸半。

肺俞：在第三椎下两旁各一寸半。《肺脏卷》云：对乳引绳度之。

心俞：在第五椎下两旁各一寸半。

膈俞：在第七椎下两旁各一寸半。

肝俞：在第九椎下两旁各一寸半。第八卷云：第九椎节脊中。

胆俞：在第十椎下两旁各一寸半。

脾俞：在第十一椎下两旁各一寸半。第八卷云：脾俞无定所，随四季月应病，即灸脏俞是脾穴。

胃俞：在第十二椎下两旁各一寸半。

三焦俞：在第十三椎下两旁各一寸半。

肾俞：在第十四椎下两旁各一寸半。

大肠俞：在第十六椎下两旁各一寸半。

小肠俞：在第十八椎下两旁各一寸半。

膀胱俞：在第十九椎下两旁各一寸半。

中膂輸在第二十椎下兩傍各一寸半
白環輸在第二十一椎下兩傍各一寸半
上窌在第一空腰髁下一寸俠脊兩傍
次窌在第二空俠脊陷中　中窌在第三空俠脊陷中
下窌在第四空俠脊陷中　會陽在陰尾骨兩傍
脊中第三行十三穴遠近法第七
附分在第二椎下附項內廉兩傍各三寸
魄戶在第三椎下兩傍各三寸
神堂在第五椎下兩傍各三寸
譩譆在肩膊內廉俠第六椎下兩傍各三寸
膈關在第七椎下兩傍各三寸
魂門在第九椎下兩傍各三寸外臺云十椎下
陽綱在第十椎下兩傍各三寸外臺云十一椎

中膂俞：在第二十椎下两旁各一寸半。

白环俞：在第二十一椎下两旁各一寸半。

上髎：在第一空腰髁下一寸，侠脊两旁。

次髎：在第二空侠脊陷中。

中髎：在第三空侠脊陷中。

下髎：在第四空侠脊陷中。

会阳：在阴尾骨两旁。

脊中第三行十三穴远近法第七

附分：在第二椎下，附项内廉两旁各三寸。

魄户：在第三椎下两旁各三寸。

神堂：在第五椎下两旁各三寸。

譩譆：在肩膊内廉，侠第六椎下两旁各三寸。

膈关：在第七椎下两旁各三寸。

魂门：在第九椎下两旁各三寸。《外台》云：十椎下。

阳纲：在第十椎下两旁各三寸。《外台》云：十一椎。

意舍在第十一椎下兩傍各三寸外臺云九椎下

胃倉在第十二椎下兩傍各三寸

肓門在第十三椎下兩傍各三寸

志室在第十四椎下兩傍各三寸

胞肓在第十九椎下兩傍各三寸

秩邊在第二十一椎下兩傍各三寸

手少陽三膲經十七穴第八

關衝在手小指次指之端去爪甲角如韭葉

掖門在小指次指間陷者中

中渚在小指次指本節後間陷中

陽池在手表腕上陷者中

外關在腕後二寸陷中手少陽胳別走心主

支溝在腕後三寸兩骨間陷中

意舍：在第十一椎下两旁各三寸。《外台》云：九椎下。

胃仓：在第十二椎下两旁各三寸。

肓门：在第十三椎下两旁各三寸。

志室：在第十四椎下两旁各三寸。

胞肓：在第十九椎下两旁各三寸。

秩边：在第二十一椎下两旁各三寸。

手少阳三焦经十七穴第八

关冲：在手小指、次指之端，去爪甲角如韭叶。

腋门：在小指、次指间陷者中。

中渚：在小指、次指本节后间陷中。

阳池：在手表腕上陷者中。

外关：在腕后二寸陷中，手少阳胳别走心主。

支沟：在腕后三寸两骨间陷中。

會宗在腕後三寸空中手少陽郄也
三陽胳在臂上大交脉支溝上一寸不刺
四瀆在肘前五寸外廉陷中
天井在肘後外大骨後一寸兩筋間陷者中屈肘得之
清冷泉在肘上三寸伸肘舉臂取之泉亦是淵字
消濼在肩下臂外開腋斜肘分下行
天宗在秉風後大骨下陷中外臺屬小腸經
臑輸俠肩窌後大骨下胛上廉陷下
肩外輸在肩胛上廉去脊三寸陷者中
肩中輸在肩胛內廉去脊二寸陷者中
曲垣在肩中央曲胛陷者中按之應手痛
手太陽小腸經九穴第九
少澤在手小指端外側去爪甲一分陷中

会宗：在腕后三寸空中。手少阳郄也。

三阳络：在臂上大交脉支沟上一寸。不刺。

四渎：在肘前五寸外廉陷中。

天井：在肘后外大骨后一寸，两筋间陷者中，屈肘得之。

清冷泉：在肘上三寸，伸肘举臂取之。泉亦是渊字。

消泺：在肩下臂外，开腋斜肘分下行。

天宗：在秉风后大骨下陷中。《外台》：属小肠经。

臑俞：侠肩髎后大骨下胛上廉陷下。

肩外俞：在肩胛上廉，去脊三寸陷者中。

肩中俞：在肩胛内廉，去脊二寸陷者中。

曲垣：在肩中央曲胛陷者中，按之应手痛。

手太阳小肠经九穴第九

少泽：在手小指端外侧，去爪甲一分陷中。

前谷在手小指外側本節前陷中

後谿在小指外側本節後陷中

腕骨在手外側腕前起骨下陷中

陽谷在手外側腕中兊骨之下陷中

養老在手踝骨上一空在後一寸陷者中手太陽郄也

支正在腕後五寸手太陽胳別走少陰

小海在肘内大骨外去肘端五分

肩貞在肩曲胛下兩骨解閒肩髃後陷者中外臺在三膲經

足太陽膀胱經十七穴第十

至陰在足小指外側去爪甲角如韭葉

通谷在足小指外側本節前陷中

束骨在足小指外側本節後陷中

京骨在足外側大骨下赤白肉際陷中

前谷：在手小指外侧本节前陷中。

后溪：在小指外侧本节后陷中。

腕骨：在手外侧腕前起骨下陷中。

阳谷：在手外侧腕中兑骨之下陷中。

养老：在手踝骨上一空在后一寸陷者中。手太阳郄也。

支正：在腕后五寸。手太阳胳别走少阴。

小海：在肘内大骨外，去肘端五分。

肩贞：在肩曲胛下两骨解间，肩髃后陷者中。《外台》：在三焦经。

足太阳膀胱经十七穴第十

至阴：在足小趾外侧，去爪甲角如韭叶。

通谷：在足小趾外侧本节前陷中。

束骨：在足小趾外侧本节后陷中。

京骨：在足外侧大骨下赤白肉际陷中。

申脉陽蹻所生在外踝下陷中容爪甲

金門在足外踝下陷中一名關梁足太陰郄也

僕參一名安耶在足跟骨下陷中

崑崙在足外踝後跟骨上陷中

承山一名魚腹一名傷山一名肉柱在兊腨腸下分肉間陷者中　飛揚一名厥陽在外踝上七寸足太陽絡別走少陽

承筋一名腨腸一名直腸在脛後從脚跟上七寸腨中央陷中不刺　合陽在膝約中央下三寸

委中在膕中央約文中動脉

委陽在足太陽之前少陽之後出於膕中外廉兩筋間扶承下六寸　浮郄在委陽上一寸展足得之

殷門在肉郄下六寸　扶承一名肉郄一名陰關一名皮部在尻臀下股陰下文中一云尻臀下横文中

申脉：阳跷所生。在外踝下陷中，容爪甲。

金门：在足外踝下陷中。一名关梁。足太阴郄也。

仆参：一名安耶。在足跟骨下陷中。

昆仑：在足外踝后跟骨上陷中。

承山：一名鱼腹，一名伤山，一名肉柱。在兑腨肠下分肉间陷者中。

飞扬：一名厥阳。在外踝上七寸，足太阳络别走少阳。

承筋：一名腨肠，一名直肠。在胫后从脚跟上七寸腨中央陷中。不刺。

合阳：在膝约中央下三寸。

委中：在腘中央约文中动脉。

委阳：在足太阳之前，少阳之后，出于腘中外廉两筋间，扶承下六寸。

浮郄：在委阳上一寸，展足得之。

殷门：在肉郄下六寸。

扶承：一名肉郄，一名阴关，一名皮部。在尻臀下股阴下文中。一云：尻臀下横文中。

側人明堂圖 六門八十七穴雙

側人耳頸二十穴遠近法第一

頷厭在曲周顳顬上廉　懸顱在曲周顳顬中

懸釐在曲周顳顬下廉　天衝在耳上如前三寸

率谷在耳上入髮際一寸半　曲鬢在耳上髮際曲隅陷中

角孫在耳郭中間開口有空　和窌在耳前兊髮下動脈

耳門在耳前起肉當耳缺　聽會在耳前陷中張口得之

聽宮在耳中珠子大如赤小豆　天容在耳下曲頰後

天牖在頸筋缺盆上天容後天柱前完骨下髮際上一寸

缺盆在肩上横骨陷中　扶突在氣舍後一寸半

天窗在曲頰下扶突後動應手陷中

天鼎在頸缺盆直扶突曲頰下一寸人迎後

人迎在頸大脉應手俠結喉傍以候五藏氣不灸

侧人明堂图

六门。八十七穴双。

侧人耳颈二十穴远近法第一

颔厌：在曲周颞颥上廉。

悬颅：在曲周颞颥中。

悬厘：在曲周颞颥下廉。

天冲：在耳上如前三寸。

率谷：在耳上入发际一寸半。

曲鬓：在耳上发际曲隅陷中。

角孙：在耳郭中间，开口有空。

和髎：在耳前兑发下动脉。

耳门：在耳前起肉当耳缺。

听会：在耳前陷中，张口得之。

听宫：在耳中珠子，大如赤小豆。

天容：在耳下曲颊后。

天牖：在颈筋缺盆上天容后、天柱前、完骨下、发际上一寸。

缺盆：在肩上横骨陷中。

扶突：在气舍后一寸半。

天窗：在曲颊下扶突后动应手陷中。

天鼎：在颈缺盆直扶突曲颊下一寸，人迎后。

人迎：在颈大脉应手，侠结喉旁，以候五脏气。不灸。

水突在頸大筋前直人迎下氣舍上一本云水突在曲頰下一寸近後

氣舍在頸直人迎俠天突陷中

側脇十穴遠近法第二

章門一名長平在大横文外直臍季肋端

京門在監骨腰中季肋本俠脊

帶脉在季肋下一寸八分

五樞在帶脉下三寸一云在水道下一寸半

維道在章門下五寸三分

居髎在長平下八寸三分監骨上

泉腋在腋下三寸宛宛中舉臂得之中風卷云腋門在腋下攢毛中一名泉腋即淵腋是也

大包在泉腋下三寸

輒筋在腋下三寸復前行一寸著脇

天池在乳後一寸腋下著肋直腋擨肋間

水突：在颈大筋前，直人迎下、气舍上。一本云：水突在曲颊下一寸近后。

气舍：在颈，直人迎，侠天突陷中。

侧胁十穴远近法第二

章门：一名长平。在大横文外，直脐季肋端。

京门：在监骨腰中季肋本，侠脊。

带脉：在季肋下一寸八分。

五枢：在带脉下三寸。一云：在水道下一寸半。

维道：在章门下五寸三分。

居髎：在长平下八寸三分，监骨上。

泉腋：在腋下三寸宛宛中，举臂得之。《中风卷》云：腋门，在腋下攒毛中。一名泉腋，即渊腋是也。

大包：在泉腋下三寸。

辄筋：在腋下三寸，复前行一寸，着胁。

天池：在乳后一寸腋下，着肋，直腋撅肋间。

側人手陽明大腸經二十穴遠近法第三
商陽在手大指次指內側去爪甲角如韭葉
二間在手大指次指本節前內側陷者中
三間在手大指次指本節後內側陷者中
合谷在手大指次指歧骨間
陽谿在腕中上側兩筋間陷中
偏歷在腕後三寸手陽明胳別走太陰
溫留在腕後小士五寸大士六寸一作小上大上手陽明郄也
下廉在輔骨下去上廉一寸　上廉在三里下一寸
三里在曲池下二寸按之肉起兊肉之端
曲池在肘後轉屈肘曲骨之中
肘窌在肘大骨外廉陷中
五里在肘上行向裏大脉中不刺

侧人手阳明大肠经二十穴远近法第三

商阳：在手大指、次指内侧，去爪甲角如韭叶。

二间：在手大指、次指本节前内侧陷者中。

三间：在手大指、次指本节后内侧陷者中。

合谷：在手大指、次指歧骨间。

阳溪：在腕中上侧两筋间陷中。

偏历：在腕后三寸，手阳明胳别走太阴。

温溜：在腕后，小士五寸，大士六寸，一作小上大上。手阳明郄也。

下廉：在辅骨下，去上廉一寸。

上廉：在三里下一寸。

三里：在曲池下二寸，按之肉起，兑肉之端。

曲池：在肘后转屈肘曲骨之中。

肘髎：在肘大骨外廉陷中。

五里：在肘上行向里大脉中。不刺。

臂臑在肘上七寸䐃肉端
肩窌在肩端臑上斜舉臂取之
秉風俠天窌外肩上髃後舉臂有空
肩井在肩上陷解中缺盆上大骨前
天窌在肩缺盆中上毖骨之際陷者中
肩髃在肩端兩骨間脉極篇云在肩外頭近後以手按之有解宛宛中外臺名扁骨
巨骨在肩端上行兩叉骨間陷中
足少陽膽經十五穴遠近法第四
竅陰在足小指次指之端去爪甲如韭葉
俠谿在足小指次指歧間本節前
地五會在足小指次指本節後不灸
臨泣在足小指本節後間陷者中去俠谿一寸半
丘墟在足外踝如前陷者中去臨泣三寸

臂臑：在肘上七寸䐃肉端。

肩髎：在肩端臑上，斜举臂取之。

秉风：侠天髎外，肩上髃后，举臂有空。

肩井：在肩上陷解中，缺盆上大骨前。

天髎：在肩缺盆中上毖骨之际陷者中。

肩髃：在肩端两骨间。《脉极篇》云：在肩外头近后，以手按之，有解宛宛中。《外台》名扁骨。

巨骨：在肩端上，行两叉骨间陷中。

足少阳胆经十五穴远近法第四

窍阴：在足小趾、次趾之端，去爪甲如韭叶。

侠溪：在足小趾、次趾歧间本节前。

地五会：在足小趾、次趾本节后。不灸。

临泣：在足小趾本节后间陷者中，去侠溪一寸半。

丘墟：在足外踝如前陷者中，去临泣三寸。

付陽在外踝上三寸太陽前少陽後筋骨間
懸鍾一名絶骨在外踝上三寸動者中足三陽胳
陽輔在外踝上輔骨前絶骨端如前三分許去丘墟七寸
光明在足外踝上五寸足少陽胳別走厥陰
外丘在外踝上七寸足少陽郄也少陽所生
陽交一名別陽一名足窌陽維郄在外踝上七寸邪屬三陽分肉間一本云踝上三寸
陽陵泉在膝下一寸外廉陷中
關陽在陽陵泉上三寸犢鼻外一本云關陵
中瀆在髀骨外膝上五寸分肉間
鐶銚在髀樞中

足厥陰肝經十一穴第五

大敦在足大指端去爪甲如韭葉及三毛中
行間在足大指間動應手陷中
太衝在足大指本節後二寸或一寸半陷中

跗阳：在外踝上三寸，太阳前，少阳后，筋骨间。

悬钟：一名绝骨。在外踝上三寸动者中。足三阳络。

阳辅：在外踝上辅骨前绝骨端，如前三分许，去丘墟七寸。

光明：在足外踝上五寸，足少阳胳别走厥阴。

外丘：在外踝上七寸，足少阳郄也，少阳所生。

阳交：一名别阳，一名足髎。阳维郄。在外踝上七寸，邪属三阳分肉间。一本云：踝上三寸。

阳陵泉：在膝下一寸外廉陷中。

关阳：在阳陵泉上三寸，犊鼻外。一本云：关陵。

中渎：在髀骨外，膝上五寸分肉间。

环跳：在髀枢中。

足厥阴肝经十一穴第五

大敦：在足大趾端，去爪甲如韭叶及三毛中。

行间：在足大趾间动应手陷中。

太冲：在足大趾本节后二寸，或一寸半陷中。

中封在足內踝前一寸仰足取之伸足乃得

蠡溝在足內踝上五寸足厥陰胳别走少陽

中郄在內踝上七寸胻骨中與少陰相值一名中都

膝關在犢鼻下三寸陷者中足厥陰郄也甲乙銅人經云二寸甲乙又以中都爲厥陰郄

曲泉在膝輔骨下大筋上小筋下陷中屈膝乃得

陰包在膝上四寸股內廉兩筋間　五里在陰廉下二寸

陰廉在羊矢下去氣衝二寸動脉

足少陰腎經十一穴第六

涌泉一名地衝在足心陷中屈足捲指宛宛中肝藏卷云在脚心大指下大筋

然谷一名龍泉在足內踝前起大骨下陷者中婦人方上卷云在內踝前直下一寸

太谿在足內踝後跟骨上動脉陷者中

大鍾在足跟後衝中足少陰胳别走太陽

水泉在太谿下一寸內踝下足少陰郄也

中封：在足内踝前一寸，仰足取之，伸足乃得。

蠡沟：在足内踝上五寸，足厥阴胳别走少阳。

中郄：在内踝上七寸胻骨中，与少阴相值。一名中都。

膝关：在犊鼻下三寸陷者中，足厥阴郄也。《甲乙》《铜人经》云：二寸。《甲乙》又以中都为厥阴郄。

曲泉：在膝辅骨下、大筋上、小筋下陷中，屈膝乃得。

阴包：在膝上四寸，股内廉两筋间。

五里：在阴廉下二寸。

阴廉：在羊矢下，去气冲二寸动脉。

足少阴肾经十一穴第六

涌泉：一名地冲。在足心陷中，屈足卷指宛宛中。《肝脏卷》云：在脚心大指下大筋。

然谷：一名龙泉。在足内踝前起大骨下陷者中。《妇人方》上卷云：在内踝前直下一寸。

太溪：在足内踝后跟骨上动脉陷者中。

大钟：在足跟后冲中，足少阴胳别走太阳。

水泉：在太溪下一寸内踝下，足少阴郄也。

照海陰蹻脉所生在足内踝下
伏留一名昌陽一名伏白在足内踝上二寸陷中
交信在内踝上二寸少陰前太陰後廉筋骨間築賓在内
踝上端分中
陰谷在膝内輔骨之後大筋之下小筋之上按之應手屈膝
而得之　會陰一名屏翳在大便前小便後兩陰間
已上三人圖共三百四十九穴

手三陰三陽穴流注法第二上

凡孔穴所出爲井　所流爲滎　所注爲輸
所過爲源　所行爲經　所入爲合

灸刺大法
春取滎　夏取輸　季夏取經
秋取合　冬取井

照海：阴跷脉所生，在足内踝下。

伏留：一名昌阳，一名伏白。在足内踝上二寸陷中。

交信：在内踝上二寸，少阴前、太阴后廉筋骨间。

筑宾：在内踝上端分中。

阴谷：在膝内辅骨之后，大筋之下，小筋之上，按之应手，屈膝而得之。

会阴：一名屏翳。在大便前、小便后两阴间。

以上三人图，共三百四十九穴。

手三阴三阳穴流注法第二　上

凡孔穴：所出为井，所流为荥，
所注为俞，所过为原，
所行为经，所入为合。

灸刺大法：春取荥，夏取俞，
季夏取经，秋取合，
冬取井。

肺出少商爲井手太陰脉也流於魚際爲滎注於大泉爲輸過於列缺爲源行於經渠爲經入於尺澤爲合

心出於中衝爲井心包胳脉也流於勞宮爲滎注於大陵爲輸過於内關爲源行於間使爲經入於曲澤爲合

心出於少衝爲井手少陰脉也流於少府爲滎注於神門爲輸過於通里爲源行於靈道爲經入於少海爲合

大腸出於商陽爲井手陽明脉也流於二間爲滎注於三間爲輸過於合谷爲源行於陽谿爲經入於曲池爲合

三膲出於關衝爲井手少陽脉也流於腋門爲滎注於中渚爲輸過於陽池爲源行於支溝爲經入於天井爲合

小腸出於少澤爲井手太陽脉也流於前谷爲滎注於後谿爲輸過於腕骨爲源行於陽谷爲經入於小海爲合

足三陰三陽穴流注法第二下

肺出于[1]少商为井，手太阴脉也，流于鱼际为荥，注于大泉为俞，过于列缺为原，行于经渠为经，入于尺泽为合。

心出于中冲为井，心包胳脉也，流于劳宫为荥，注于大陵为俞，过于内关为原，行于间使为经，入于曲泽为合。

心出于少冲为井，手少阴脉也，流于少府为荥，注于神门为俞，过于通里为原，行于灵道为经，入于少海为合。

大肠出于商阳为井，手阳明脉也，流于二间为荥，注于三间为俞，过于合谷为原，行于阳溪为经，入于曲池为合。

三焦出于关冲为井，手少阳脉也，流于腋门为荥，注于中渚为俞，过于阳池为原，行于支沟为经，入于天井为合。

小肠出于少泽为井，手太阳脉也，流于前谷为荥，注于后溪为俞，过于腕骨为原，行于阳谷为经，入于小海为合。

足三阴三阳穴流注法第二　下

①于：原无，据体例补。

胃出於厲兊爲井足陽明脉也流於内庭爲滎注於陷谷爲輸過於衝陽爲源行於解谿爲經入於三里爲合

膽出於竅陰爲井足少陽脉也流於俠谿爲滎注於臨泣爲輸過於丘墟爲源行於陽輔爲經入於陽陵泉爲合

膀胱出於至陰爲井足太陽脉也流於通谷爲滎注於束骨爲輸過於京骨爲源行於崑崙爲經入於委中爲合

脾出於隱白爲井足太陰脉也流於大都爲滎注於太白爲輸過於公孫爲源行於商丘爲經入於陰陵泉爲合

肝出於大敦爲井足厥陰脉也流於行間爲滎注於大衝爲輸過於中封爲源行於中郄爲經入於曲泉爲合

腎出於涌泉爲井足少陰脉也流於然谷爲滎注於太谿爲輸過於水泉爲源行於伏留爲經入於陰谷爲合

針灸禁忌法第三

胃出于厉兑为井，足阳明脉也，流于内庭为荥，注于陷谷为俞，过于冲阳为原，行于解溪为经，入于三里为合。

胆出于窍阴为井，足少阳脉也，流于侠溪为荥，注于临泣为俞，过于丘墟为原，行于阳辅为经，入于阳陵泉为合。

膀胱出于至阴为井，足太阳脉也，流于通谷为荥，注于束骨为俞，过于京骨为原，行于昆仑为经，入于委中为合。

脾出于隐白为井，足太阴脉也，流于大都为荥，注于太白为俞，过于公孙为原，行于商丘为经，入于阴陵泉为合。

肝出于大敦为井，足厥阴脉也，流于行间为荥，注于太冲为俞，过于中封为原，行于中郄为经，入于曲泉为合。

肾出于涌泉为井，足少阴脉也，流于然谷为荥，注于太溪为俞，过于水泉为原，行于伏留为经，入于阴谷为合。

针灸禁忌法第三

針禁忌法

大寒無刺素問云天寒無刺天温無疑　月生無瀉

月滿無補　月郭空無治

新内無刺　已刺無内

大怒無刺　已刺無怒

大勞無刺　已刺無勞

大醉無刺　已刺無醉

大飽無刺　已刺無飽

大飢無刺　已刺無飢

大渴無刺　已刺無渴

乘車來者卧而休之如食頃乃刺之

步行來者坐而休之如行十里頃乃刺之

大驚大恐必定其氣乃刺之

刺中心一日死其動為噫

针禁忌法

大寒无刺《素问》云：天寒无刺，天温无疑。月生无泻。

月满无补，月郭空无治。

新内无刺，已刺无内。

大怒无刺，已刺无怒。

大劳无刺，已刺无劳。

大醉无刺，已刺无醉。

大饱无刺，已刺无饱。

大饥无刺，已刺无饥。

大渴无刺，已刺无渴。

乘车来者，卧而休之如食顷，乃刺之。

步行来者，坐而休之如行十里顷，乃刺之。

大惊大恐，必定其气乃刺之。

刺中心，一日死，其动为噫。

刺中肺三日死其動爲欬　刺中肝五日死其動爲語

刺中脾十五日死其動爲吞

刺中腎三日死其動爲嚏刺中五藏死日變動出素問刺禁篇又診要經終篇云中心者環死中脾者五日死中腎者七日死中肺者五日死又四時刺逆從篇云中心一日死其動爲噫中肝五日死其動爲語中肺三日死其動爲欬中腎六日死其動爲嚏欠中脾十日死其動爲吞王冰注云此三論皆岐伯之言而不同者傳之誤也

刺中膽一日半死其動爲嘔

刺中膈爲傷中不過一歲必死

刺跌上中大脉血出不止死

刺陰股中大脉出血不止死

刺面中流脉不幸爲盲

刺客主人内陷中脉爲内漏爲聾

刺頭中腦戸入腦立死　刺膝臏出液爲跛

刺舌下中脉大過血出不止爲瘖

刺中肺，三日死，其动为咳。

刺中肝，五日死，其动为语。

刺中脾，十五日死，其动为吞。

刺中肾，三日死，其动为嚏。

刺中五脏死日变动，出《素问·刺禁篇》。又《诊要经终篇》云：中心者环死，中脾者五日死，中肾者七日死，中肺者五日死。又《四时刺逆从篇》云：中心一日死，其动为噫；中肝五日死，其动为语；中肺三日死，其动为咳；中肾六日死，其动为嚏欠；中脾十日死，其动为吞。王冰注云：此三论皆岐伯之言，而不同者，传之误也。

刺中胆，一日半死，其动为呕。

刺中膈，为伤中，不过一岁必死。

刺跌上中大脉，血出不止死。

刺阴股中大脉，出血不止死。

刺面中流脉，不幸为盲。

刺客主人内陷中脉，为内漏，为聋。

刺头中脑户，入脑立死。

刺膝膑出液，为跛。

刺舌下中脉大过，血出不止，为瘖。

刺臂太陰脉出血多立死　刺足下布胳中脉血不出爲腫

刺足少陰脉重虚出血爲舌難以言

刺郄中大脉令人仆脱色　刺膺中陷中肺爲喘逆仰息

刺氣衝中脉血不出爲腫鼠鼷

刺肘中内陷氣歸之爲不屈伸　刺脊間中髓爲傴

刺陰股下三寸内陷令人遺溺

刺乳上中乳房爲腫根蝕　刺腋下脇間内陷令人欬

刺缺盆中内陷氣泄令人喘欬逆

刺小腹中膀胱溺出令人小腹滿

刺手魚腹内陷爲腫　刺腨腸内陷爲腫

刺目匡上陷骨中脉爲漏爲盲

刺關節中液出不得屈伸

神庭禁不可刺　上關刺不可深

刺臂太阴脉，出血多，立死。

刺足下布胳中脉，血不出，为肿。

刺足少阴脉，重虚出血，为舌难以言。

刺郄中大脉，令人仆脱色。

刺膺中陷中肺，为喘逆仰息。

刺气冲中脉，血不出为肿鼠鼷。

刺肘中内陷，气归之，为不屈伸。

刺脊间，中髓，为伛。

刺阴股下三寸内陷，令人遗溺。

刺乳上中乳房，为肿根蚀。

刺腋下胁间内陷，令人咳。

刺缺盆中内陷气泄，令人喘咳逆。

刺小腹，中膀胱，溺出，令人小腹满。

刺手鱼腹内陷，为肿。

刺腨肠内陷，为肿。

刺目匡上陷骨中脉，为漏为盲。

刺关节中液出，不得屈伸。

神庭禁不可刺。

上关刺不可深。

缺盆刺不可深　顱息刺不可多出血
臍中禁不可刺　左角刺不可久留
雲門刺不可深 經云雲門刺不可深今則都忌不刺學者宜詳悉之
五里禁不可刺　伏兔禁不可刺 按甲乙足陽明經伏兔刺入五分則不當禁
三陽絡禁不可刺　伏留刺無多見血
承筋禁不可刺　然谷刺無多見血
乳中禁不可刺　鳩尾禁不可刺
灸禁忌法
頭維禁不可灸　承光禁不可灸
腦戶禁不可灸　風府禁不可灸
瘖門禁不可灸　陰市禁不可灸
下關耳中有干適低無灸
耳門耳中有膿及適低無灸

缺盆刺不可深。

颅息刺不可多出血。

脐中禁不可刺。

左角刺不可久留。

云门刺不可深。《经》云：云门刺不可深，今则都忌不刺，学者宜详悉之。

五里禁不可刺。

伏兔禁不可刺。按《甲乙》足阳明经：伏兔刺入五分，则不当禁。

三阳络禁不可刺。

伏留刺无多见血。

承筋禁不可刺。

然谷刺无多见血。

乳中禁不可刺。

鸠尾禁不可刺。

灸禁忌法

头维禁不可灸。

承光禁不可灸。

脑户禁不可灸。

风府禁不可灸。

哑门禁不可灸。

阴市禁不可灸。

下关耳中有干适低，无灸。

耳门耳中有脓及适低，无灸。

人迎禁不可灸　陽關禁不可灸
絲竹空灸之不幸使人目小及盲　承泣禁不可灸
脊中禁不可灸　乳中禁不可灸
瘈脉禁不可灸　石門女子禁不可灸
白環輸禁不可灸　氣衝灸之不幸不得息
泉腋灸之不幸生膿蝕　天府禁不可灸
經渠禁不可灸　伏兎禁不可灸
地五會禁不可灸　鳩尾禁不可灸

五藏六腑變化傍通訣第四

凡五藏六腑變化無窮散在諸經其事隱沒難得具知今纂集相附以為傍通令學者少留意推尋造次可見矣

五藏　腎一水　心二火　肝三木　肺四金　脾五土
六腑　膀胱　小腸　膽　大腸　胃　三膲

人迎禁不可灸。

阳关禁不可灸。

丝竹空灸之，不幸使人目小及盲。

承泣禁不可灸。

脊中禁不可灸。

乳中禁不可灸。

瘈脉禁不可灸。

石门女子禁不可灸。

白环俞禁不可灸。

气冲灸之，不幸不得息。

泉腋灸之，不幸生脓蚀。

天府禁不可灸。

经渠禁不可灸。

伏兔禁不可灸。

地五会禁不可灸。

鸠尾禁不可灸。

五脏六腑变化旁通诀第四

凡五脏六腑，变化无穷，散在诸经，其事隐没，难得具知，今纂集相附，以为旁通，令学者少留意推寻，造次可见矣。

五脏	六腑
肾水一	膀胱
心火二	小肠
肝木三	胆
肺金四	大肠
脾土五	胃
	三焦

五藏經 足少陰 手少陰 足厥陰 手太陰 足太陰
六腑經 足太陽 手太陽 足少陽 手陽明 足陽明 手少陽
五藏脉 沈濡 洪盛 弦長 浮短 緩大
五藏斤兩 一斤二兩又云一斤一兩 十二兩三毛七孔 四斤四兩左三葉右四葉 三斤三兩六葉兩耳 二斤三兩
六腑斤兩 九兩二銖 二斤十四兩 三兩三銖 二斤十二兩 二斤十四兩
六腑丈尺 縱廣七寸又云九寸 長二丈四尺廣二寸四分 三寸三分 一丈二尺廣六寸 大一尺五寸
六腑所受 九升二合又云九升九合 二斗四升 一合難經作三合 一斗二升 三斗五升
五藏官 後宮列女 帝王 上將軍又爲郎官 大尚書又爲上將軍 諫議大夫
六腑官 水曹掾 監倉吏 將軍決曹吏 監倉掾 內嗇吏
五藏輸 十四椎 五椎 九椎 三椎 十一椎
六腑輸 十九椎 十八椎 十椎 十六椎 十二椎 十三椎
五藏募 京門 巨闕 期門 中府 章門
六腑募 中極 關元 日月 天樞 中管 石門

五脏经	六腑经
足少阴	足太阳
手少阴	手太阳
足厥阴	足少阳
手太阴	手阳明
足太阴	足阳明
	手少阳
五脏脉	**五脏斤两**
沉濡	一斤二两又云一斤一两
洪盛	十二两三毛七孔
弦长	四斤四两左三叶、右四叶
浮短	三斤三两六叶两耳
缓大	二斤三两
六腑斤两	**六腑丈尺**
九两二铢	纵广七寸又云九寸
二斤十四两	长二丈四尺广二寸四分
三两三铢	三寸三分
二斤十二两	一丈二尺广六寸
二斤十四两	大一尺五寸
六腑所受	
九升二合又云九升九合	
二斗四升	
一合《难经》作三合	
一斗二升	
三斗五升	
五脏官	**六腑官**
后宫列女	水曹掾
帝王	监仓吏
上将军又为郎官	将军决曹吏
大尚书又为上将军	监仓掾
谏议大夫	内啬吏
五脏输	**六腑输**
十四椎	十九椎
五椎	十八椎
九椎	十椎
三椎	十六椎
十一椎	十二椎
	十三椎
五脏募	**六腑募**
京门	中极
巨阙	关元
期门	日月
中府	天枢
章门	中脘
	石门

五藏脉出涌泉　中衝此胞胳經心經出少衝　大敦　少商　隱白
流甲乙作留　然谷　勞宮心經流少府　行間　魚際　大都
注　大溪　大陵心經注神門　大衝　大泉　太白
過　水泉　内關心經過通里　中封　列缺　公孫
行　伏留　間使心經行靈道　中郄　經渠　商丘
入　陰谷　曲澤心經入少海　曲泉　尺澤　陰陵泉
六腑脉出至陰　少澤　竅陰　商陽　厲兑　關衝此三膲經出入
流　通谷　前谷　俠谿　二間　内庭　腋門
注　束骨　後溪　臨泣　三間　陷谷　中渚
過　京骨　腕骨　丘墟　合谷　衝陽　陽池
行　崑崙　陽谷　陽輔　陽溪　解溪　支溝
入　委中　小海　陽陵泉　曲池　三里　天井
五竅　耳二陰　舌口　目　鼻　唇

五脏脉出	流《甲乙》作留
涌泉	然谷
中冲此心胞胳经，心经出少冲	劳宫心经流少府
大敦	行间
少商	鱼际
隐白	大都
注	**过**
太溪	水泉
大陵心经注神门	内关心经过通里
太冲	中封
大泉	列缺
太白	公孙
行	**入**
伏留	阴谷
间使心经行灵道	曲泽心经入少海
中郄	曲泉
经渠	尺泽
商丘	阴陵泉
六腑脉出	**流**
至阴	通谷
少泽	前谷
窍阴	侠溪
商阳	二间
厉兑	内庭
关冲此三焦经出入	腋门
注	**过**
束骨	京骨
后溪	腕骨
临泣	丘墟
三间	合谷
陷谷	冲阳
中渚	阳池
行	**入**
昆仑	委中
阳谷	小海
阳辅	阳陵泉
阳溪	曲池
解溪	三里
支沟	天井
五窍	
耳二阴	
舌口	
目	
鼻	
唇	

五養 骨精 血脉 筋 皮毛氣 肉
五液 唾 汗 淚 涕 涎
五聲 呻噫 言 呼 哭 歌
六氣 呬 吹呼 呵 嘘 唏
五神 志精 神性又作脉神 血魂 氣魄 意智又作營意
五有餘病 脹滿 笑不止 怒 喘喝仰息 涇溲不利
五不足病 厥逆 憂一作悲 恐 息利少氣 四肢不用
六情 惡哀 怵慮一作惠好 好喜一作直喜 威怒 樂愚
貪狼 廉貞 陰賊 寬大 公正 姦邪
八性 欲忌 友愛 慈惠悲 氣正 公私怨
五常 智謀 禮哲 仁肅 義乂 信聖
五事 聽聰 視明 皃恭 言從 思睿
五咎 急 豫 狂 僭 蒙

五养	五液
骨精	唾
血脉	汗
筋	泪
皮毛气	涕
肉	涎
五声	六气
呻噫	呬
言	吹呼
呼	呵
哭	嘘
歌	唏
五神	五有余病
志精	胀满
神性，又作脉神	笑不止
血魂	怒
气魄	喘喝仰息
意智，又作营意	泾溲不利
五不足病	六情
厥逆	恶哀
忧一作悲	怵虑一作惠好
恐	好喜一作直喜
息利少气	威怒
四肢不用	乐愚
八性	贪狼
欲忌	廉贞
友爱	阴贼
慈惠悲	宽大
气正	公正
公私怨	奸邪
五常	五事
智谋	听聪
礼哲	视明
仁肃	貌恭
义乂	言从
信圣	思睿
五咎	
急	
豫	
狂	
僭	
蒙	

五音　吟詠　肆呼　諷　唱　歌
五聲　羽四十八絲　徵五十四絲　角六十四絲　商七十二絲　宮八十一絲
五色　黑　赤　青　白　黃
五味　鹹　苦　酸　辛　甘
五臭　腐　焦　羶臊　腥　香
五宜子來扶母　酸　甘　苦　鹹　辛
五惡味之惡　甘　鹹　辛　苦　酸
五惡氣之惡　燥　熱　風　寒　濕
五數　一六　二七　三八　四九　五十
五行　水　火　木　金　土
五時　冬　夏　春　秋　季夏
五形外臺云外應五行之形內法五藏之象　曲　兌　直　方　圓
五畜　豕外臺云豕鼠　羊外臺云蛇馬　雞外臺云虎兔　犬外臺云猴雞　牛外臺云龍羊犬牛

五音	五声
吟咏	羽四十八丝
肆呼	徵五十四丝
讽	角六十四丝
唱	商七十二丝
歌	宫八十一丝
五色	**五味**
黑	咸
赤	苦
青	酸
白	辛
黄	甘
五臭	**五宜**子来扶母
腐	酸
焦	甘
羶臊	苦
腥	咸
香	辛
五恶味之恶	**五恶**气之恶
甘	燥
咸	热
辛	风
苦	寒
酸	湿
五数	**五行**
一六	水
二七	火
三八	木
四九	金
五十	土
五时	**五形**《外台》云：外应五行之形，内法五脏之象
冬	曲
夏	兑
春	直
秋	方
季夏	圆
五畜	
豕《外台》云：豕鼠	
羊《外台》云：蛇马	
鸡《外台》云：虎兔	
犬《外台》云：猴鸡	
牛《外台》云：龙羊犬牛	

五穀　大豆　麥　麻　稻穬　稷
五果　栗　杏　李　桃　棗
五菜　藿　薤　韭　葱　葵
論曰假令人腎心肝肺脾爲藏則膀胱小腸膽大腸胃爲腑足少陰爲腎經足太陽爲膀胱經下至五藏五果五菜皆爾觸類長之他皆倣此外臺續添二十三條本非千金之舊今更不附入

用針略例第五

夫用針刺者先明其孔穴補虚瀉實送堅付濡以急隨緩榮衛常行勿失其理夫爲針者不離乎心口如銜索目欲内視消息氣血不得妄行針入一分知天地之氣針入二分知呼吸出入上下水火之氣針入三分知四時五行五藏六腑逆順之氣針皮毛腠理者勿傷肌肉針肌肉者勿傷筋脉針筋脉者勿傷骨髓針骨髓者勿傷諸絡

五谷	五果	五菜
大豆	栗	藿
麦	杏	薤
麻	李	韭
稻黄黍	桃	葱
稷	枣	葵

论曰：假令人肾、心、肝、肺、脾为脏，则膀胱、小肠、胆、大肠、胃为腑。足少阴为肾经，足太阳为膀胱经，下至五脏、五果、五菜，皆尔触类长之，他皆仿此。《外台》续添二十三条，本非《千金》之旧，今更不附入。

用针略例第五

夫用针刺者，先明其孔穴，补虚泻实，送坚付濡，以急随缓，荣卫常行，勿失其理。夫为针者，不离乎心，口如衔索，目欲内视，消息气血，不得妄行。针入一分，知天地之气。针入二分，知呼吸出入，上下水火之气。针入三分，知四时五行，五脏六腑，逆顺之气。针皮毛腠理者，勿伤肌肉；针肌肉者，勿伤筋脉；针筋脉者，勿伤骨髓；针骨髓者，勿伤诸络。

東方甲乙木主人肝膽筋膜魂
南方丙丁火主人心小腸血脉神
西方庚辛金主人肺大腸皮毛魄
北方壬癸水主人腎膀胱骨髓精志
中央戊巳土主人脾胃肌肉意智
針傷筋膜者令人愕視失魂
傷血脉者令人煩乱失神
傷皮毛者令人上氣失魄
傷骨髓者令人呻吟失志
傷肌肉者令人四肢不收失智
此爲五乱因針所生若更失度者有死之憂也所謂針能殺生人不能起死人謂愚人妄針必死不能起生人也
又須審候与死人同狀者不可爲醫与亡國同政者不可爲

东方甲乙木，主人肝、胆、筋膜、魂。

南方丙丁火，主人心、小肠、血脉、神。

西方庚辛金，主人肺、大肠、皮毛、魄。

北方壬癸水，主人肾、膀胱、骨髓、精、志。

中央戊己土，主人脾、胃、肌肉、意、智。

针伤筋膜者，令人愕视失魂。

伤血脉者，令人烦乱失神。

伤皮毛者，令人上气失魄。

伤骨髓者，令人呻吟失志。

伤肌肉者，令人四肢不收失智。

此为五乱，因针所生。若更失度者，有死之忧也。所谓针能杀生人，不能起死人，谓愚人妄针必死，不能起生人也。

又须审候与死人同状者，不可为医；与亡国同政者，不可为

謀雖聖智神人不能活死人存亡國也故曰危邦不入乱邦不居凡愚人貪利不曉於治乱存亡危身滅族彼此俱喪亡國破家亦醫之道也

凡用針之法以補寫爲先呼吸應江漢補寫校升斗經緯有法則陰陽不相干震爲陽氣始火生於寅兊爲陰氣終戊爲土墓坎爲太玄華冬至之日夜半一陽爻生離爲太陽精爲中女之象欲補從卯南補不足地戶至巽爲地虛欲寫從酉北天門在乾針入因日明向寅至午針出隨月光從申向午午爲日月光之位如此思五行氣以調榮衛用以將息之是曰隨身寶

凡用鋒針針者除疾速也先補五呼刺入五分留十呼刺入一寸留二十呼隨師而將息之刺急者深內而久留之刺緩者淺內而疾發針刺大者微出其血刺滑者疾發針淺內而久留之刺澁者必得其脉隨其逆順久留之疾出之壓其穴

谋，虽圣智神人，不能活死人，存亡国也。故曰：危邦不入，乱邦不居。凡愚人贪利，不晓于治乱存亡，危身灭族，彼此俱丧，亡国破家，亦医之道也。

凡用针之法，以补泻为先，呼吸应江汉，补泻校升斗，经纬有法则，阴阳不相干，震为阳气始火生于寅，兑为阴气终戊为土墓，坎为太玄华冬至之日夜半，一阳爻生，离为太阳精为中女之象，欲补从卯南补不足地户至巽为地虚，欲泻从酉北天门在乾，针入因日明向寅至午，针出随月光从申向午，午为日月光之位。如此思五行，气以调荣卫，用以将息之，是曰随身宝。

凡用锋针针者，除疾速也，先补五呼，刺入五分留十呼，刺入一寸留二十呼，随师而将息之。刺急者，深内而久留之；刺缓者，浅内而疾发针；刺大者，微出其血；刺滑者，疾发针浅内而久留之；刺涩者，必得其脉，随其逆顺久留之，疾出之，压其穴，勿出其血諸小弱者勿用大針然氣不足宜調以百藥餘三針者正中破癰堅瘤結息肉也亦治人疾也火針亦用鋒針以油火燒之務在猛熱不熱即於人有損也隔日一報三報之後當膿水大出爲佳

巨闕太倉上下管此之一行有六穴忌火針也大癥塊當停針轉動須臾爲佳

每針常須看脉脉好乃下針脉惡勿乱下針也下針一宿發熱惡寒此爲中病勿恠之

灸例第六

凡孔穴在身皆是藏腑榮衛血脉流通表裏往來各有所主臨時救難必在審詳人有老少躰有長短膚有肥瘦皆須精思商量准而折之旡得一槩致有差失其尺寸之法依古者八寸爲尺仍取病者男左女右手中指上第一節爲一寸亦

勿出其血。诸小弱者，勿用大针，然气不足，宜调以百药。余三针者，正中破痈坚、瘤结、息肉也，亦治人疾也。火针亦用锋针，以油火烧之，务在猛热，不热即于人有损也。隔日一报，三报之后，当脓水大出为佳。

巨阙、太仓、上下脘，此之一行有六穴，忌火针也。大癥块当停针转动须臾为佳。

每针常须看脉，脉好乃下针，脉恶勿乱下针也。下针一宿发热恶寒，此为中病，勿怪之。

灸例第六

凡孔穴在身，皆是脏腑、荣卫、血脉流通，表里往来，各有所主，临时救难，必在审详。人有老少，体有长短，肤有肥瘦，皆须精思商量，准而折之，无得一概，致有差失。其尺寸之法，依古者八寸为尺，仍取病者男左女右手中指上第一节为一寸。亦有長短不定者即取手大拇指第一節橫度爲一寸以意消息巧拙在人其言一夫者以四指爲一夫又以肌肉文理節解縫會宛陷之中及以手按之病者快然如此子細安詳用心者乃能得之耳

凡經云橫三間寸者則是三灸兩間一寸有三灸灸有三分三壯之處即爲一寸黄帝曰灸不三分是謂徒冤炷務大也小弱炷乃小作之以意商量

凡點灸法皆須平直四體無使傾側灸時孔穴不正無益於事徒破好肉耳若坐點則坐灸之卧點則卧灸之立點則立灸之反此亦不得其穴矣

凡言壯數者若丁壯遇病病根深篤者可倍多於方數其人老小羸弱者可復減半依扁鵲灸法有至五百壯千壯皆臨時消息之明堂本經多云針入六分灸三壯更無餘論曹氏

有长短不定者，即取手大拇指第一节横度为一寸，以意消息，巧拙在人。其言一夫者，以四指为一夫，又以肌肉纹理、节解缝会，宛陷之中，及以手按之，病者快然。如此仔细安详用心者，乃能得之耳。

凡《经》云：横三间寸者，则是三灸两间。一寸有三灸，灸有三分，三壮之处，即为一寸。黄帝曰：灸不三分，是谓徒冤，炷务大也，小弱炷乃小作之，以意商量。

凡点灸法，皆须平直四体，无使倾侧。灸时孔穴不正，无益于事，徒破好肉耳。若坐点，则坐灸之；卧点，则卧灸之；立点，则立灸之。反此亦不得其穴矣。

凡言壮数者，若丁壮遇病。病根深笃者，可倍多于方数。其人老小羸弱者，可复减半。依扁鹊灸法，有至五百壮、千壮，皆临时消息之。《明堂本经》多云：针入六分，灸三壮，更无余论。曹氏

灸法有百壯者有五十壯者小品諸方亦皆有此仍須准病輕重以行之不可膠柱守株

凡新生兒七日以上周年以還不過七壯炷如雀屎大

凡灸當先陽後陰言從頭向左而漸下次後從頭向右而漸下先上後下皆以日正午已後乃可下火灸之時謂陰氣未至灸無不著午前平旦穀氣虚令人癲眩不可鍼灸也慎之其大法如此卒急者不可用此例

灸之生熟法腰已上爲上部腰已下爲下部外爲陽部榮内爲陰部衛故藏腑周流名曰經絡是故丈夫四十已上氣在腰老嫗四十已上氣在乳是以丈夫先衰於下婦人先衰於上灸之生熟亦宜撙而節之法當隨病遷變大法外氣務生内氣務熟其餘隨宜耳頭者身之元首人神之所法氣口精明三百六十五絡皆上歸於頭頭者諸陽之會也故頭病必

灸法有百壮者，有五十壮者，《小品》诸方，亦皆有此，仍须准病轻重以行之，不可胶柱守株。

凡新生儿七日以上，周年以还，不过七壮，炷如雀屎大。

凡灸，当先阳后阴，言从头向左而渐下，次后从头向右而渐下。先上后下，皆以日正午以后，乃可下火灸之。时谓阴气未至，灸无不着。午前平旦谷气虚，令人癫眩，不可针灸也，慎之。其大法如此。卒急者，不可用此例。

灸之生熟法：腰以上为上部，腰以下为下部；外为阳部，荣；内为阴部，卫。故脏腑周流，名曰经络。是故丈夫四十以上，气在腰；老妪四十以上，气在乳。是以丈夫先衰于下，妇人先衰于上。灸之生熟，亦宜撙而节之，法当随病迁变。大法外气务生，内气务熟，其余随宜耳。头者，身之元首，人神之所法，气口精明。三百六十五络，皆上归于头。头者，诸阳之会也。故头病必

宜審之灸其穴不得亂灸過多傷神或使陽精玄熟令陰魄
再卒是以灸頭正得滿百脊背者是體之横梁五藏之所繫
著太陽之會合陰陽動發冷熱成疾灸太過熟大害人也臂
脚手足者人之枝幹其神繫於五藏六腑隨血脉出能遠近
採物臨深履薄養於諸經其地狹淺故灸宜少灸過多即内
神不得入精神閉塞否滯不仁即臂不舉故四肢之灸不宜
太熟也然腹藏之内爲性貪於五味無厭成疾風寒結痼水
穀不消宜當熟之然大杼脊中腎輸膀胱八窌可至二百壯
心主手足太陰可至六七十壯三里太谿太衝陰陽二陵泉
上下二廉可至百壯腹上下管中管太倉關元可至百壯若
病重者皆當三報之乃愈病耳若治諸沈結寒冷病莫若灸
之宜熟若治諸陰陽風者身熱脉大者以鋒針刺之間日一
報之若治諸邪風鬼注痛處少氣以毫針去之隨病輕重用

宜审之。灸其穴不得乱，灸过多伤神。或使阳精玄熟，令阴魄再卒。是以灸头正得满百。脊背者，是体之横梁，五脏之所系着，太阳之会合。阴阳动发，冷热成疾，灸太过熟，大害人也。臂脚手足者，人之枝干，其神系于五脏六腑，随血脉出，能远近采物，临深履薄，养于诸经，其地狭浅，故灸宜少。灸过多，即内神不得入，精神闭塞，痞滞不仁，即臂不举，故四肢之灸，不宜太熟也。然腹脏之内，为性贪于五味无厌成疾，风寒结痼，水谷不消，宜当熟之。然大杼、脊中、肾俞、膀胱、八髎，可至二百壮；心主手足太阴，可至六七十壮；三里、太溪、太冲、阴阳二陵泉、上下二廉，可至百壮；腹上下脘、中脘、太仓、关元，可至百壮。若病重者，皆当三报之，乃愈病耳。若治诸沉结寒冷病，莫若灸之宜熟。若治诸阴阳风者，身热脉大者，以锋针刺之，间日一报之。若治诸邪风鬼疰，痛处少气，以毫针去之，随病轻重用之表針內藥隨時用之消息將之與天同心百年永安終無橫病此要略説之非賢勿傳秘之凡微數之脉愼不可灸傷血脉燋筋骨凡汗已後勿灸此爲大逆脉浮熱甚勿灸
頭面目咽灸之最欲生少手臂四肢灸之欲須小熟亦不宜多胷背腹灸之尤宜大熟其腰脊欲須少生大體皆須以意商量臨時遷改應機千變萬化難以一準耳其温病隨所著而灸之可百壯餘少至九十壯大杼胃管可五十壯手心主手足太陽可五十壯三里曲池太衝可百壯皆三報之乃可愈耳風勞沉重九部盡病及毒氣爲疾者不過五十壯亦宜三報之若攻藏腑成心腹疹者亦宜百壯若卒暴百病鬼魅所著者灸頭面四肢宜多灸腹背宜少其多不過五十其少不減三五七九壯凡陰陽濡風口喎僻者不過三十壯三日一報報如前微者三報重者九報此風氣濡微細入故宜緩

之，表针内药，随时用之，消息将之，与天同心，百年永安，终无横病。此要略说之，非贤勿传，秘之。凡微数之脉，慎不可灸，伤血脉，焦筋骨。凡汗以后勿灸，此为大逆。脉浮热甚，勿灸。

头、面、目、咽，灸之最欲生少。手臂四肢，灸之欲须小熟，亦不宜多。胸、背、腹，灸之尤宜大熟。其腰、脊，欲须少生。大体皆须以意商量，临时迁改，应机千变万化，难以一准耳。其温病，随所着而灸之，可百壮余，少至九十壮；大杼、胃脘，可五十壮；手心主、手足太阳，可五十壮；三里、曲池、太冲，可百壮，皆三报之，乃可愈耳。风劳沉重，九部尽病，及毒气为疾者，不过五十壮，亦宜三报之。若攻脏腑，成心腹疹者，亦宜百壮。若卒暴百病，鬼魅所着者，灸头面、四肢宜多，灸腹背宜少，其多不过五十，其少不减三、五、七、九壮。凡阴阳濡风，口㖞僻者，不过三十壮，三日一报，报如前。微者三报，重者九报。此风气濡微细入，故宜缓

火温氣推排漸抽以除耳若卒暴催迫則流行細入成固疾
不可愈也故宜緩火凡諸虚疾水穀沈結流離者當灸腹背
宜多而不可過百壯大凡人有卒暴得風或中時氣凡百所
苦皆須急灸療慎勿忍之停滯也若王相者可得無佗不爾
漸久後皆難愈深宜知此一條凡人吴蜀地遊官體上常須
三兩處灸之勿令瘡暫差則瘴癘温瘧毒氣不能著人也
故吴蜀多行灸法有阿是之法言人有病痛即令捏其上若
裏當其處不問孔穴即得便快成痛處即云阿是灸刺皆驗
故曰阿是穴也

太醫針灸宜忌第七

論曰欲行針灸先知行年宜忌及人神所在不與禁忌相應
即可今具如左

木命人行年在木則不宜針及服青藥火命人行年在火則

火温气，推排渐抽以除耳。若卒暴催迫，则流行细入成痼疾，不可愈也，故宜缓火。凡诸虚疾，水谷沉结流离者，当灸腹背宜多，而不可过百壮。大凡人有卒暴得风，或中时气，凡百所苦，皆须急灸疗，慎勿忍之停滞也。若旺相者，可得无佗，不尔渐久，后皆难愈。深宜知此一条。凡人吴蜀地游官，体上常须三两处灸之，勿令疮暂瘥，则瘴疠温疟毒气不能着人也。故吴蜀多行灸法。有阿是之法，言人有病痛，即令捏其上，若里当其处，不问孔穴，即得便快成痛处，即云阿是。灸刺皆验，故曰阿是穴也。

太医针灸宜忌第七

论曰：欲行针灸，先知行年宜忌，及人神所在，不与禁忌相应即可，今具如下：

木命人，行年在木，则不宜针及服青药。火命人，行年在火，则不宜汗及服赤药。土命人，行年在土，则不宜吐及服黄药。金命人，行年在金，则不宜灸及服白药。水命人，行年在水，则不宜下及服黑药。凡医者，不知此法，下手即困。若遇年命厄会深者，下手即死。

推天医血忌等月忌及日忌旁通法

月旁通：正　二　三　四　五　六　七　八　九　十　十一　十二

天医：卯　寅　丑　子　亥　戌　酉　申　未　巳　午　辰 呼师治病吉

血忌：丑　未　寅　申　卯　酉　辰　戌　巳　亥　午　子 忌针灸

月厌：戌　酉　申　未　午　巳　辰　卯　寅　丑　子　亥 忌针灸

四激：戌　戌　戌　丑　丑　丑　辰　辰　辰　未　未　未 忌针灸

月杀：戌　巳　午　未　寅　卯　辰　亥　子　丑　申　酉 不可举，百事凶。《千金翼》《外台》云：丑　戌　未　辰　丑　戌　未　辰　丑　戌　未　辰

月刑：巳　子　辰　申　午　丑　寅　酉　未　亥　卯　戌 不疗病

六害巳辰卯寅丑子亥戌酉申未午不療病
右天醫上呼師避病吉若刑害上凶
推行年醫法
年至子丑寅卯辰巳午未申酉戌亥
天醫卯戌子未酉亥辰寅巳午丑申
求歲天醫法
常以傳送加太歲太一下爲天醫
求月天醫法
陽月以大吉陰月以小吉加月建功曹下爲鬼道傳
送下爲天醫
推避病法
以小吉加月建登明下爲天醫可於此避病
推治病法

六害：巳　辰　卯　寅　丑　子　亥　戌　酉　申　未　午不疗病

上天医上呼师避病吉，若刑害上凶。

推行年医法

年至：子　丑　寅　卯　辰　巳　午　未　申　酉　戌　亥

天医：卯　戌　子　未　酉　亥　辰　寅　巳　午　丑　申

求岁天医法

常以传送加太岁太一下为天医。

求月天医法

阳月以大吉，阴月以小吉，加月建功曹下为鬼道，传送下为天医。

推避病法

以小吉加月建登明下为天医，可于此避病。

推治病法

以月将加时天医加病人年治之差。

唤师法

末卯巳亥酉鬼所在唤师凶。

推行年人神法

脐	心	肘	咽	口	头	背	膝	足
一	二	三	四	五	六	七	八	九
十	十一	十二	十三	十四	十五	十六	十七	十八
十九	二十	二十一	二十二	二十三	二十四	二十五	二十六	二十七
二十八	二十九	三十	三十一	三十二	三十三	三十四	三十五	三十六
三十七	三十八	三十九	四十	四十一	四十二	四十三	四十四	四十五
四十六	四十七	四十八	四十九	五十	五十一	五十二	五十三	五十四
五十五	五十六	五十七	五十八	五十九	六十	六十一	六十二	六十三
六十四	六十五	六十六	六十七	六十八	六十九	七十	七十一	七十二

七十三	七十四	七十五	七十六	七十七	七十八	七十九	八十	八十一
八十二	八十三	八十四	八十五	八十六	八十七	八十八	八十九	九十

上九部行神，岁移一部，周而复始，不可针灸。

推十二部人神所在法

心辰	一	十三	二五	三七	四九	六一	七三	八五
喉卯	二	十四	二六	三八	五十	六二	七四	八六
头寅	三	十五	二七	三九	五一	六三	七五	八七
眉丑《千金翼》作肩	四	十六	二八	四十	五二	六四	七六	八八
背子	五	十七	二九	四一	五三	六五	七七	八九
腰亥	六	十八	三十	四二	五四	六六	七八	九十
腹戌	七	十九	三一	四三	五五	六七	七九	九一
项酉	八	二十	三二	四四	五六	六八	八十	九二
足申	九	二一	三三	四五	五七	六九	八一	九三
膝未	十	二二	三四	四六	五八	七十	八二	九四
阴午	十一	二三	三五	四七	五九	七一	八三	九五
股巳	十二	二四	三六	四八	六十	七二	八四	九六

右十二部人神所在竝不可針灸及損傷慎之

日辰忌

一日足大指　二日外踝

三日股內　四日腰

五日口舌咽懸癰

六日足小指外臺云手小指

七日內踝　八日足腕

九日尻　十日背腰

十一日鼻柱千金翼云及眉　十二日髮際

十三日牙齒　十四日胃管

十五日遍身　十六日胷乳

十七日氣衝千金翼云及脇　十八日腹內

十九日足趺　二十日膝下

二十一日手小指　二十二日伏兔

上十二部人神所在，并不可针灸及损伤，慎之。

日辰忌

一日足大趾　二日外踝

三日股内　四日腰

五日口舌咽悬痈

六日足小趾《外台》云：手小趾

七日内踝　八日足腕

九日尻　十日背腰

十一日鼻柱《千金翼》云：及眉

十二日发际　十三日牙齿

十四日胃脘　十五日遍身

十六日胸乳

十七日气冲《千金翼》云：及胁

十八日腹内　十九日足跗

二十日膝下　二十一日手小指

二十二日伏兔

二十三日肝輸 二十四日手陽明兩脇
二十五日足陽明 二十六日手足
二十七日膝 二十八日陰
二十九日膝脛顳顬 三十日關元下至足心外臺云足趺上
十干十二支人神忌日
甲日頭 乙日項 丙日肩臂 丁日胸脇 戊日腹
己日背 庚日肺 辛日脚 壬日腎 癸日足
又云甲乙日忌寅時頭 丙丁日忌辰時耳
戊己日忌午時髮 庚辛日忌申時文闕
壬癸日忌酉時足
子日目 丑日耳 寅日口外臺云胷面
卯日鼻外臺云在脾 辰日腰 巳日手外臺云頭口
午日心 未日足外臺云兩足心 申日頭外臺云在肩

二十三日肝俞

二十四日手阳明两胁

二十五日足阳明

二十六日手足

二十七日膝　二十八日阴

二十九日膝胫颞颥

三十日关元下至足心《外台》云：足趺上

十干十二支人神忌日

甲日头　乙日项　丙日肩臂

丁日胸胁　戊日腹　己日背

庚日肺　辛日脚　壬日肾

癸日足

又云：甲乙日忌寅时头　丙丁日忌辰时耳　戊己日忌午时发　庚辛日忌申时阙文　壬癸日忌酉时足

子日目　丑日耳　寅日口《外台》云：胸面

卯日鼻《外台》云：在脾　辰日腰　巳日手《外台》云：头口

午日心　未日足《外台》云：两足心　申日头《外台》云：在肩

酉日背（外臺云胫） 戌日項（外臺云咽喉） 亥日頂（外臺云臂胫）
建日申時頭（外臺云足） 除日酉時膝（外臺云眼）
滿日戌時腹 平日亥時腰背
定日子時心 執日丑時手
破日寅時口 危日卯時鼻
成日辰時脣 收日巳時足（外臺云頭）
開日午時耳 閉日未時目
右件時不得犯其處殺人
十二時忌
子時踝 丑時頭 寅時目 卯時面耳（外臺云在項）
辰時項口（外臺云在面） 巳時肩（外臺云在乳） 午時胷脇 未時腹
申時心 酉時背胛（外臺云在膝） 戌時腰陰 亥時股
又立春春分脾立夏夏至肺立秋秋分肝立冬冬至心四季

酉日背《外台》云：胫

戌日项《外台》云：咽喉

亥日顶《外台》云：臂胫

建日申时头《外台》云：足

除日酉时膝《外台》云：眼

满日戌时腹　平日亥时腰背

定日子时心　执日丑时手

破日寅时口　危日卯时鼻

成日辰时唇　收日巳时足《外台》云：头

开日午时耳　闭日未时目

上件时不得犯其处，杀人。

十二时忌

子时踝　丑时头　寅时目

卯时面耳《外台》云：在项

辰时项口《外台》云：在面

巳时肩《外台》云：在乳

午时胸胁　未时腹　申时心

酉时背胛《外台》云：在膝

戌时腰阴　亥时股

又：立春春分脾，立夏夏至肺，立秋秋分肝，立冬冬至心，四季

十八日腎巳上竝不得醫治凶

凡五藏主時不得治及忌針灸其經絡凶

又正月丑　二月戌　三月未　四月辰

五月丑　六月戌　七月未　八月辰

九月丑　十月戌　十一月未　十二月辰

又春左脇秋右脇夏在臍冬在腰皆凶

又每月六日十五日十八日二十二日二十四日小盡日療病令人長病

戊午甲午此二日大忌刺出血服藥針灸皆凶千金翼云不出月凶

甲辰　庚寅　乙卯　丙辰　辛巳此日針灸凶

壬辰　甲辰　己巳　丙午　丁未此日男忌針灸

甲寅　乙卯　乙酉　乙巳　丁巳此日女人特忌針灸

甲子　壬子　甲午　丙辰　丁巳　辛卯　癸卯

十八日肾。以上并不得医治，凶。

凡五脏主时，不得治及忌针灸其经络，凶。

又：正月丑　二月戌　三月未　四月辰　五月丑　六月戌　七月未　八月辰　九月丑　十月戌　十一月未　十二月辰

又：春左胁，秋右胁，夏在脐，冬在腰，皆凶。

又：每月六日、十五日、十八日、二十二日、二十四日，小尽日疗病，令人长病。

戊午、甲午，此二日大忌刺出血，服药、针灸皆凶。《千金翼》云：不出月凶。

甲辰，庚寅，乙卯，丙辰，辛巳，此日针灸凶。

壬辰，甲辰，己巳，丙午，丁未，此日男忌针灸。

甲寅，乙卯，乙酉，乙巳，丁巳，此日女人特忌针灸。

甲子，壬子，甲午，丙辰，丁巳，辛卯，癸卯，

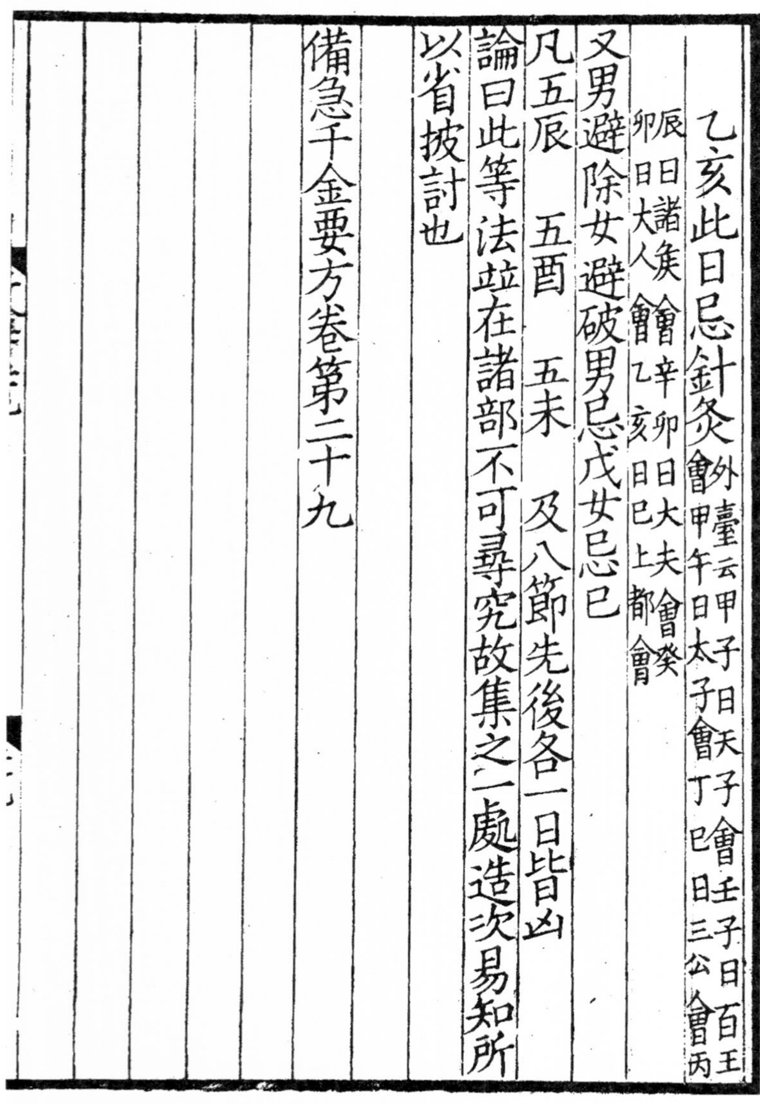

乙亥此日忌針灸外臺云甲子日天子會壬子日百王會甲午日太子會丁巳日三公會丙辰日諸侯會辛卯日大夫會癸卯日大人會乙亥日已上都會

又男避除女避破男忌戊女忌巳

凡五辰　五酉　五未　及八節先後各一日皆凶

論曰此等法並在諸部不可尋究故集之一處造次易知所以省披討也

備急千金要方卷第二十九

乙亥，此日忌针灸。《外台》云：甲子日天子会，壬子日百王会，甲午日太子会，丁巳日三公会，丙辰日诸侯会，辛卯日大夫会，癸卯日大人会，乙亥日以上都会。

又：男避除，女避破，男忌戊女忌己[1]。

凡五辰、五酉、五未，及八节，先后各一日皆凶。

论曰：此等法，并在诸部，不可寻究，故集之一处，造次易知，所以省披讨也。

备急千金要方卷第二十九

---

①男忌戊，女忌己：《普济方》卷四一一、《徐氏针灸大全》卷六、《针灸逢源》卷三、《勉学堂针灸集成》卷一作“男忌戌，女忌巳”。

備急千金要方卷第三十 針灸下

朝奉郎守太常少卿充秘閣校理判登聞檢院上護軍賜緋魚袋臣林億等校正

孔穴主對法

論曰凡云孔穴主對者穴名在上病狀在下或一病有數十穴或數病共一穴皆臨時斟酌作法用之其有須針者即針刺以補寫之不宜針者直爾灸之然灸之大法但其孔穴與針無忌即下白針若溫針訖乃灸之此為良醫其脚氣一病最宜針之若針而不灸灸而不針皆非良醫也針灸而藥藥不針灸尤非良醫也但恨下里間知針者鮮耳所以學者深須解用針燔針白針皆須妙解知針知藥固是良醫

頭面第一 項目鼻耳口舌齒咽喉附

心腹第二 胷脇脹滿大小便泄利消渴水腫不能食嘔吐吐血欬逆上氣賁豚附

备急千金要方卷第三十　针灸下

朝奉郎守太常少卿充秘阁校理判登闻检院上护军赐绯鱼袋 臣 林亿等校正

孔穴主对法

论曰：凡云孔穴主对者，穴名在上，病状在下，或一病有数十穴，或数病共一穴，皆临时斟酌作法用之。其有须针者，即针刺以补泻之，不宜针者，直尔灸之。然灸之大法，但其孔穴与针无忌，即下白针若温针讫，乃灸之，此为良医。其脚气一病，最宜针之。若针而不灸，灸而不针，皆非良医也。针灸而药，药不针灸，尤非良医也，但恨下里间知针者鲜耳，所以学者深须解用针，燔针、白针皆须妙解，知针、知药固是良医。

头面第一 项、目、鼻、耳、口、舌、齿、咽喉附

心腹第二 胸胁、胀满、大小便、泄利、消渴、水肿、不能食、呕吐、吐血、咳逆上气、贲豚附

四肢第三手臂附肩背腰脊脚膝附

風痺第四癲癇尸厥中惡尸注附

熱病第五黄疸霍亂瘧附

瘿瘤第六痔漏癩疝陰病附

雜病第七

婦人第八小兒附

頭面第一

頭病

神庭　水溝主寒熱頭痛喘渴目不可視

頭維　大陵主頭痛如破目痛如脫甲乙云喘逆煩滿嘔吐流汗難言

崑崙　曲泉　飛揚　前谷　少澤

通里主頭眩痛

竅陰　強間主頭痛如錐刺不可以動

四肢第三手臂附、肩背、腰脊、脚、膝附

风痹第四癫痫、尸厥、中恶、尸注附

热病第五黄疸、霍乱、疟附

瘿瘤第六痔漏、癞疝、阴病附

杂病第七

妇人第八小儿附

头面第一

头病

神庭、水沟：主寒热头痛，喘渴，目不可视。

头维、大陵：主头痛如破，目痛如脱。《甲乙》云：喘逆、烦满、呕吐、流汗、难言。

昆仑、曲泉、飞扬、前谷、少泽、通里：主头眩痛。

窍阴、强间：主头痛如锥刺，不可以动。

腦戶　通天　腦空主頭重痛
消濼主寒熱痺頭痛
攢竹　承光　腎輸　絲竹空
和窌主風頭痛
神庭主風頭眩善嘔煩滿
上星主風頭眩顏清
顖會主風頭眩頭痛顏清
上星主風頭引頷痛
天牖　風門　崑崙　關元　關衝主風眩頭痛
瘈脉主風頭耳後痛
合谷　五處主風頭熱
前頂　後頂　頷厭主風眩偏頭痛
玉枕主頭半寒痛甲乙云頭眩目痛頭半寒

脑户、通天、脑空：主头重痛。

消泺：主寒热痹头痛。

攒竹、承光、肾俞、丝竹空、和髎：主风头痛。

神庭：主风头眩，善呕烦满。

上星：主风头眩，颜清。

囟会：主风头眩，头痛，颜清。

上星：主风头引颔痛。

天牖、风门、昆仑、关元、关冲：主风眩头痛。

瘈脉：主风头耳后痛。

合谷、五处：主风头热。

前顶、后顶、颔厌：主风眩偏头痛。

玉枕：主头半寒痛。《甲乙》云：头眩目痛，头半寒。

天柱　陶道　大杼一作本神　孔最　後谿主頭痛
目窻　中渚　完骨　命門　豐隆　太白　外丘　通谷
京骨　臨泣　小海　承筋
陽陵泉主頭痛寒熱汗出不惡寒

項病

少澤　前谷　後谿　陽谷　完骨　崑崙　小海　攢竹
主項強急痛不可以顧
消濼　本神　通天　強間　風府　瘖門　天柱　風池
齗交　天衝　陶道　外丘　通谷　玉枕主項如拔不可
左右顧
天容　前谷　角孫　腕骨　支正主頸腫項痛不可顧
天容主頸項癰不能言
飛陽　涌泉　頷厭　後頂主頸項疼歷節汗出

天柱、陶道、大杼一作本神、孔最、后溪：主头痛。

目窗、中渚、完骨、命门、丰隆、太白、外丘、通谷、京骨、临泣、小海、承筋、阳陵泉：主头痛寒热，汗出不恶寒。

项病

少泽、前谷、后溪、阳谷、完骨、昆仑、小海、攒竹：主项强急痛不可以顾。

消泺、本神、通天、强间、风府、哑门、天柱、风池、龈交、天冲、陶道、外丘、通谷、玉枕：主项如拔，不可左右顾。

天容、前谷、角孙、腕骨、支正：主颈肿项痛，不可顾。

天容：主颈项痛，不能言。

飞扬、涌泉、颔厌、后顶：主颈项疼，历节汗出。

角孫主頸頷柱滿

面病

攢竹 齗交 玉枕主面赤頰中痛

巨窌主面惡風寒頰腫痛

上星 顖會 前頂 腦戶 風池主 面赤腫

天突 天窻主面皮熱

腎輸 內關主面赤熱

行間主面蒼黑

太衝主面塵黑

天窻主頰腫痛

中渚主顳顬痛頷顱熱痛面赤

懸釐主面皮赤痛

目病

角孙：主颈颔柱满。

面病

攒竹、龈交、玉枕：主面赤，颊中痛。

巨髎：主面恶风寒，颊肿痛。

上星、囟会、前顶、脑户、风池：主面赤肿。

天突、天窗：主面皮热。

肾俞、内关：主面赤热。

行间：主面苍黑。

太冲：主面尘黑。

天窗：主烦肿痛。

中渚：主颞颥痛，颔颅热痛，面赤。

悬厘：主面皮赤痛。

目病

千金方三十　三

大敦主目不欲視大息

大都主目眩

承漿　前頂　天柱　腦空　目窻主目眩瞑

天柱　陶道　崑崙主目眩又目不明目如脫

腎輸　內關　心輸　復留　大泉　腕骨　中渚　攢竹

精明　百會　委中　崑崙　天柱　本神　大杼　頷厭

通谷　曲泉　後頂　絲竹空　胃輸主目䀮䀮不明惡風寒

陽白主目瞳子痛癢遠視䀮䀮昏夜無所見

掖門　前谷　後谿　腕骨　神庭　百會　天柱　風池

天牖　心輸主目泣出

至陰主目瞖

丘墟主視不精了目瞖瞳子不見

後谿主眥爛有瞖

大敦：主目不欲视，太息。

大都：主目眩。

承浆、前顶、天柱、脑空、目窗：主目眩瞑。

天柱、陶道、昆仑：主目眩，又目不明，目如脱。

肾俞、内关、心俞、复溜、大泉、腕骨、中渚、攒竹、睛明、百会、委中、昆仑、天柱、本神、大杼、颌厌、通谷、曲泉、后顶、丝竹空、胃俞：主目䀮䀮不明，恶风寒。

阳白：主目瞳子痛痒，远视䀮䀮，昏夜无所见。

腋门、前谷、后溪、腕骨、神庭、百会、天柱、风池、天牖、心俞：主目泣出。

至阴：主目翳。

丘墟：主视不精了，目翳，瞳子不见。

后溪：主眦烂有翳。

前谷　京骨主目中白瞖
京骨主目反白白瞖從内眥始
精明　齗交　承泣　四白　風池　巨窌　瞳子窌
上星　肝輸主目淚出多眵矆内眥赤痛癢生白膚瞖
天牖主目不明耳不聦
照海主目痛視如見星
肝輸主熱病差後食五辛多患眼闇如雀目
陽白　上星　本神　大都　曲泉　俠谿　三間　前谷
攢竹　玉枕主目系急目上揷
絲竹空　前頂主目上揷增風寒
承泣主目瞤動與項口相引甲乙云目不明淚出目眩瞢瞳子癢遠視䀮䀮昏夜無見目瞤動與項口參相引喎僻口不能言
申脉主目反上視若赤痛從内眥始

前谷、京骨：主目中白翳。

京骨：主目反白，白翳从内眦始。

睛明、龂交、承泣、四白、风池、巨髎、瞳子髎、上星、肝俞：主目泪出多眵矆，内眦赤痛痒，生白肤翳。

天牖：主目不明，耳不聪。

照海：主目痛，视如见星。

肝俞：主热病瘥后食五辛，多患眼暗如雀目。

阳白、上星、本神、大都、曲泉、侠溪、三间、前谷、攒竹、玉枕：主目系急，目上插。

丝竹空、前顶：主目上插，憎风寒。

承泣：主目瞤动，与项口相引。《甲乙》云：目不明，泪出，目眩瞢，瞳子痒，远视䀮䀮，昏夜无见，目瞤动，与项口参相引，㖞僻，口不能言。

申脉：主目反上视，若赤痛从内眦始。

三間　前谷主目急痛
大衝主下眥痛
陽谷　大衝　崑崙主目急痛赤腫
曲泉主目赤腫痛
束骨主眥爛赤
陽谿　陽谷主目痛赤
商陽　巨窌　上關　承光　童子窌　絡却主青盲无所見
顴窌　內關主目赤黃
掖門主目澀暴變
期門主目青而歐
二間主目眥傷
風池　腦戶　玉枕　風府　上星主目痛不能視先取譩譆後取天牖風池

三间、前谷：主目急痛。

太冲：主下眦痛。

阳谷、太冲、昆仑：主目急痛赤肿。

曲泉：主目赤肿痛。

束骨：主眦烂赤。

阳溪、阳谷：主目痛赤。

商阳、巨髎、上关、承光、瞳子髎、络却：主青盲无所见。

颧髎、内关：主目赤黄。

腋门：主目涩暴变。

期门：主目青而呕。

二间：主目眦伤。

风池、脑户、玉枕、风府、上星：主目痛不能视，先取噫嘻，后取天牖、风池。

大泉主目中白睛青
俠谿主外眥赤痛逆寒泣出目癢

鼻病

神庭　攢竹　迎香　風門　合谷　至陰　通谷　主鼻鼽清涕出
曲差　上星　迎香　素窌　水溝　齗交　通天　禾窌　風府主鼻窒喘息不利鼻喎僻多涕鼽衄有瘡
水溝　天牖主鼻不收涕不知香臭甲乙云鼻鼽不得息及衄不止
齗交主鼻中息肉不利鼻頭額頞中痛鼻中有蝕瘡
承靈　風池　風門　譩譆　後谿主鼻衄窒喘息不通
腦空　竅陰主鼻管疽發爲癘鼻
風門　五處主時時嚔不已
肝輸主鼻中酸

大泉：主目中白睛青。

侠溪：主外眦赤痛，逆寒，泣出目痒。

鼻病

神庭、攒竹、迎香、风门、合谷、至阴、通谷：主鼻鼽清涕出。

曲差、上星、迎香、素髎、水沟、龈交、通天、禾髎、风府：主鼻窒喘息不利，鼻㖞僻多涕，鼽衄有疮。

水沟、天牖：主鼻不收涕，不知香臭。《甲乙》云：鼻鼽不得息，及衄不止。

龈交：主鼻中息肉不利，鼻头额頞中痛，鼻中有蚀疮。

承灵、风池、风门、噫嘻、后溪：主鼻衄窒，喘息不通。

脑空、窍阴：主鼻管疽，发为疠鼻。

风门、五处：主时时嚏不已。

肝俞：主鼻中酸。

中管 三間 偏歴 厲兊 承筋 京骨 崑崙 承山
飛揚 隱白主頭熱鼻鼽衄
中管主鼻間焦臭
復留主涎出鼻孔中痛
京骨 申脉主鼻中衄血不止淋濼
厲兊 京骨 前谷主鼻不利涕黄
天柱主不知香臭
耳病
上關 下關 四白 百會 顱息 翳風 耳門 頷厭
天窻 陽谿 關衝 掖門 中渚主耳痛鳴聾
天容 聽會 聽宮 中渚主聾嘈嘈若蟬鳴
天牖 四瀆主暴聾
少商主耳前痛

中脘、三间、偏历、厉兑、承筋、京骨、昆仑、承山、飞扬、隐白：主头热，鼻衄。

中脘：主鼻间焦臭。

复溜：主涎出，鼻孔中痛。

京骨、申脉：主鼻中衄血不止，淋泺。

厉兑、京骨、前谷：主鼻不利，涕黄。

天柱：主不知香臭。

耳病

上关、下关、四白、百会、颅息、翳风、耳门、颔厌、天窗、阳溪、关冲、腋门、中渚：主耳痛鸣声。

天容、听会、听宫、中渚：主聋嘈嘈若蝉鸣。

天牖、四渎：主暴聋。

少商：主耳前痛。

曲池主耳痛

外關　會宗主耳渾渾淳淳聾聵無所聞

前谷　後谿主耳鳴仍取偏歷大陵

腕骨　陽谷　肩貞　竅陰　俠谿主頷痛引耳嘈嘈耳鳴無所聞

商陽主耳中風聾鳴刺入一分留一呼灸三壯左取右右取左如食頃

口病

承泣　四白　巨窌　禾窌　上關　大迎　顴骨　强間　風池　迎香　水溝主口喎僻不能言

頰車　顴窌主口僻痛惡風寒不可以嚼

外關　內庭　三里　大泉甲乙云口僻刺太淵引而下之　商丘主僻噤

水溝　齗交主口不能禁水漿喎僻

曲池：主耳痛。

外关、会宗：主耳浑浑淳淳，聋无所闻。

前谷、后溪：主耳鸣。仍取偏历、大陵。

腕骨、阳谷、肩贞、窍阴、侠溪：主颔痛，引耳嘈嘈，耳鸣无所闻。

商阳：主耳中风聋鸣。刺入一分，留一呼，灸三壮，左取右，右取左，如食顷。

口病

承泣、四白、巨髎、禾髎、上关、大迎、颧骨、强间、风池、迎香、水沟：主㖞僻不能言。

颊车、颧髎：主口僻痛，恶风寒，不可以嚼。

外关、内庭、三里、大泉《甲乙》云：口僻，刺太渊，引而下之、商丘：主僻噤。

水沟、龈交：主口不能噤水浆，㖞僻。

齗交　上關　大迎　翳風主口噤不開引鼻中
合谷　水溝主脣吻不收瘖不能言口噤不開商丘主口噤不開
曲鬢主口噤
地倉　大迎主口緩不收不能言
下關　大迎　翳風主口失欠下牙齒痛
膽輸　商陽　小腸輸主口舌乾食飲不下
勞宮　少澤　三間　大衝主口熱口乾口中爛
兌端　目窻　正營　耳門主脣吻強上齒齲痛
大谿　少澤主咽中乾口中熱唾如膠
曲澤　章門主口乾
陽陵泉主口苦嗌中介介然
光明　臨泣主喜齧頰
京骨　陽谷主自齧脣一作頰

龈交、上关、大迎、翳风：主口噤不开，引鼻中。

合谷、水沟：主唇吻不收，喑不能言，口噤不开。

商丘：主口噤不开。

曲鬓：主口噤。

地仓、大迎：主口缓不收，不能言。

下关、大迎、翳风：主口失欠，下牙齿痛。

胆俞、商阳、小肠俞：主口舌干，食饮不下。

劳宫、少泽、三间、太冲：主口热口干，口中烂。

兑端、目窗、正营、耳门：主唇吻强，上齿龋痛。

太溪、少泽：主咽中干，口中热，唾如胶。

曲泽、章门：主口干。

阳陵泉：主口苦，嗌中介介然。

光明、临泣：主喜啮颊。

京骨、阳谷：主自啮唇。一作颊。

解谿主口痛齧舌
勞宫主大人小兒口中腫腥臭
舌病
廉泉　然谷（甲乙作通谷）　陰谷主舌下腫難言舌瘲涎出
風府主舌緩瘖不能言舌急語難
扶突　大鍾　竅陰主舌本出血
魚際主舌上黄身熱
尺澤主舌乾脇痛
關衝主舌卷口乾心煩悶
支溝　天窻　扶突　曲鬢　靈道主暴瘖不能言
中衝主舌本痛
天突主俠舌縫脉青　復留主舌卷不能言
齒病

解溪：主口痛啮舌。

劳宫：主大人小儿口中肿，腥臭。

舌病

廉泉、然谷《甲乙》作通谷、阴谷：主舌下肿，难言，舌疭涎出。

风府：主舌缓，喑不能言，舌急语难。

扶突、大钟、窍阴：主舌本出血。

鱼际：主舌上黄，身热。

尺泽：主舌干胁痛。

关冲：主舌卷口干，心烦闷。

支沟、天窗、扶突、曲鬓、灵道：主暴喑不能言。

中冲：主舌本痛。

天突：主挟舌缝脉青。

复溜：主舌卷不能言。

齿病

厲兌 三間 衝陽 偏歷 小海 合谷 內庭

復留主齲齒

大迎 顴窌 聽會 曲池主齒痛惡寒

浮白主牙齒痛不能言

陽谷 正營主上牙齒痛

陽谷 掖門 商陽 二間 四瀆主下牙齒痛

角孫 頰車主牙齒不能嚼

下關 大迎 翳風 完骨主牙齒齲痛

曲鬢 衝陽主齒齲

喉咽病

風府 天窻 勞宫主喉嗌痛

扶突 天突 天谿主喉鳴暴忤氣哽

少商 大衝 經渠主喉中鳴

厉兑、三间、冲阳、偏历、小海、合谷、内庭、复溜：主龋齿。

大迎、颧髎、听会、曲池：主齿痛恶寒。

浮白：主牙齿痛，不能言。

阳谷、正营：主上牙齿痛。

阳谷、腋门、商阳、二间、四渎：主下牙齿痛。

角孙、颊车：主牙齿不能嚼。

下关、大迎、翳风、完骨：主牙齿龋痛。

曲鬓、冲阳：主齿龋。

喉咽病

风府、天窗、劳宫：主喉嗌痛。

扶突、天突、天溪：主喉鸣，暴忤气哽。

少商、太冲、经渠：主喉中鸣。

魚際主喉中焦乾

水突主㗋咽腫

掖門 四瀆主呼吸短氣咽中如息肉狀

間使主嗌中如扼甲乙作行間

少衝主酸咽

少府 蠡溝主嗌中有氣如息肉狀

中渚 支溝 內庭主嗌痛

復留 照海 大衝 中封主嗌乾

前谷 照海 中封主咽偏腫不可以咽

涌泉 大鍾主咽中痛不可內食

然谷 大谿主嗌內腫氣走咽㗋而不能言

風池主㗋咽僂引項攣不收

喉痺

鱼际：主喉中焦干。

水突：主咽喉[1]肿。

腋门、四渎：主呼吸短气，咽中如息肉状。

间使：主嗌中如扼。《甲乙》作行间。

少冲：主咽酸[2]。

少府、蠡沟：主嗌中有气如息肉状。

中渚、支沟、内庭：主嗌痛。

复溜、照海、太冲、中封：主嗌干。

前谷、照海、中封：主咽偏肿，不可以咽。

涌泉、大钟：主咽中痛，不可纳食。

然谷、太溪：主嗌内肿，气走咽喉而不能言。

风池：主咽喉偻引项，挛不收。

喉痹

①咽喉：原倒作“喉咽”，据《千金要方》卷三十第一乙正。下一处“咽喉”同据此乙正。

②咽酸：原倒作“酸咽”，据《千金要方》卷三十第一乙正。

完骨　天牖　前谷主喉痺頸項腫不可俛仰頰腫引耳後
中府　陽交主喉痺胷滿塞寒熱
天容　缺盆　大杼　膈輸　雲門　尺澤　二間　厲兌
涌泉　然谷主喉痺哽咽寒熱
天鼎　氣舍　膈輸主喉痺哽噎咽腫不得消食飲不下
天突主喉痺咽乾急
旋機　鳩尾主喉痺咽腫水漿不下
三間　陽谿主喉痺咽如哽
大陵　偏歷主喉痺嗌乾
神門　合谷風池主喉痺
三里　溫留　曲池　中渚　豐隆主喉痺不能言
關衝　竅陰　少澤主喉痺舌卷口乾
凡喉痺脇中暴逆先取衝脉後取三里雲門各瀉之又刺手

完骨、天牖、前谷：主喉痹，颈项肿不可俯仰，颊肿引耳后。

中府、阳交：主喉痹，胸满塞，寒热。

天容、缺盆、大杼、膈俞、云门、尺泽、二间、厉兑、涌泉、然谷：主喉痹哽咽，寒热。

天鼎、气舍、膈俞：主喉痹哽噎，咽肿不得消，食饮不下。

天突：主喉痹，咽干急。

璇玑、鸠尾：主喉痹咽肿，水浆不下。

三间、阳溪：主喉痹，咽如哽。

大陵、偏历：主喉痹嗌干。

神门、合谷、风池：主喉痹。

三里、温溜、曲池、中渚、丰隆：主喉痹不能言。

关冲、窍阴、少泽：主喉痹，舌卷口干。

凡喉痹，胁中暴逆，先取冲脉，后取三里、云门各泻之，又刺手

小指端出血立已

心腹第二

胷脇

通谷 章門 曲泉 膈輸 期門 食竇 陷谷 石門

主胷脇支滿

本神 顱息主胷脇相引不得傾側

大杼 心輸主胷中鬱鬱

肝輸 脾輸 志室主兩脇急痛

腎輸主兩脇引痛

神堂主胷腹滿

三間主胷滿腸鳴

期門 缺盆主胷中熱息賁脇下氣上

陽谿 天容主胷滿不得息

小指端出血立已。

心腹第二

胸胁

通谷、章门、曲泉、膈俞、期门、食窦、陷谷、石门：主胸胁支满。

本神、颅息：主胸胁相引不得倾侧。

大杼、心俞：主胸中郁郁。

肝俞、脾俞、志室：主两胁急痛。

肾俞：主两胁引痛。

神堂：主胸腹满。

三间：主胸满肠鸣。

期门、缺盆：主胸中热，息贲，胁下气上。

阳溪、天容：主胸满不得息。

曲池 人迎 神道 章門 中府 臨泣 天池 旋機
府輸主胷中滿
支溝主脇腋急痛
腕骨 陽谷主脇痛不得息
豐隆 丘墟主胷痛如刺
竅陰主脇痛欬逆
臨泣主季脇下支痛胷痺不得息
陽輔主胷脇痛
陽交主胷滿腫
環跳 至陰主胷脇痛無常處腰脇相引急痛
太白主胷脇脹切痛甲乙云腸鳴切痛
然骨主胷中寒欬唾有血
大鍾主胷喘息脹

曲池、人迎、神道、章门、中府、临泣、天池、璇玑、府俞：主胸中满。

支沟：主胁腋急痛。

腕骨、阳谷：主胁痛不得息。

丰隆、丘墟：主胸痛如刺。

窍阴：主胁痛咳逆。

临泣：主季胁下支痛，胸痹不得息。

阳辅：主胸胁痛。

阳交：主胸满肿。

环跳、至阴：主胸胁痛无常处，腰胁相引急痛。

太白：主胸胁胀切痛《甲乙》云：肠鸣切痛。

然骨：主胸中寒，咳唾有血。

大钟：主胸喘息胀。

膽輸　章門主脇痛不得卧胷滿歐無所出
大包主胷脇中痛
華蓋　紫宫　中庭　神藏　靈墟　胃輸　俠谿　步郎
商陽　上廉　三里　氣户　周榮　上管　勞宫　涌泉
陽陵泉主胷脇柱滿
膻中　天井主胷心痛
膺窻主胷脇癰腫　乳根主胷下滿痛
雲門主胷中暴逆
雲門　中府　隱白　期門　肺輸　魂門　大陵主胷中痛
鳩尾主胷滿欬逆
巨闕　間使主胷中澹澹　大泉主胷滿敫呼胷膺痛
中管　承滿主脇下堅痛　梁門主胷下積氣
關元　期門　少商主脇下脹

胆俞、章门：主胁痛不得卧，胸满，呕无所出。

大包：主胸胁中痛。

华盖、紫宫、中庭、神藏、灵墟、胃俞、侠溪、步廊、商阳、上廉、三里、气户、周荣、上脘、劳宫、涌泉、阳陵泉：主胸胁柱满。

膻中、天井：主胸心痛。

膺窗：主胸胁痈肿。

乳根：主胸下满痛。

云门：主胸中暴逆。

云门、中府、隐白、期门、肺俞、魂门、大陵：主胸中痛。

鸠尾：主胸满咳逆。

巨阙、间使：主胸中澹澹。

大泉：主胸满嗷呼，胸膺痛。

中脘、承满：主胁下坚痛。

梁门：主胸下积气。

关元、期门、少商：主胁下胀。

經渠　丘墟主胷背急胷中彭彭
尺澤　少澤主短氣脇痛心煩　間使主胷痺背相引
魚際主痺走胷背不得息　少衝主胷痛口熱
凡胷滿短氣不得汗皆針補手太陰以出汗
心病
支溝　大谿　然谷主心痛如錐刺甚者手足寒至節不息者死　大都　太白主暴泄心痛腹脹心痛尤甚
臨泣主胷痺心痛不得反側甲乙云不得息痛無常處
行間主心痛色蒼蒼然如死灰狀終日不得太息
通谷　巨闕　太倉　心輸　膻中　神府主心痛
通里主卒痛煩心心中懊憹數欠頻伸心下悸悲恐
期門　長強　天突　俠白　中衝主心痛短氣
尺澤主心痛彭彭然心煩悶亂少氣不足以息

经渠、丘墟：主胸背急，胸中彭彭。

尺泽、少泽：主短气，胁痛，心烦。

间使：主胸痹，背相引。

鱼际：主痹走胸背，不得息。

少冲：主胸痛口热。

凡胸满短气不得汗，皆针补手太阴以出汗。

心病

支沟、太溪、然谷：主心痛如锥刺，甚者手足寒至节，不息者死。

大都、太白：主暴泄，心痛腹胀，心痛尤甚。

临泣：主胸痹心痛，不得反侧。《甲乙》云：不得息，痛无常处。

行间：主心痛，色苍苍然如死灰状，终日不得太息。

通谷、巨阙、太仓、心俞、膻中、神府：主心痛。

通里：主卒痛烦心，心中懊憹，数欠频伸，心下悸悲恐。

期门、长强、天突、侠白、中冲：主心痛短气。

尺泽：主心痛彭彭然，心烦闷乱，少气不足以息。

腎輸 復留 大陵 雲門主心痛如懸
章門主心痛而嘔 大泉主心痛肺脹胃氣上逆
建里主心痛上搶心不欲食
鳩尾主心寒脹滿不得食息賁唾血厥心痛善噦心疝太息
上管主心痛有三蟲多涎不得反側
中管主心痛難以俛仰甲乙云身寒心疝衝冒死不知人
不容 期門主心切痛喜噫酸
靈道主心痛悲恐相引瘈瘲 肓門主心下大堅
間使主心懸如飢 然谷主心如懸少氣不足以息
郄門 曲澤 大陵主心痛 少衝主心痛而寒
商丘主心下有寒痛又主脾虛令人病不樂好太息
凡卒心痛汗出刺大敦出血立已
凡心實者則心中暴痛虛則心煩惕然不能動失智內關主之

肾俞、复溜、大陵、云门：主心痛如悬。

章门：主心痛而呕。

大泉：主心痛肺胀，胃气上逆。

建里：主心痛上抢心，不欲食。

鸠尾：主心寒胀满，不得食，息贲，唾血，厥，心痛善哕，心疝太息。

上脘：主心痛有三虫，多涎，不得反侧。

中脘：主心痛，难以俯仰。《甲乙》云：身寒，心疝冲冒，死不知人。

不容、期门：主心切痛，喜噫酸。

灵道：主心痛悲恐，相引瘈疭。

肓门：主心下大坚。

间使：主心悬如饥。

然谷：主心如悬，少气不足以息。

郄门、曲泽、大陵：主心痛。

少冲：主心痛而寒。

商丘：主心下有寒痛。又主脾虚，令人病不乐，好太息。

凡卒心痛，汗出，刺大敦出血立已。

凡心实者，则心中暴痛，虚则心烦，惕然不能动，失智，内关主之。

腹病

復留 中封 腎輸 承筋 陰包 承山 大敦主小腹痛

氣海主少腹疝氣遊行五藏腹中切痛

石門 商丘主少腹堅痛下引陰中

關元 委中 照海 大谿主少腹熱而偏痛

膈輸 陰谷主腹脹胃管暴痛及腹積聚肌肉痛

高曲主腹中積聚時切痛一名商曲

四滿主腹僻切痛 天樞主腹中盡痛

外陵主腹中盡疼 崑崙主腹痛喘暴滿

氣衝主身熱腹痛 腹結主繞臍痛搶心

衝門主寒氣滿腹中積痛疼淫濼

間使主寒中少氣 隱白主腹中寒冷氣脹喘

復留主腹厥痛 鳩尾主腹皮痛搔癢

腹病

复溜、中封、肾俞、承筋、阴包、承山、大敦：主小腹痛。

气海：主少腹疝气、游行五脏，腹中切痛。

石门、商丘：主少腹坚痛，下引阴中。

关元、委中、照海、太溪：主少腹热而偏痛。

膈俞、阴谷：主腹胀，胃脘暴痛，及腹积聚，肌肉痛。

高曲：主腹中积聚时切痛。一名商曲。

四满：主腹僻切痛。

天枢：主腹中尽痛。

外陵：主腹中尽痛。

昆仑：主腹痛喘暴满。

气冲：主身热腹痛。

腹结：主绕脐痛，抢心。

冲门：主寒气满，腹中积痛，淫泺。

间使：主寒中少气。

隐白：主腹中寒冷，气胀喘。

复溜：主腹厥痛。

鸠尾：主腹皮痛，瘙痒。

水分　石門主少腹中拘急痛
巨闕　上管　石門　陰蹻主腹中滿暴痛汗出
中極主腹中熱痛
行間主腹痛而熱上柱心心下滿
大谿主腹中相引痛　涌泉主風入腹中少腹痛
豐隆主胷痛如刺腹若刀切痛

脹滿病

中極主少腹積聚堅如石小腹滿
通谷主結積留飲癖囊胷滿飲食不消
膀胱輸主堅結積聚
胃管　三膲輸主少腹積聚堅大如盤胃脹食飲不消
上管主心下堅積聚冷脹
三里　章門　京門　厲兌　內庭　陰谷　絡却　崑崙

水分、石门：主少腹中拘急痛。

巨阙、上脘、石门、阴跷：主腹中满，暴痛汗出。

中极：主腹中热痛。

行间：主腹痛而热上柱心，心下满。

太溪：主腹中相引痛。

涌泉：主风入腹中，少腹痛。

丰隆：主胸痛如刺，腹若刀切痛。

胀满病

中极：主少腹积聚，坚如石，小腹满。

通谷：主结积，留饮癖囊，胸满，饮食不消。

膀胱俞：主坚结积聚。

胃脘、三焦俞：主少腹积聚，坚大如盘，胃胀，食饮不消。

上脘：主心下坚，积聚，冷胀。

三里、章门、京门、厉兑、内庭、阴谷、络却、昆仑、

商丘 陰陵泉 曲泉 陰谷主腹脹滿不得息
隱白主腹脹逆息 尺澤主腹脹喘振慄
解谿主腹大下重 大鍾主腹滿便難
肝輸 包肓主少腹滿 水道主少腹脹滿痛引陰中
日月 大橫主少腹熱欲走太息
委中主少腹堅腫 關元主寒氣入腹
懸樞主腹中積上下行 懸鍾主腹滿
脾輸 大腸輸主腹中氣脹引脊痛食飲多而身羸瘦名曰
食晦先取脾輸後取季肋
陰市主腹中滿痿厥少氣 丘墟主大疝腹堅
京門主寒熱䐜脹 高曲主腹中積聚
肓輸主大腹寒疝甲乙云大腹寒中 天樞主腹脹腸鳴氣上衝胷
氣衝主腹中大熱不安腹有大氣暴腹脹滿癃淫濼

商丘、阴陵泉、曲泉、阴谷：主腹胀满，不得息。

隐白：主腹胀逆息。

尺泽：主腹胀喘振栗。

解溪：主腹大下重。

大钟：主腹满便难。

肝俞、胞肓：主少腹满。

水道：主少腹胀满，痛引阴中。

日月、大横：主少腹热，欲走，太息。

委中：主少腹坚肿。

关元：主寒气入腹。

悬枢：主腹中积上下行。

悬钟：主腹满。

脾俞、大肠俞：主腹中气胀，引脊痛，食饮多而身羸瘦，名曰食晦。先取脾俞，后取季肋。

阴市：主腹中满，痿厥少气。

丘墟：主大疝腹坚。

京门：主寒热䐜胀。

高曲：主腹中积聚。

肓俞：主大腹寒疝。《甲乙》云：大腹寒中。

天枢：主腹胀肠鸣，气上冲胸。

气冲：主腹中大热不安，腹有大气，暴腹胀满，癃，淫泺。

大衝主羸瘦恐懼氣不足腹中悒悒
期門主腹大堅不得息脹痺滿少腹尤大
太陰郄主腹滿積聚
衝門主寒氣腹滿腹中積聚疼痛
巨闕　上管主腹脹五藏脹心腹滿
中管主腹脹不通疰大便堅憂思損傷氣積聚腹中甚痛作
膿腫往來上下
陰交主五藏遊氣　中極主寒中腹脹
太谿主腹中脹腫　三里　行間　曲泉主腹䐜滿
陷谷主腹大滿喜噫　衝陽主腹大不嗜食
解谿主厥氣上柱腹大　隱白主腹滿喜嘔
五里主心下脹滿而痛上氣
太白　公孫主腹脹食不化鼓脹腹中氣大滿

太冲：主羸瘦恐惧，气不足，腹中悒悒。

期门：主腹大坚，不得息。胀痹满，少腹尤大。

太阴郄：主腹满积聚。

冲门：主寒气腹满，腹中积聚疼痛。

巨阙、上脘：主腹胀，五脏胀，心腹满。

中脘：主腹胀不通，疰，大便坚，忧思损伤，气积聚，腹中甚痛，作脓肿，往来上下。

阴交：主五脏游气。

中极：主寒中腹胀。

太溪：主腹中胀肿。

三里、行间、曲泉：主腹䐜满。

陷谷：主腹大满，喜噫。

冲阳：主腹大不嗜食。

解溪：主厥气上柱，腹大。

隐白：主腹满喜呕。

五里：主心下胀满而痛，上气。

太白、公孙：主腹胀，食不化，鼓胀，腹中气大满。

商丘主腹中滿響響然不便心下有寒痛
漏谷主腸鳴強欠心悲氣逆腹䐜滿急
陰陵泉主腹中脹不嗜食脇下滿腹中盛水脹逆不得卧
蠡溝主數噫恐悸氣不足腹中悒悒
凡腹中熱喜渴涎出是蛔也以手聚而按之堅持勿令得移
以大針刺中管久持之中不動乃出針
凡腹滿痛不得息正仰卧屈一膝申一脚並氣衝針入三寸
氣至寫之
陰都主心滿氣逆腸鳴
陷谷 温留 漏谷 復留 陽綱主腸鳴而痛
上廉主腸鳴相追逐 胃輸主腹滿而鳴
章門主腸鳴盈盈然 膺窻主腸鳴泄注
太白 公孫主腸鳴 臍中主腸中常鳴上衝於心

商丘：主腹中满，响响然，不便，心下有寒痛。

漏谷：主肠鸣强欠，心悲气逆，腹䐜满急。

阴陵泉：主腹中胀，不嗜食，胁下满，腹中盛水胀逆，不得卧。

蠡沟：主数噫恐悸，气不足，腹中悒悒。

凡腹中热，喜渴涎出，是蛔也。以手聚而按之，坚持勿令得移，以大针刺中脘，久持之中不动，乃出针。

凡腹满痛，不得息，正仰卧，屈一膝，伸一脚，并气冲针入三寸，气至泻之。

阴都：主心满气逆肠鸣。

陷谷、温溜、漏谷、复溜、阳纲：主肠鸣而痛。

上廉：主肠鸣相追逐。

胃俞：主腹满而鸣。

章门：主肠鸣盈盈然。

膺窗：主肠鸣泄注。

太白、公孙：主肠鸣。

脐中：主肠中常鸣，上冲于心。

陰交主腸鳴濯濯如有水聲

大小便病

豐隆主大小便澀難

長強　小腸輸主大小便難淋癃

水道主三焦約大小便不通　營衛四穴主大小便不利

秩邊　包肓主癃閉下重大小便難

會陰主陰中諸病前後相引痛不得大小便

大腸輸　八窌主大小便利

陽綱主大便不節小便赤黃腸鳴泄注

承扶主尻中腫大便直出陰胞有寒小便不利

屈骨端主小便不利大便泄數并灸天樞

勞宮主大便血不止尿赤

大谿主尿黃大便難　大鍾主大便難

阴交：主肠鸣濯濯，如有水声。

大小便病

丰隆：主大小便涩难。

长强、小肠俞：主大小便难，淋癃。

水道：主三焦约，大小便不通。

营卫四穴：主大小便不利。

秩边、胞肓：主癃闭下重，大小便难。

会阴：主阴中诸病，前后相引痛，不得大小便。

大肠俞、八髎：主大小便利。

阳纲：主大便不节，小便赤黄，肠鸣泄注。

承扶：主尻中肿，大便直出，阴胞有寒，小便不利。

屈骨端：主小便不利，大便泄数，并灸天枢。

劳宫：主大便血不止，尿赤。

太溪：主尿黄，大便难。

大钟：主大便难。

中窌　石門　承山　大衝　中管　大鍾　大谿　承筋

主大便難

崑崙主不得大便　肓輸主大便乾腹中切痛

石關主大便閉寒氣結心堅滿

中注　浮郄主少腹熱大便堅

上廉　下廉主小便難黄　腎輸主小便難赤濁骨寒熱

會陰主小便難竅中熱

横骨　大巨　期門主小腹滿小便難陰下縱

大敦　箕門　委中　委陽主陰跳遺小便難

少府　三里主小便不利癃

中極　蠡溝　漏谷　承扶　至陰主小便不利失精

陰陵泉主心下滿寒中小便不利

關元主胞閉塞小便不通勞熱石淋

中髎、石门、承山、太冲、中脘、大钟、太溪、承筋：主大便难。

昆仑：主不得大便。

肓俞：主大便干，腹中切痛。

石关：主大便闭，寒气结，心坚满。

中注、浮郄：主少腹热，大便坚。

上廉、下廉：主小便难、黄。

肾俞：主小便难，赤浊，骨寒热。

会阴：主小便难，窍中热。

横骨、大巨、期门：主小腹满，小便难，阴下纵。

大敦、箕门、委中、委阳：主阴跳遗，小便难。

少府、三里：主小便不利，癃。

中极、蠡沟、漏谷、承扶、至阴：主小便不利，失精。

阴陵泉：主心下满，寒中，小便不利。

关元：主胞闭塞，小便不通，劳热石淋。

京門照海主尿黄水道不通

京門主溢飲水道不通溺黄

包肓秩邊主癃閉下重不得小便

陰交石門 委陽主小腹堅痛引陰中不得小便

關元主石淋臍下三十六疾不得小便并灸足太陽

列缺主小便熱痛 大陵主目赤小便如血

承漿主小便赤黄或時不禁

完骨小腸輸白環輸 膀胱輸主小便赤黄

中管主小腸有熱尿黄 前谷 委中主尿赤難

陰谷主尿難陰痿不用 中封行間主振寒溲白尿難痛

關元主傷中尿血

凡尿青黄赤白黒青取井黄取輸赤取滎白取經黒取合

復留主淋 關元涌泉主胞轉氣淋又主小便數

京门、照海：主尿黄，水道不通。

京门：主溢饮，水道不通，溺黄。

包肓、秩边：主癃闭，下重，不得小便。

阴交、石门、委阳：主小腹坚痛引阴中，不得小便。

关元：主石淋，脐下三十六疾，不得小便。并灸足太阳。

列缺：主小便热痛。

大陵：主目赤，小便如血。

承浆：主小便赤黄，或时不禁。

完骨、小肠俞、白环俞、膀胱俞：主小便赤黄。

中脘：主小肠有热，尿黄。

前谷、委中：主尿赤难。

阴谷：主尿难，阴痿不用。

中封、行间：主振寒，溲白，尿难痛。

关元：主伤中尿血。

凡尿青、黄、赤、白、黑：青取井，黄取俞，赤取荥，白取经，黑取合。

复溜：主淋。

关元、涌泉：主胞转气淋，又主小便数。

陰陵泉　關元主寒熱不節腎病不可以俛仰氣癃尿黄
氣衝主腹中滿熱淋閉不得尿
曲泉主癃閉陰痿　交信主氣淋
然谷主癃疝　行間主癃閉莖中痛
復留主血淋　懸鍾主五淋
大衝主淋不得尿陰上痛　大敦　氣門主五淋不得尿
曲骨主小腹脹血癃小便難　通里主遺溺
關門　中府　神門主遺尿甲乙中府作委中
陰陵泉　陽陵泉主失禁遺尿不自知

泄痢病

京門　然谷　陰陵泉主洞泄不化
交信主泄痢赤白漏血
復留主腸澼便膿血泄痢後重腹痛如痓狀

阴陵泉、关元：主寒热不节，肾病，不可以俯仰，气癃尿黄。

气冲：主腹中满热，淋闭不得尿。

曲泉：主癃闭阴痿。

交信：主气淋。

然谷：主癃疝。

行间：主癃闭，茎中痛。

复溜：主血淋。

悬钟：主五淋。

太冲：主淋，不得尿，阴上痛。

大敦、气门：主五淋，不得尿。

曲骨：主小腹胀，血癃，小便难。

通里：主遗溺。

关门、中府、神门：主遗尿。《甲乙》：中府作委中。

阴陵泉、阳陵泉：主失禁，遗尿不自知。

泄痢病

京门、然谷、阴陵泉：主洞泄不化。

交信：主泄痢，赤白漏血。

复溜：主肠澼，便脓血，泄痢后重，腹痛如痓状。

脾輸主泄痢不食食不生肌膚
小腸輸主泄痢膿血五色重下腫痛
丹田主泄痢不禁小腹絞痛
關元　大谿主泄痢不止　京門　崑崙主洞泄躰痛
天樞主冬月重感於寒則泄當臍痛腸胃間遊氣切痛
腹哀主便膿血寒中食不化腹中痛
尺澤主嘔泄上下出兩脇下痛　束骨主腸澼泄
太白主腹脹食不化喜嘔泄有膿血
地機主溏瘕腹中痛藏痺　陰陵泉　隱白主胷中熱暴泄
大衝　曲泉主溏泄痢泄下血　長強主頭重洞泄
腎輸　章門主寒中洞泄不化
會陽主腹中有寒泄注腸澼便血
三焦輸　小腸輸　下窌　意舍　章門主腸鳴臚脹欲泄注

脾俞：主泄痢不食，食不生肌肤。

小肠俞：主泄痢脓血五色，重下肿痛。

丹田：主泄痢不禁，小腹绞痛。

关元、太溪：主泄痢不止。

京门、昆仑：主洞泄体痛。

天枢：主冬月重感于寒则泄，当脐痛，肠胃间游气切痛。

腹哀：主便脓血，寒中食不化，腹中痛。

尺泽：主呕泄上下出，两胁下痛。

束骨：主肠澼泄。

太白：主腹胀，食不化，喜呕，泄有脓血。

地机：主溏瘕，腹中痛，脏痹。

阴陵泉、隐白：主胸中热，暴泄。

太冲、曲泉：主溏泄，痢泄下血。

长强：主头重洞泄。

肾俞、章门：主寒中，洞泄不化。

会阳：主腹中有寒，泄注、肠澼、便血。

三焦俞、小肠俞、下髎、意舍、章门：主肠鸣胪胀，欲泄注。

中窌主腹脹飧泄　大腸輸主腸鳴腹䐜腫暴洩

消渴

承漿意舍關衝然谷主消渴嗜飲

勞宮主苦渴食不下　意舍主消渴身熱面目黄

曲池主寒熱渴　隱白主飲渴

行間大衝主嗌乾善渴　商丘主煩中渴

水腫

公孫主頭面腫　水溝主水腫人中滿

胃倉主水腫臚脹食飲不下惡寒

章門主身潤石水身腫　屋翳主身腫皮痛不可近衣

中府間使合谷主面腹腫

陰交石門主水脹水氣行皮中小腹皮敦敦然小便黄氣滿

關元主小腹滿石水　四滿然谷主大腹石水

中髎：主腹胀飧泄。

大肠俞：主肠鸣，腹䐜肿，暴泄。

消渴

承浆、意舍、关冲、然谷：主消渴嗜饮。

劳宫：主苦渴，食不下。

意舍：主消渴，身热，面目黄。

曲池：主寒热渴。

隐白：主饮渴。

行间、太冲：主嗌干喜渴。

商丘：主烦中渴。

水肿

公孙：主头面肿。

水沟：主水肿，人中满。

胃仓：主水肿，胪胀，食饮不下，恶寒。

章门：主身润，石水身肿。

屋翳：主身肿，皮痛不可近衣。

中府、间使、合谷：主面、腹肿。

阴交、石门：主水胀，水气行皮中，小腹皮敦敦然，小便黄，气满。

关元：主小腹满，石水。

四满、然谷：主大腹石水。

關門主身腫身重

天樞　豐隆　厲兌　陷谷　衝陽主面浮腫

氣衝主大氣石水

天府主身脹逆息不得卧風汗身腫喘息多唾

解谿主風水面胕腫顏黑　豐隆主四肢腫身濕

上廉主風水膝腫　三里主水腹脹皮腫

陷谷　列缺主面目癰腫　大敦主大腹腫脹臍腹邑邑

臨泣主腋下腫胸中滿　天牖主乳腫缺盆中腫

丘墟　陽蹻主腋下腫寒熱頸腫

崑崙主腰尻腫腨跟腫　復留　豐隆主風逆四肢腫

曲泉主腹腫　陰谷主寒熱腹偏腫

列缺主汗出四肢腫　完骨　巨窌主頭面氣胕腫

陽陵泉主頭面腫

关门：主身肿身重。

天枢、丰隆、厉兑、陷谷、冲阳：主面浮肿。

气冲：主大气石水。

天府：主身胀逆息，不得卧，风汗身肿，喘息多唾。

解溪：主风水，面肤肿，颜黑。

丰隆：主四肢肿，身湿。

上廉：主风水膝肿。

三里：主水，腹胀皮肿。

陷谷、列缺：主面目痈肿。

大敦：主大腹肿胀，脐腹悒悒。

临泣：主腋下肿，胸中满。

天牖：主乳肿，缺盆中肿。

丘墟、阳跷：主腋下肿，寒热，颈肿。

昆仑：主腰尻肿，腨跟肿。

复溜、丰隆：主风逆，四肢肿。

曲泉：主腹肿。

阴谷：主寒热，腹偏肿。

列缺：主汗出，四肢肿。

完骨、巨髎：主头面气胕肿。

阳陵泉：主头面肿。

凡頭目癰腫留飲胷脇支滿刺陷谷出血立已

不能食病

豐隆主不能食　石門主不欲食穀入不化

天樞　厲兌　內庭主食不化不嗜食俠臍急

維道主三焦有水氣不能食　中封主身黃有微熱不嗜食

然谷　內庭　脾輸主不嗜食

胃輸　腎輸主胃中寒脹食多身羸瘦

胃輸主嘔吐筋攣食不下不能食

大腸輸　周榮主食不下喜飲

陽綱　期門　少商　勞宮主飲食不下

章門主食飲不化入腹還出熱中不嗜食苦吞而聞食臭傷飽身黃酸疼羸瘦

中庭　中府主膈寒食不下嘔吐還出

食竇主膈中雷鳴察察隱隱常有水聲

凡头目痈肿，留饮，胸胁支满，刺陷谷出血立已。

不能食病

丰隆：主不能食。

石门：主不欲食，谷入不化。

天枢、厉兑、内庭：主食不化，不嗜食，挟脐急。

维道：主三焦有水气，不能食。

中封：主身黄，有微热，不嗜食。

然谷、内庭、脾俞：主不嗜食。

胃俞、肾俞：主胃中寒胀，食多，身羸瘦。

胃俞：主呕吐筋挛，食不下，不能食。

大肠俞、周荣：主食下不，喜饮。

阳纲、期门、少商、劳宫：主饮食不下。

章门：主食饮不化，入腹还出，热中不嗜食，苦吞而闻食臭伤饱，身黄酸疼，羸瘦。

中庭、中府：主膈寒，食不下，呕吐还出。

食窦：主膈中雷鸣，察察隐隐，常有水声。

巨闕主膈中不利　上管　中管主寒中傷飽食飲不化
中極主飢不能食
凡食飲不化入腹還出先取下管後取三里瀉之
凡不嗜食刺然谷多見血使人立飢
嘔吐病
商丘主脾虛令人病寒不樂好太息多寒熱喜嘔
俞府　靈墟　神藏　巨闕主嘔吐胷滿
率谷主煩滿嘔吐　天容主欬逆嘔沫
胃輸　腎輸主嘔吐　中庭中府主嘔逆吐食下還出
曲澤主逆氣嘔涎　石門主嘔吐
維道主嘔逆不止　陽陵泉主嘔宿汁心下澹澹
少商　勞宮主嘔吐　絕骨主病熱欲嘔
商丘　幽門　通谷主喜嘔大鍾　大谿主煩心滿嘔

巨阙：主膈中不利。

上脘、中脘：主寒中伤饱，食饮不化。

中极：主饥不能食。

凡食饮不化，入腹还出，先取下脘，后取三里泻之。

凡不嗜食，刺然谷多见血，使人立饥。

呕吐病

商丘：主脾虚，令人病寒不乐，好太息，多寒热，喜呕。

俞府、灵墟、神藏、巨阙：主呕吐胸满。

率谷：主烦满呕吐。

天容：主咳逆呕沫。

胃俞、肾俞：主呕吐。

中庭、中府：主呕逆吐，食下还出。

曲泽：主逆气呕涎。

石门：主呕吐。

维道：主呕逆不止。

阳陵泉：主呕宿汁，心下澹澹。

少商、劳宫：主呕吐。

绝骨：主病热欲呕。

商丘、幽门、通谷：主喜呕。

大钟、太溪：主烦心满呕。

䰟門陽關主嘔吐不住多涎　隱白主膈中嘔吐不欲食
巨闕　胷堂主吐食　膈輸主吐食又灸章門胃管
大敦主噦噫又灸石關　內廷主喜頻伸數欠惡聞人音

吐血病

上管　不容　大陵　主嘔血
胷堂　脾輸　手心主　間使　胃管　天樞　肝輸　魚際
勞宮　肩輸　大谿主唾血吐血
郄門主衄血嘔血　大泉　神門主唾血振寒嘔血上氣
手少陰郄主吐血　委中　隱白主衄血劇不止
行間主短氣嘔血胷背痛
大衝主面脣色白時時歐血女子漏血
涌泉主衄不止　然谷主欬唾有血
凡內損唾血不足外無膏澤地五會主之刺入三分特忌灸

魂门、阳关：主呕吐不住，多涎。

隐白：主膈中呕吐，不欲食。

巨阙、胸堂：主吐食。

膈俞：主吐食，又灸章门、胃脘。

大敦：主哕噫，又灸石关。

内庭：主喜频伸数欠，恶闻人音。

吐血病

上脘、不容、大陵：主呕血。

胸堂、脾俞、手心主、间使、胃脘、天枢、肝俞、鱼际、劳宫、肩俞、太溪：主唾血吐血。

郄门：主衄血、呕血。

大泉、神门：主唾血振寒，呕血上气。

手少阴郄：主吐血。

委中、隐白：主衄血剧不止。

行间：主短气呕血，胸背痛。

太冲：主面唇色白，时时呕血，女子漏血。

涌泉：主衄不止。

然谷：主咳唾有血。

凡内损唾血不足，外无膏泽，地五会主之，刺入三分，特忌灸。

凡唾血瀉魚際補尺澤

欬逆上氣

天容 廉泉 魄戶 氣舍 譩譆 扶突主欬逆上氣喘息歐沫齒噤甲乙云陽氣大逆上滿於胸中□虛肩息大氣逆上喘喝坐伏不得息取之天容上氣胸痛取之廉泉欬逆上氣魄戶及氣舍譩譆主之咽喉鳴喝喘息扶突主之唾沫天容主之

頭維主喘逆煩滿歐沫流汗

缺盆 心輸 肝輸 巨闕 鳩尾主欬唾血

期門 右手屈臂中橫文外骨上主欬逆上氣

缺盆 膻中 巨闕主欬嗽

然谷 天泉 陷谷 胷堂 章門 曲泉 天突 雲門

肺輸 臨泣 肩井 風門 行間主欬逆

維道主欬逆不止 天府主上氣喘不得息

扶突主欬逆上氣咽中鳴喘

凡唾血，泻鱼际，补尺泽。

咳逆上气

天容、廉泉、魄户、气舍、噫嘻、扶突：主咳逆上气，喘息呕沫，齿噤。《甲乙》云：阳气大逆，上满于胸中，愤䐜[1]肩息。大气逆上，喘喝坐伏不得息，取之天容；上气胸痛，取之廉泉；咳逆上气，魄户及气舍、噫嘻主之；咽喉鸣喝喘息，扶突主之；唾沫，天容主之。

头维：主喘逆烦满，呕沫流汗。

缺盆、心俞、肝俞、巨阙、鸠尾：主咳唾血。

期门、右手屈臂中横纹外骨上：主咳逆上气。

缺盆、膻中、巨阙：主咳嗽。

然谷、天泉、陷谷、胸堂、章门、曲泉、天突、云门、肺俞、临泣、肩井、风门、行间：主咳逆。

维道：主咳逆不止。

天府：主上气，喘不得息。

扶突：主咳逆上气，咽中鸣喘。

---

①愤䐜："愤"字缺字，"䐜"原作"虚"，据《灵枢·刺节真邪》《针灸甲乙经》卷九第三补、改。

魄戶　中府主肺寒熱呼吸不得臥欬逆上氣嘔沫喘氣相追逐　肺輸　腎輸主喘欬少氣百病
或中　石門主欬逆上氣涎出多唾
大包主大氣不得息　天池主上氣喉鳴
天突　華蓋主欬逆上氣喘暴
紫宮　玉堂　太谿主欬逆上氣心煩
膻中　華蓋主短氣不得息不能言
輸府　神藏主欬逆上氣喘不得息
或中　雲門主欬逆上氣涎出多唾呼吸喘悸坐不安席
步郎　安都主膈上不通呼吸少氣喘息
氣戶　雲門　天府　神門主喘逆上氣呼吸肩息不知食味
庫房　中府　周榮　尺澤主欬逆上氣呼吸多士澤沫膿血
中府主肺系急欬輒胸痛　經渠　行間主喜欬

魄户、中府：主肺寒热，呼吸不得卧，咳逆上气，呕沫喘气相追逐。

肺俞、肾俞：主喘咳少气百病。

彧中、石门：主咳逆上气，涎出多唾。

大包：主大气不得息。

天池：主上气喉鸣。

天突、华盖：主咳逆上气，喘暴。

紫宫、玉堂、太溪：主咳逆上气，心烦。

膻中、华盖：主短气不得息，不能言。

俞府、神藏：主咳逆上气，喘不得息。

彧中、云门：主咳逆上气，涎出多唾，呼吸喘悸，坐不安席。

步廊、安都：主膈上不通，呼吸少气，喘息。

气户、云门、天府、神门：主喘逆上气，呼吸肩息，不知食味。

库房、中府、周荣、尺泽：主咳逆上气，呼吸多唾浊[1]沫，脓血。

中府：主肺系急咳辄胸痛。

经渠、行间：主喜咳。

①唾浊：原作“士泽”，据《针灸资生经》卷四改。

鳩尾主噫喘胷滿欬嘔
期門主喘逆卧不安席欬脇下積聚
經渠主欬逆上氣喘掌中熱 俠白主欬乾歐煩滿
大陵主欬逆寒熱發 少海主氣逆呼吸噫噦嘔
少商 大陵主欬逆喘 大泉主欬逆胷滿喘不得息
勞宮主氣逆噫不止 三里主欬嗽多唾
支溝主欬面赤而熱 肩輸主上氣
前谷主欬而胷滿
欬喘曲澤出血立已又主卒欬逆逆氣
欬唾噫善欬氣無所出先取三里後取太白章門賁豚
章門 石門 陰交主賁豚上氣甲乙云賁豚腹腫章門主之賁豚氣上腹䐜痛莖腫先引腰後引少腹腰髖少腹堅痛下引陰中不得小便兩丸騫石門主之賁豚氣上腹䐜堅痛引陰中不得小便兩丸騫陰交主之
關元主賁豚寒氣入小腹

鸠尾：主噫喘，胸满咳呕。

期门：主喘逆，卧不安席，咳，胁下积聚。

经渠：主咳逆，上气喘，掌中热。

侠白：主咳，干呕、烦满。

大陵：主咳逆，寒热发。

少海：主气逆，呼吸噫哕呕。

少商、大陵：主咳逆喘。

大泉：主咳逆胸满，喘不得息。

劳宫：主气逆噫不止。

三里：主咳嗽多唾。

支沟：主咳，面赤而热。

肩俞：主上气。

前谷：主咳而胸满。

咳喘，曲泽出血立已。又主卒咳逆，逆气。

咳唾噫，善咳，气无所出，先取三里，后取太白章门、贲豚。

章门、石门、阴交：主贲豚上气。《甲乙》云：贲豚腹肿，章门主之；贲豚气上，腹䐜痛，茎肿，先引腰，后引小腹，腰髋、少腹坚痛，下引阴中，不得小便，两丸骞，石门主之；贲豚气上，腹䐜坚痛引阴中，不得小便，两丸骞，阴交主之。

关元：主贲豚寒气入小腹。

中极：主贲豚上抢心，甚则不得息。

天枢：主贲豚胀疝。《甲乙》云：气疝，烦呕，面肿，贲豚。

归来：主贲豚卵上入，引茎痛。

期门：主贲豚上下。

然谷：主胸中寒，脉代，时不至寸口，少腹胀，上抢心。

四肢第三

手病

腋门：主手臂痛。

巨阙：主手清。

肩贞：主手麻木[1]不举。

阴交：主手脚拘挛。

少商：主手不仁。

列缺：主手臂身热。

大陵：主手挛不伸。

内关：主手中风热。

大陵：主手掣。

间使：主手痛。

曲泽：主手青，逆气。

中冲、劳宫、少冲、大泉、经渠、列缺：主手掌热，肘中痛。

①木：原作“小”，据《针灸资生经》卷五改。

神門　少海主手臂攣　曲池主手不舉
養老主手不得上下　内庭主四厥手足悶
腕骨　中渚主五指掣不可屈伸
尺澤主掣痛手不可伸　前腋主臂裏攣急手不上舉
曲池主手不可舉重腕急肘中痛難屈伸
陽谿主臂腕外側痛不舉　心輸　肝輸主筋急手相引
臂肘病
尺澤　關衝　外關　竅陰主臂不及頭
前谷　後谿　陽谿主臂重痛肘攣
臑會　支溝　曲池　腕骨　肘窌主肘節痹臂酸重腋急
痛肘難屈伸
腕骨　前谷　曲池　陽谷主臂腕急腕外側痛脫如拔
天井　外關　曲池主臂痿不仁

神门、少海：主手臂挛。

曲池：主手不举。

养老：主手不得上下。

内庭：主四厥，手足闷。

腕骨、中渚：主五指掣，不可屈伸。

尺泽：主掣痛，手不可伸。

前腋：主臂里挛急，手不上举。

曲池：主手不可举重，腕急，肘中痛，难屈伸。

阳溪：主臂腕外侧痛，不举。

心俞、肝俞：主筋急，手相引。

臂肘病

尺泽、关冲、外关、窍阴：主臂不及头。

前谷、后溪、阳溪：主臂重痛，肘挛。

臑会、支沟、曲池、腕骨、肘髎：主肘节痹，臂酸重，腋急痛，肘难屈伸。

腕骨、前谷、曲池、阳谷：主臂腕急，腕外侧痛脱如拔。

天井、外关、曲池：主臂痿不仁。

大泉　經渠主臂内廉痛　巨骨　前谷主臂不舉
肩窌　天宗　陽谷主臂痛　關衝主肘疼不能自帶衣
魚際　靈道主肘攣柱滿　大陵主肘攣腋腫
間使主肘内廉痛
曲池　關衝　三里　中渚　陽谷　尺澤主肘痛時寒
地五會陽輔　申脉　委陽　天池　臨泣主腋下腫
中膂輸　譩譆主腋攣

肩背病

氣舍主肩腫不得顧
天井主肩痛痿痺不仁肩不可屈伸肩肉痲木
曲池　天窌主肩重痛不舉
肩貞　關衝　肩髃主肩中熱頭不可以顧
巨骨主肩中痛不能動搖　支溝　關衝主肩臂酸重

大泉、经渠：主臂内廉痛。

巨骨、前谷：主臂不举。

肩髎、天宗、阳谷：主臂痛。

关冲：主肘疼，不能自带衣。

鱼际、灵道：主肘挛柱满。

大陵：主肘挛腋肿。

间使：主肘内廉痛。

曲池、关冲、三里、中渚、阳谷、尺泽：主肘痛时寒。

地五会、阳辅、申脉、委阳、天池、临泣：主腋下肿。

中膂俞、噫嘻：主腋挛。

肩背病

气舍：主肩肿不得顾。

天井：主肩痛，痿痹不仁，不可屈伸，肩肉麻木。

曲池、天髎：主肩重痛不举。

肩贞、关冲、肩髃：主肩中热，头不可以顾。

巨骨：主肩中痛，不能动摇。

支沟、关冲：主肩臂酸重。

清冷泉 陽谷主肩不舉不得帶衣
天宗主肩重臂痛 肩外輸主肩甲痛而寒至肘
曲垣主肩甲周痺 後谿主肩臑痛
腕骨主肩臂疼 養老 天柱主肩痛欲折
涌泉主肩背頸項痛
天牖 缺盆 神道 大杼 天突 水道巨骨主肩背痛
膈輸 譩譆 京門 尺澤主肩背寒痓肩甲內廉痛
前腋主肩腋前痛與胷相引
列缺主肩背寒慄少氣不足以息寒厥交兩手而瞀凡實則肩背熱背汗出四肢暴腫虛則肩寒慄氣不足以息

腰脊病

神道 谷中 腰輸 長強 大杼 膈關 水分 脾輸 小腸輸 膀胱輸主腰脊急強

清冷泉、阳谷：主肩不举，不得带衣。

天宗：主肩重臂痛。

肩外俞：主肩胛痛而寒至肘。

曲垣：主肩胛周痹。

后溪：主肩臑痛。

腕骨：主肩臂痛。

养老、天柱：主肩痛欲折。

涌泉：主肩背颈项痛。

天牖、缺盆、神道、大杼、天突、水道、巨骨：主肩背痛。

膈俞、噫嘻、京门、尺泽：主肩背寒痓，肩胛内廉痛。

前腋：主肩腋前痛，与胸相引。

列缺：主肩背寒栗，少气不足以息，寒厥，交两手而瞀。凡实则肩背热，背汗出，四肢暴肿；虚则肩寒栗，气不足以息。

腰脊病

神道、谷中、腰俞、长强、大杼、膈关、水分、脾俞、小肠俞、膀胱俞：主腰脊急强。

腰輸 長強 膀胱輸 氣衝 上窌 下窌 居髎主腰痛
小腸輸 中膂輸 白環輸主腰脊疝痛
次窌主腰下至足不仁
次窌 胞肓 承筋主腰脊痛惡寒
志室 京門主腰痛脊急
三里 陰市 陽輔 蠡溝主腰痛不可以顧
束骨 飛揚 承筋主腰痛如折
申脉 大衝 陽蹻主腰痛不能舉
崑崙主脊強背尻骨重 合陽主腰脊痛引腹
委中主腰痛侠脊至頭几几然凡腰脚重痛於此刺出血久
固宿疹亦皆立已
委陽 殷門甲乙云腰痛得俛不得仰 太白 陰陵泉 行間主腰痛不
可俛仰

腰俞、长强、膀胱俞、气冲、上髎、下髎、居髎：主腰痛。

小肠俞、中膂俞、白环俞：主腰脊疝痛。

次髎：主腰下至足不仁。

次髎、胞肓、承筋：主腰脊痛，恶寒。

志室、京门：主腰痛脊急。

三里、阴市、阳辅、蠡沟：主腰痛不可以顾。

束骨、飞扬、承筋：主腰痛如折。

申脉、太冲、阳跷：主腰痛不能举。

昆仑：主脊强背尻骨重。

合阳：主腰脊痛引腹。

委中：主腰痛侠脊至头几几然。凡腰脚重痛，于此刺出血。久痼宿疹，亦皆立已。

委阳、殷门《甲乙》云：腰痛得俯不得仰、太白、阴陵泉、行间：主腰痛不可俯仰。

扶承主腰脊尻臀股陰寒痛
涌泉主腰脊相引如解甲乙云腰痛大便難
大鍾主腰脊痛　陰谷主脊內廉痛
陽輔主腰痛如錘居中腫痛不可以欬欬則筋縮急諸節痛
上下無常寒熱　附分主背痛引頭
膈關　秩邊　京骨主背惡寒痛脊強難以俛仰
京門甲乙云腰痛不可以久立石關主脊痓反折
脚病
崑崙主脚如結踝如別
京骨　承山　承筋　商丘主脚攣　行間主厥足下熱
然谷主足不能安脛酸不能久立
中都主足下熱脛寒不能久立濕痺不能行
陰陵泉主足痺痛

扶承：主腰、脊、尻、臀、股、阴寒痛。

涌泉：主腰脊相引如解。《甲乙》云：腰痛，大便难。

大钟：主腰脊痛。

阴谷：主脊内廉痛。

阳辅：主腰痛如锤，居中肿痛，不可以咳，咳则筋缩急，诸节痛，上下无常，寒热。

附分：主背痛引头。

膈关、秩边、京骨：主背恶寒痛，脊强难以俯仰。

京门《甲乙》云：腰痛不可以久立、石关：主脊痓反折。

脚病

昆仑：主脚如结，踝如别。

京骨、承山、承筋、商丘：主脚挛。

行间：主厥，足下热。

然谷：主足不能安，胫酸不能久立。

中都：主足下热，胫寒，不能久立，湿痹不能行。

阴陵泉：主足痹痛。

承山　承筋主脚脛酸脚急跟痛脚筋急痛兢兢
復留主脚後廉急不可前却足跗上痛
京骨　然谷　腎輸主足寒　僕參主足跟中踝後痛
大谿主手足寒至節　大谿　次窌　膀胱輸主足清不仁
地倉　大泉主足痿躄不能行　光明主痿躄坐不能起
浮白主足緩不收　天柱　行間主足不任身
衝陽　三里　僕參　飛揚　復留　完骨主足痿失履不收
條口　三里　承山　承筋主足下熱不能久立
風府　腰輸主足不仁
丘墟主腕不收坐不得起髀樞脚痛
陽輔　陽交　陽陵泉主髀樞膝骨痹不仁
環銚　束骨　交信　陰交　陰舍主髀樞中痛不可舉
臨泣　三陰交主髀中痛不得行足外皮痛

承山、承筋：主脚胫酸，脚急跟痛，脚筋急痛兢兢。

复溜：主脚后廉急不可前却，足跗上痛。

京骨、然谷、肾俞：主足寒。

仆参：主足跟中、踝后痛。

太溪：主手足寒至节。

太溪、次髎、膀胱俞：主足清不仁。

地仓、大泉：主足痿躄不能行。

光明：主痿躄，坐不能起。

浮白：主足缓不收。

天柱、行间：主足不任身。

冲阳、三里、仆参、飞扬、复溜、完骨：主足痿，失履不收。

条口、三里、承山、承筋：主足下热，不能久立。

风府、腰俞：主足不仁。

丘墟：主腕不收，坐不得起，髀枢脚痛。

阳辅、阳交、阳陵泉：主髀枢膝骨痹不仁。

环跳、束骨、交信、阴交、阴舍：主髀枢中痛不可举。

临泣、三阴交：主髀中痛不得行，足外皮痛。

申脉 隱白 行間主脛中寒熱
太衝 涌泉主脛酸 付陽主腨外廉骨痛
飛揚主腨中痛 復留主脛寒不能自温
至陰主風寒從足小指起脉痺上下
至陽主脛疼四肢重少氣難言
厲兊 條口 三陰交主脛寒不得卧
内庭 環跳主脛痛不可屈伸
陽間 環跳 承筋主脛痺不仁
涌泉 然谷主五指盡痛足不踐地
凡髀樞中痛不可舉以毫鍼寒而留之以月生死爲息數立已
膝病
風市主兩膝攣痛引脇拘急嚲躄或青或焦或枯或黧如腐木
曲泉主膝不可屈伸

申脉、隐白、行间：主胫中寒热。

太冲、涌泉：主胫酸。

跗阳：主腨外廉骨痛。

飞扬：主腨中痛。

复溜：主胫寒不能自温。

至阴：主风寒从足小趾起，脉痹上下。

至阳：主胫疼，四肢重，少气难言。

厉兑、条口、三阴交：主胫寒不得卧。

内庭、环跳：主胫痛，不可屈伸。

阳间、环跳、承筋：主胫痹不仁。

涌泉、然谷：主五指尽痛，足不践地。

凡髀枢中痛不可举，以毫针寒而留之，以月生死为息数，立已。

膝病

风市：主两膝挛痛，引胁拘急，亸躄，或青，或焦，或枯，或黧如腐木。

曲泉：主膝不可屈伸。

中封主少氣身重濕膝腫內踝前痛
大衝主膝內踝前痛
解谿　條口　丘墟　太白主膝股腫䯒酸轉筋
合陽主膝股重　上廉主風水膝腫
犢鼻主膝中痛不仁
梁丘　曲泉　陽關主筋攣膝不得屈伸不可以行
陰市主膝上伏兎中寒
髀關主膝寒不仁痿痹不得屈伸
俠谿　陽關主膝外廉痛
光明主膝痛胻熱不能行手足偏小
犢鼻主膝不仁難跪
膝關主膝內廉痛引臏不可屈伸連腹引喉咽痛
凡犢鼻腫可灸不可刺若其上堅勿攻攻之即死

中封：主少气，身重湿，膝肿，内踝前痛。

大冲：主膝内踝前痛。

解溪、条口、丘墟、太白：主膝股肿，胻酸转筋。

合阳：主膝股重。

上廉：主风水膝肿。

犊鼻：主膝中痛，不仁。

梁丘、曲泉、阳关：主筋挛，膝不得屈伸，不可以行。

阴市：主膝上伏兔中寒。

髀关：主膝寒不仁，痿痹不得屈伸。

侠溪、阳关：主膝外廉痛。

光明：主膝痛胫热不能行，手足偏小。

犊鼻：主膝不仁，难跪。

膝关：主膝内廉痛，引膑不可屈伸，连腹引喉咽痛。

凡犊鼻肿，可灸不可刺。若其上坚，勿攻，攻之即死。

四肢病
章門主四肢解惰喜怒
曲泉 付陽 天池 大巨 支溝 小海 絶骨
前谷主四肢不舉
五里 三陽胳 天井 厲兊 三間主嗜卧四肢不欲動揺
列鈌主四肢厥喜笑
復留 豐隆 大都主風逆四肢腫 照海主四肢淫濼

風痺第四
風病
率谷主醉酒風熱發兩目眩痛甲乙云不能飲食煩滿嘔吐
完骨主風頭耳後痛煩心甲乙云及足不收失履口喎僻頭項摇瘈痛牙車急
天柱主風眩
天府 曲池 列鈌 百會主惡風邪氣泣出喜忘

四肢病

章门：主四肢懈惰，喜怒。

曲泉、跗阳、天池、大巨、支沟、小海、绝骨、前谷：主四肢不举。

五里、三阳络、天井、厉兑、三间：主嗜卧，四肢不欲动摇。

列缺：主四肢厥，喜笑。

复溜、丰隆、大都：主风逆，四肢肿。

照海：主四肢淫泺。

风痹第四

风病

率谷：主醉酒，风热发，两目眩痛。《甲乙》云：不能饮食，烦满呕吐。

完骨：主风头，耳后痛，烦心。《甲乙》云：及足不收，失履，口㖞僻，头项摇，瘈痛，牙车急。

天柱：主风眩。

天府、曲池、列缺、百会：主恶风邪气，泣出喜忘。

陽谷主風眩驚手捲泄風汗出腰項急甲乙手捲作手腕痛
陰蹻主風暴不知人偏枯不能行　絕骨主風勞身重
解谿主風從頭至足面目赤　臨泣主大風目痛甲乙云目外眥痛
俠谿主胷中寒如風狀頭眩兩頰痛　崑崙主狂易大風
付陽主痿厥風頭重痛　涌泉主風入腹中
照海主大風默默不知所痛視如見星
內關主手中風熱　間使主頭身風熱
商陽主耳中風生　關衝主面黑渴風
天井主大風默默不知所痛悲傷不樂
後溪主風身寒　掖門主風寒熱
上關主瘈瘲沫出寒熱痓引骨痛
巨闕　照海主瘈瘲引臍腹短氣
中膂輸　長強　腎輸主寒熱痓反折

阳谷：主风眩惊，手卷，泄风汗出，腰项急。《甲乙》：手卷作手腕痛。

阴跷：主风暴不知人，偏枯不能行。

绝骨：主风劳身重。

解溪：主风从头至足，面目赤。

临泣：主大风目痛。《甲乙》云：目外眦痛。

侠溪：主胸中寒如风状，头眩，两颊痛。

昆仑：主狂易大风。

跗阳：主痿厥，风头重痛。

涌泉：主风入腹中。

照海：主大风，默默不知所痛，视如见星。

内关：主手中风热。

间使：主头身风热。

商阳：主耳中风生。

关冲：主面黑渴风。

天井：主大风，默默不知所痛，悲伤不乐。

后溪：主风身寒。

腋门：主风寒热。

上关：主瘈疭沫出，寒热痓引骨痛。

巨阙、照海：主瘈疭引脐腹，短气。

中膂俞、长强、肾俞：主寒热痓反折。

脾輸　膀胱輸主熱痓引骨痛
肝輸主筋寒熱痓筋急手相引
天井　神道　心輸主悲愁恍惚悲傷不樂
命門主瘈瘲裏急腰腹相引
魚際主痓上氣失瘖不能言　通理主不能言
濕痺
曲池　列缺主身濕揺時時寒
風市主緩縱痿痺腨腸疼冷不仁
中瀆主寒氣在分肉間痛苦痺不仁
陽關主膝外廉痛不可屈伸脛痺不仁
懸鍾主濕痺流腫髀筋急瘈脛痛
豐隆主身濕
陽陵泉主髀痺引膝股外廉痛不仁筋急

脾俞、膀胱俞：主热痓引骨痛。

肝俞：主筋寒热痓，筋急手相引。

天井、神道、心俞：主悲愁恍惚，悲伤不乐。

命门：主瘈瘲里急，腰腹相引。

鱼际：主痓上气，失音不能言。

通里：主不能言。

湿痹

曲池、列缺：主身湿摇时时寒。

风市：主缓纵痿痹，腨肠疼，冷不仁。

中渎：主寒气在分肉间，痛苦痹不仁。

阳关：主膝外廉痛不可屈伸，胫痹不仁。

悬钟：主湿痹流肿，髀筋急瘈，胫痛。

丰隆：主身湿。

阳陵泉：主髀痹，引膝股外廉痛不仁，筋急。

絕骨主髀樞痛膝脛骨搖酸痺不仁筋縮諸節酸折
曲泉主卒痺病引臏下節　漏谷主久濕痺不能行
商丘主骨痺煩滿　中封主痿厥身體不仁少氣身濕重
臨泣主身痺洗淅振寒
凡身體不仁先取京骨後取中封絕骨皆寫之
癲疾
偏歷　神庭　攢竹　本神　聽宮　上星　百會　聽會
築賓　陽谿　後頂　強間　腦戶　胳却　玉枕主癲疾嘔
攢竹　小海　後頂　強間主癎發瘈瘲狂走不得卧心中煩
兌端　齗交　承漿　大迎　絲竹空　囟會　天柱
商丘　主癲疾嘔沫寒熱痙互引
承漿　大迎主寒熱悽厥鼓頷癲痙口噤
上關主瘈瘲沫出寒熱痙

绝骨：主髀枢痛，膝胫骨摇，酸痹不仁，筋缩，诸节酸折。

曲泉：主卒痹病，引髌下节。

漏谷：主久湿痹，不能行。

商丘：主骨痹烦满。

中封：主痿厥，身体不仁，少气，身湿重。

临泣：主身痹，洗淅振寒。

凡身体不仁，先取京骨，后取中封、绝骨，皆泻之。

癫疾

偏历、神庭、攒竹、本神、听宫、上星、百会、听会、筑宾、阳溪、后顶、强间、脑户、络却、玉枕：主癫疾，呕。

攒竹、小海、后顶、强间：主痫发瘈疭，狂走不得卧，心中烦。

兑端、龈交、承浆、大迎、丝竹空、囟会、天柱、商丘：主癫疾呕沫，寒热痉互引。

承浆、大迎：主寒热凄厥，鼓颔，癫痉口噤。

上关：主瘈疭沫出，寒热痉。

絲竹空　通谷主風癎癲疾涎沫狂煩滿
腦戶　聽會　風府　聽宮　翳風主骨痠眩狂瘈瘲口噤
喉鳴沫出瘖不能言
金門　僕參主癲疾馬癎
解谿　陽蹻主癲疾　崑崙主癎瘈口閉不得開
商丘主癎瘈　臑會　申脉主癲疾膝氣
尺澤　然谷主癲疾手臂不得上頭
列缺主熱癎驚而有所見
飛揚　太乙　滑肉門主癲疾狂吐舌
長強主癲疾發如狂面皮敦敦者不治
偏歷主癲疾多言耳鳴口僻
溫留　僕參主癲疾吐舌鼓頷狂言見鬼
曲池　少澤主瘈瘲癲疾

丝竹空、通谷：主风痫，癫疾，涎沫，狂，烦满。

脑户、听会、风府、听宫、翳风：主骨酸眩狂，瘈疭，口噤，喉鸣沫出，喑不能言。

金门、仆参：主癫疾，马痫。

解溪、阳跷：主癫疾。

昆仑：主痫瘈，口闭不得开。

商丘：主痫瘈。

臑会、申脉：主癫疾膝气。

尺泽、然谷：主癫疾，手臂不得上头。

列缺：主热痫，惊而有所见。

飞扬、太乙、滑肉门：主癫疾狂，吐舌。

长强：主癫疾，发如狂，面皮敦敦者不治。

偏历：主癫疾，多言，耳鸣，口僻。

温溜、仆参：主癫疾，吐舌鼓颔，狂言见鬼。

曲池、少泽：主瘈疭，癫疾。

筋縮　曲骨　陰谷　行間主驚癇狂走癲疾
間使主善悲驚狂面赤目黃瘖不能言
陽谿　天井主驚瘈
天井　小海主癲疾羊癇吐舌羊鳴戾頸
懸釐　束骨主癲疾互引善驚羊鳴
天衝主頭痛癲疾互引數驚悸
身柱主癲疾瘈瘲怒欲殺人身熱狂走譫言見鬼
風池　聽會　復留主寒熱癲仆
完骨主癲疾僵仆狂瘧
通谷主心中憒憒數欠癲心下悸咽中澹澹恐
天柱主卒暴癇眩
五處　身柱　委中　委陽　崑崙主脊強反折瘈瘲癲疾
頭痛

筋缩、曲骨、阴谷、行间：主惊痫狂走，癫疾。

间使：主善悲惊狂，面赤目黄，喑不能言。

阳溪、天井：主惊瘈。

天井、小海：主癫疾，羊痫吐舌，羊鸣戾颈。

悬厘、束骨：主癫疾互引，善惊羊鸣。

天冲：主头痛，癫疾互引，数惊悸。

身柱：主癫疾瘈瘲，怒欲杀人，身热狂走，譫言见鬼。

风池、听会、复溜：主寒热癫仆。

完骨：主癫疾僵仆，狂疟。

通谷：主心中愦愦，数欠，癫，心下悸，心中澹澹恐。

天柱：主卒暴痫眩。

五处、身柱、委中、委阳、昆仑：主脊强反折，瘈瘲，癫疾，头痛。

腦空 束骨主癲疾大瘦頭痛
風府 崑崙 束骨主狂易多言不休
風府 肺輸主狂走欲自殺
胳却 聽會 身柱主狂走瘈瘲恍惚不樂
天柱 臨泣主狂易多言不休目上反
支正 魚際 合谷 少海 曲池 脘骨主狂言
驚恐
温留 掖門 京骨主狂仆
神門 陽谷主笑若狂
陽谿 陽谷主吐舌戾頸妄言
巨闕 築賓主狂易妄言怒罵
衝陽 豊隆主狂妄行登高而歌棄衣而走
下廉 丘墟主狂言非常

脑空、束骨：主癫疾，大瘦，头痛。

风府、昆仑、束骨：主狂易，多言不休。

风府、肺俞：主狂走，欲自杀。

络却、听会、身柱：主狂走，瘈疭，恍惚不乐。

天柱、临泣：主狂易，多言不休，目上反。

支正、鱼际、合谷、少海、曲池、腕骨：主狂言，惊恐。

温溜、腋门、京骨：主狂仆。

神门、阳谷：主笑若狂。

阳溪、阳谷：主吐舌，戾颈，妄言。

巨阙、筑宾：主狂易，妄言怒骂。

冲阳、丰隆：主狂妄行，登高而歌，弃衣而走。

下廉、丘墟：主狂言非常。

勞宮　太陵主風熱善怒心中悲喜思慕歔欷喜笑不止
曲澤　太陵主心下澹澹喜驚甲乙作內關
陰交　氣海　大巨主驚不得卧　大巨主善驚
陰蹻主卧驚視如見鬼
大鍾　郄門主驚恐畏人神氣不足
然谷　陽陵泉主心中怵惕恐如人將捕之
解谿主瘈瘲而驚　少衝主大息煩滿少氣悲驚
少府主數噫恐悸氣不足　行間主心痛數驚心悲不樂
厲兊主多卧好驚　掖門主喜驚妄言面赤
神門主數噫恐悸不足　巨闕主驚悸少氣
三間　合谷　厲兊主吐　舌戾頸喜驚
通里主心下悸
手少陰　陰郄主氣驚心痛

劳宫、大陵：主风热善怒，心中悲喜，思慕嘘唏，喜笑不止。

曲泽、大陵：主心中澹澹，喜惊。《甲乙》作内关。

阴交、气海、大巨：主惊不得卧。

大巨：主善惊。

阴跷：主卧惊，视如见鬼。

大钟、郄门：主惊恐畏人，神气不足。

然谷、阳陵泉：主心中怵惕，恐，如人将捕之。

解溪：主瘈疭而惊。

少冲：主太息烦满，少气悲惊。

少府：主数噫恐悸，气不足。

行间：主心痛数惊，心悲不乐。

厉兑：主多卧好惊。

腋门：主喜惊妄言，面赤。

神门：主数噫，恐悸不足。

巨阙：主惊悸少气。

三间、合谷、厉兑：主吐舌，戾颈，喜惊。

通里：主心下悸。

手少阴、阴郄：主气惊心痛。

後谿主泣出而驚　腕骨主煩滿驚

卒尸厥

隱白　大敦主卒尸厥不知人脉動如故

中極　僕參主恍惚尸厥煩痛

金門主尸厥暴死

內庭主四厥手足悶者久持之厥熱腦痛腹脹皮痛者使人久持之

邪客於手足少陰太陰足陽明之絡此五絡者皆會於耳中上絡左角五絡俱竭令人身脉動如故其形無所知其狀若尸刺足大指內側爪甲上去端如韭葉後刺足心後取足中指爪甲上各一痏後取手大指之內去爪甲如韭葉後刺手心主少陰兊骨之端各一痏立已不已以筩吹其兩耳中立已不已拔其左角髮方寸燔治飲以淳酒一盃不能飲者灌

后溪：主泣出而惊。

腕骨：主烦满惊。

卒尸厥

隐白、大敦：主卒尸厥不知人，脉动如故。

中极、仆参：主恍惚尸厥烦痛。

金门：主尸厥暴死。

内庭：主四厥，手足闷者，久持之；厥热脑痛，腹胀皮痛者，使人久持之。

邪客于手足少阴、太阴、足阳明之络，此五络者皆会于耳中，上络左角，五络俱竭，令人身脉动如故，其形无所知，其状若尸。刺足大趾内侧爪甲上，去端如韭叶，后刺足心，后取足中指爪甲上各一痏，后取手大指之内，去爪甲如韭叶，后刺手心主少阴兑骨之端各一痏，立已。不已，以筒吹其两耳中，立已。不已，拔其左角发方寸燔治，饮以醇酒一杯。不能饮者，灌

之立已
卒中惡
百會　玉枕主卒起僵仆惡見風寒
通天　胳却主暫起僵仆
大杼主僵仆不能久立煩滿裏急身不安席
飛尸遁注
天府主卒中惡風邪氣飛尸惡注鬼語遁尸
豐隆主厥逆足卒青痛如刺腹若刀切之狀大便難煩心狂
見鬼好笑卒面四肢腫
旁廷在腋下四肋間高下正與乳相當乳後二寸陷中俗名
注市舉腋取之刺入五分灸五十壯主卒中惡飛尸遁注胷
脇滿
九曲中府在旁廷注市下三寸刺入五分灸三十壯主惡風

之立已。

卒中恶

百会、玉枕：主卒起僵仆，恶见风寒。

通天、络却：主暂起僵仆。

大杼：主僵仆，不能久立，烦满里急，身不安席。

飞尸遁注

天府：主卒中恶风邪气，飞尸恶注，鬼语遁尸。

丰隆：主厥逆，足卒青，痛如刺，腹若刀切之状，大便难，烦心，狂，见鬼，好笑，卒面、四肢肿。

旁廷：在腋下四肋间，高下正与乳相当，乳后二寸陷中，俗名注市，举腋取之。刺入五分，灸五十壮，主卒中恶飞尸遁注，胸胁满。

九曲中府：在旁廷注市下三寸。刺入五分，灸三十壮。主恶风

邪氣遁尸内有瘀血

熱病第五

熱病

魚際 陽谷主熱病振慄鼓頷腹滿陰痿色不變

經渠 陽池 合谷 支溝 前谷 内庭 後谿 腕骨

陽谷 厲兊 衝陽 解谿主熱病汗不出

孔最主臂厥熱痛汗不出皆灸刺之此穴可以出汗

列缺 曲池主熱病煩心心悶先手臂身熱瘈瘲脣口聚鼻張目下汗出如珠甲乙云兩項下三寸堅脇下疼痛

中衝 勞宮 大陵 間使 關衝 少衝 陽谿 天窌主熱病煩心心悶而汗不出掌中熱心痛身熱如火浸淫煩滿舌本痛

勞宮主熱病三日已往不得汗怵惕甲乙云主熱病煩滿而欲嘔噦三日已往不得

千金方三十

邪气遁尸，内有瘀血。

热病第五

热病

鱼际、阳谷：主热病，振栗鼓颔，腹满阴痿，色不变。

经渠、阳池、合谷、支沟、前谷、内庭、后溪、腕骨、阳谷、厉兑、冲阳、解溪：主热病汗不出。

孔最：主臂厥，热痛汗不出。皆灸刺之。此穴可以出汗。

列缺、曲池：主热病烦心，心闷，先手臂身热，瘈疭，唇口聚，鼻张，目下汗出如珠。《甲乙》云：两项下三寸坚，胁下疼痛①。

中冲、劳宫、大陵、间使、关冲、少冲、阳溪、天髎：主热病烦心，心闷而汗不出，掌中热，心痛，身热如火，浸淫烦满，舌本痛。

劳宫：主热病三日以往，不得汗，怵惕。《甲乙》云：主热病烦满而欲呕哕，三日以往，不得

①两项下三寸坚，胁下疼痛：《针灸甲乙经》卷七第一中作“两乳下二寸坚，胁满悸”。

汗怵惕胸脇不可反側欬滿溺赤小便血衄不止嘔吐血氣逆噫不止嗌中痛食不下善渴口中爛掌中熱欲嘔

間使主熱病煩心喜噦胸中澹澹喜動而熱

曲澤主傷寒溫病身熱煩心口乾甲乙云心澹然善驚身熱煩心口干手清逆氣嘔唾肘瘈善摇頭顏清汗出不過眉傷寒溫病曲澤主之

通理主熱病先不樂數日

掖門　中渚　通理主熱病先不樂頭痛面熱无汗

三間主氣熱身熱喘甲乙云寒熱口乾身熱喘息眼目急痛善驚

溫留主傷寒寒熱頭痛噦衄肩不舉

曲池主傷寒餘熱不尽

上管　曲差　上星　陶道　天柱　上窌　懸釐　風池

命門　膀胱輸主煩滿汗不出

飛揚主下部寒熱汗不出躰重

五處　攢竹　正營　上管　缺盆　中府主汗出寒熱

汗，怵惕，胸胁不可反侧，咳满溺赤。小便血，衄不止，呕吐血，气逆噫不止，嗌中痛，食不下，喜渴，口中烂，掌中热，欲呕。

间使：主热病烦心，喜哕，胸中澹澹，喜动而热。

曲泽：主伤寒，温病，身热烦心，口干。《甲乙》云：心澹然，善惊，身热烦心，口干手清，气逆呕唾，肘瘈，善摇头，颜清，汗出不过眉。伤寒温病，曲泽主之。

通里：主热病先不乐数日。

腋门、中渚、通里：主热病先不乐，头痛，面热无汗。

三间：主气热，身热，喘。《甲乙》云：寒热口干，身热喘息，眼目急痛，善惊。

温溜：主伤寒、寒热，头痛，哕衄，肩不举。

曲池：主伤寒余热不尽。

上脘、曲差、上星、陶道、天柱、上髎、悬厘、风池、命门、膀胱俞：主烦满，汗不出。

飞扬：主下部寒热，汗不出，体重。

五处、攒竹、正营、上脘、缺盆、中府：主汗出寒热。

承漿主汗出衄血不止

巨闕主煩心喜嘔甲乙云心腹脹噫煩熱善嘔膈中不通

百會主汗出而嘔痓

商丘主寒熱好嘔

懸顱主熱病頭痛身熱

玉枕　大杼　肝輸　心輸　膈輸　陶道主汗不出悽厥惡寒

懸釐　鳩尾主熱病偏頭痛引目外眥

少澤主振寒小指不用頭痛

大椎主傷寒熱盛煩嘔

膈輸　中府主寒熱皮肉骨痛少氣不得卧支滿

列缺主寒熱掌中熱

神道　關元主身熱頭痛進退往來

曲泉主身熱頭痛汗不出

承浆：主汗出，衄血不止。

巨阙：主烦心喜呕。《甲乙》云：心腹胀噫，烦热善呕，膈中不通。

百会：主汗出而呕痓。

商丘：主寒热好呕。

悬颅：主热病头痛身热。

玉枕、大杼、肝俞、心俞、膈俞、陶道：主汗不出，凄厥恶寒。

悬厘、鸠尾：主热病偏头痛，引目外眦。

少泽：主振寒，小指不用，头痛。

大椎：主伤寒热盛，烦呕。

膈俞、中府：主寒热皮肉骨痛，少气不得卧，支满。

列缺：主寒热，掌中热。

神道、关元：主身热头痛，进退往来。

曲泉：主身热头痛，汗不出。

膈輸主嗜卧怠惰不欲動揺身當濕不能食
三膲輸主頭痛食不下
魚際主頭痛不甚汗出
腎輸主頭身熱赤振慄腰中四肢淫濼欲嘔
天井主振寒頸項痛
肩井　關衝主寒熱悽索氣上不得卧
尺澤主氣膈喜嘔鼓頷不得汗煩心身痛
肩貞主寒熱項歷適甲乙云耳鳴無聞引缺盆肩中熱痛麻小不舉
委中主熱病俠脊痛
大都主熱病汗出且厥足清外臺云汗不出厥手足清
太白主熱病先頭重顏痛煩悶心身熱熱爭則腰痛不可以
俛仰又熱病滿悶不得卧身重骨痛不相知
支正　少海主熱病先腰脛酸喜渴數飲食身熱項痛而強

膈俞：主嗜卧怠惰，不欲动摇，身当湿，不能食。

三焦俞：主头痛，食不下。

鱼际：主头痛，不甚汗出。

肾俞：主头身热赤振栗，腰中、四肢淫泺，欲呕。

天井：主振寒，颈项痛。

肩井、关冲：主寒热凄索，气上不得卧。

尺泽：主气膈喜呕，鼓颔，不得汗，烦心身痛。

肩贞：主寒热项历适。《甲乙》云：耳鸣无闻，引缺盆肩中热痛，麻木[1]不举。

委中：主热病挟脊痛。

大都：主热病汗出且厥，足清。《外台》云：汗不出，厥，手足清。

太白：主热病，先头重颜痛，烦闷，心身热，热争则腰痛不可以俯仰。又热病满闷，不得卧，身重骨痛不相知。

支正、少海：主热病，先腰胫酸，喜渴，数饮食，身热项痛而强，

①木：原作“小”，据《针灸资生经》卷五改。

振寒寒熱甲乙云主振寒寒熱頸項腫實則肘攣頭眩痛虛則生疣小者痂疥

衝陽主振寒而欠　後谿主身熱惡寒

復留主寒熱無所安汗出不止風逆四肢腫

光明主腹足清寒熱汗不出

凡熱病煩心足寒清多汗先取然谷後取大谿大指間動脉皆先補之

熱病先腰脛酸喜渴數飲身清清則項痛而寒且酸足熱不欲言頭痛顛顛然先取涌泉及太陽井滎熱中少氣厥寒灸之熱去灸涌泉三壯煩心不嗜食灸涌泉熱去四逆喘氣偏風身汗出而清皆取俠谿

凡熱病刺陷谷足先寒寒上至膝乃出針身痺洗淅振寒季脇支滿痛

凡温病身熱五日已上汗不出刺大泉留針一時取針若未

振寒寒热。《甲乙》云：主振寒寒热，颈项肿。实则肘挛，头眩痛；虚则生疣，小者痂疥。

冲阳：主振寒而欠。

后溪：主身热恶寒。

复溜：主寒热无所安，汗出不止，风逆，四肢肿。

光明：主腹、足清，寒热汗不出。

凡热病烦心，足寒清，多汗，先取然谷，后取太溪大指间动脉，皆先补之。

热病，先腰胫酸，喜渴数饮身清，清则项痛而寒且酸，足热，不欲言，头痛颠颠然，先取涌泉及太阳井荥，热中少气厥寒，灸之热去，灸涌泉三壮。烦心不嗜食，灸涌泉。热去，四逆喘气，偏风身汗出而清，皆取侠溪。

凡热病刺陷谷，足先寒，寒上至膝乃出针，身痹，洗淅振寒，季胁支满痛。

凡温病身热，五日以上汗不出，刺大泉，留针一时取针，若未

滿五日者禁不可刺

凡好太息不嗜食多寒熱汗出病至則喜歐歐已乃衰即取公孫及井輸實則腸中切痛厥頭面腫起煩心狂多飲不嗜卧虛則鼓脹腹中氣大滿熱痛不嗜食霍乱公孫主之

黃疸

然谷主黃疸一足寒一足熱喜渴甲乙云舌縱煩滿

章門主傷飽身黃

中封　五里主身黃時有微熱甲乙云不嗜食膝內廉內踝前痛少氣身躰重

太衝主黃疸熱中喜渴

脊中主黃疸腹滿不能食

脾輸主黃疸喜欠不下食脇下滿欲吐身重不欲動

中管　大陵主目黃振寒

勞宮主黃疸目黃

满五日者，禁不可刺。

凡好太息，不嗜食，多寒热，汗出，病至则喜呕，呕已乃衰，即取公孙及井俞。实则肠中切痛，厥头面肿起，烦心，狂，多饮，不嗜卧。虚则鼓胀。腹中气大满，热痛不嗜食，霍乱，公孙主之。

黄疸

然谷：主黄疸，一足寒一足热，喜渴。《甲乙》云：舌纵烦满。

章门：主伤饱身黄。

中封、五里：主身黄，时有微热。《甲乙》云：不嗜食，膝内廉、内踝前痛，少气身体重。

太冲：主黄疸热中，喜渴。

脊中：主黄疸腹满，不能食。

脾俞：主黄疸，喜欠，不下食，胁下满欲吐，身重不欲动。

中脘、大陵：主目黄振寒。

劳宫：主黄疸目黄。

大谿主黄疸甲乙云消癉善喘氣走喉咽而不能言手足清大便難嗌中腫痛唾血口中熱唾如膠

脾輸　胃管主黄疸

霍亂

巨闕　關衝　支溝　公孫　隂陵泉主霍亂

期門主霍亂泄注

太陰　大都　金門　僕參主厥逆霍亂

魚際主胃逆霍乱　太白主霍亂逆氣

三里主霍乱遺矢失氣　解谿主膝重脚轉筋濕痺

大泉主眼青轉筋乍寒乍熱缺盆中相引痛

金門　僕參　承山　承筋主轉筋霍亂

承筋主瘈瘲脚酸甲乙云霍乱脛不仁

丘墟主脚急腫痛戰掉不能久立附筋足攣

竅陰主四肢轉筋

太溪：主黄疸。《甲乙》云：消瘅善喘气，走喉咽而不能言，手足清，大便难，嗌中肿痛，唾血，口中热，唾如胶。

脾俞、胃脘：主黄疸。

霍乱

巨阙、关冲、支沟、公孙、阴陵泉：主霍乱。

期门：主霍乱泄注。

太阴、大都、金门、仆参：主厥逆霍乱。

鱼际：主胃逆霍乱。

太白：主霍乱逆气。

三里：主霍乱遗矢，失气。

解溪：主膝重脚转筋，湿痹。

大泉：主眼青转筋，乍寒乍热，缺盆中相引痛。

金门、仆参、承山、承筋：主转筋霍乱。

承筋：主瘈疭脚酸。《甲乙》云：霍乱胫不仁。

丘墟：主脚急肿痛，战掉，不能久立，附筋足挛。

窍阴：主四肢转筋。

委中 委陽主筋急身熱

凡霍亂頭痛胷滿呼吸喘鳴窮窘不得息人迎主之

凡霍亂泄出不自知先取太谿後取太倉之原

瘧病

列缺 後谿 少澤 前谷主瘧寒熱

陽谷主瘧脇痛不得息

飛揚主狂瘧頭眩痛痓反折

太鍾主多寒少熱

太谿主熱多寒少甲乙云瘧悶嘔甚熱多寒少欲閉戶而處寒厥足熱

商丘主寒瘧腹中痛

中封主色蒼蒼然太息振寒

丘墟主瘧振寒甲乙云腋下腫

崑崙主瘧多汗甲乙云腰痛不能俛仰目如脫項如拔

委中、委阳：主筋急身热。

凡霍乱头痛胸满，呼吸喘鸣穷窘不得息，人迎主之。

凡霍乱泄出不自知，先取太溪，后取太仓之原。

疟病

列缺、后溪、少泽、前谷：主疟寒热。

阳谷：主疟，胁痛不得息。

飞扬：主狂疟，头眩痛，痓反折。

大钟：主多寒少热。

太溪：主热多寒少。《甲乙》云：疟闷呕甚，热多寒少，欲闭户而处，寒厥足热。

商丘：主寒疟，腹中痛。

中封：主色苍苍然，太息振寒。

丘墟：主疟振寒。《甲乙》云：腋下肿。

昆仑：主疟多汗。《甲乙》云：腰痛不能俯仰，目如脱，项如拔。

衝陽主瘧先寒洗淅甚久而熱熱去汗出

臨泣主瘧日西發　俠谿主瘧足痛

然谷主溫瘧汗出　天府主瘧病

少海主瘧背振寒甲乙云項痛引肘腋腰痛引少腹中四肢不舉

天樞主瘧振寒熱盛狂言

少商主振慄鼓頷

商丘　神庭　上星　百會　完骨　風池　神道　掖門

前谷　光明　至陰　大杼主痎瘧熱

陰都　少海　商陽　三間　中渚主身熱瘧病

太泉　太谿　經渠主瘧欬逆心悶不得卧寒熱

列缺主瘧甚熱

陽谿主瘧甚苦寒欬歐沫

大陵　腕骨　陽谷　少衝主乍寒乍熱瘧

合谷　陽池　俠谿　京骨主瘧寒熱

冲阳：主疟先寒，洗淅甚久而热，热去汗出。

临泣：主疟日西发。

侠溪：主疟足痛。

然谷：主温疟汗出。

天府：主疟病。

少海：主疟背振寒。《甲乙》云：项痛引肘腋，腰痛引少腹中，四肢不举。

天枢：主疟振寒，热盛狂言。

少商：主振栗鼓颔。

商丘、神庭、上星、百会、完骨、风池、神道、腋门、前谷、光明、至阴、大杼：主痎疟热。

阴都、少海、商阳、三间、中渚：主身热疟病。

太泉、太溪、经渠：主疟咳逆心闷，不得卧，寒热。

列缺：主疟甚热。

阳溪：主疟甚苦寒咳呕沫。

大陵、腕骨、阳谷、少冲：主乍寒乍热疟。

合谷、阳池、侠溪、京骨：主疟寒热。

譩譆　支正　小海主風瘧
偏歷主風瘧汗不出　温留主瘧面赤腫
三里　陷谷　俠谿　飛揚主痎瘧少氣
天井主瘧食時發心痛悲傷不樂
少澤　復留　崑崙主瘧寒汗不出
厲兊　内庭主瘧不嗜食惡寒
衝陽　束骨主瘧從脚胻起

癭瘤第六

癭瘤
天府　臑會　氣舍主瘤癭氣咽腫（甲乙天府作天窻）
腦戶　通天　消濼　天突主頸有大氣
通天主癭灸五十壯胷堂羊　矢灸一百壯
痔瘻

噫嘻、支正、小海：主风疟。

偏历：主风疟汗不出。

温溜：主疟面赤肿。

三里、陷谷、侠溪、飞扬：主痎疟少气。

天井：主疟食时发，心痛，悲伤不乐。

少泽、复溜、昆仑：主疟寒汗不出。

厉兑、内庭：主疟不嗜食，恶寒。

冲阳、束骨：主疟从脚胻起。

瘿瘤第六

瘿瘤

天府、臑会、气舍：主瘿瘤气咽肿。《甲乙》天府作天窗。

脑户、通天、消泺、天突：主颈有大气。

通天：主瘿。灸五十壮。胸堂、羊矢灸一百壮。

痔瘘

飛揚主痔篡傷痛

支溝　章門主馬刀腫瘻　絶骨主瘻馬刀掖腫

商丘　復留主痔血泄後重

大迎　五里　臂臑主寒熱頸瘰癧

天突　章門　天池　支溝主漏

天突　天窻主漏頸痛　勞宫主熱痔　會陰主痔與陰相通者死

俠谿　陽輔　太衝主掖下腫馬刀瘻

承筋　承扶　委中　陽谷主痔痛掖下腫

商丘主痔骨蝕喜魘夢

竅陰主癰疽頭痛如錐刺不可以動動則煩心

太陵　支溝　陽谷　後谿主痂疥

癲疝

曲泉主癲疝陰跳痛引臍中不尿陰痿

飞扬：主痔篡伤痛。

支沟、章门：主马刀肿瘘。

绝骨：主瘘，马刀腋肿。

商丘、复溜：主痔血，泄后重。

大迎、五里、臂臑：主寒热，颈瘰疬。

天突、章门、天池、支沟：主漏。

天突、天窗：主漏颈痛。

劳宫：主热痔。

会阴：主痔与阴相通者死。

侠溪、阳辅、太冲：主腋下肿，马刀瘘。

承筋、承扶、委中、阳谷：主痔痛，腋下肿。

商丘：主痔骨蚀，喜魔梦。

窍阴：主痈疽，头痛如锥刺，不可以动，动则烦心。

大陵、支沟、阳谷、后溪：主痂疥。

癫疝

曲泉：主癫疝，阴跳痛，引脐中，不尿，阴痿。

中都主癩疝崩中

合陽　中郄主癩疝崩中腹上下痛腸澼陰暴敗痛

照海主四肢淫濼身悶陰暴起疝

大谿主胞中有大疝瘕積聚與陰相引

商丘主陰股內痛氣癰狐疝走上下引小腹痛不可以俛仰

關元主癩疝　肩井傍肩解與臂相接處主偏癩

巨闕主狐疝　大衝主狐疝歐厥

中管主衝疝冒死不知人

臍中　石門　天樞　氣海主少腹疝氣遊行五藏疝繞臍衝胷不得息甲乙云臍疝繞臍痛衝胷不得息灸臍中臍疝繞臍痛石門主之臍疝繞臍痛時止天樞主之

石門主腹滿疝積　關元主暴疝痛

大敦主卒疝暴痛陰跳上入腹寒疝陰挺出偏大腫臍腹中悒悒不樂小便難而痛灸刺之立已左取右右取左甲乙云照海主之

中都：主癞疝，崩中。

合阳、中郄：主癞疝，崩中，腹上下痛及肠澼，阴暴败痛。

照海：主四肢淫泺，身闷，阴暴起疝。

太溪：主胞中有大疝瘕积聚，与阴相引。

商丘：主阴股内痛气痈，狐疝走上下，引小腹痛，不可以俯仰。

关元：主癞疝。

肩井：旁肩解与臂相接处，主偏癞。

巨阙：主狐疝。

太冲：主狐疝呕厥。

中脘：主冲疝冒死不知人。

脐中、石门、天枢、气海：主少腹疝气，游行五脏，疝绕脐冲胸不得息。《甲乙》云：脐疝，绕脐痛，冲胸不得息，灸脐中；脐疝绕脐痛，石门主之；脐疝绕脐痛，时止，天枢主之。

石门：主腹满疝积。

关元：主暴疝痛。

大敦：主卒疝暴痛，阴跳上入腹，寒疝，阴挺出偏大肿，脐腹中悒悒不乐，小便难而痛。灸刺之立已。左取右，右取左。《甲乙》云：照海主之。

四滿主臍下疝積甲乙云胞中有血
天樞主氣疝噦　大巨主癩疝偏枯
交信主氣癃癩疝陰急股樞腨內廉痛
中封主癩疝癃暴痛痿厥身躰不仁
氣衝主癩陰腫痛陰痿莖中痛兩丸騫痛不可仰卧
曲泉主癩疝陰跳痛引莖中不得尿
大陰郄　衝門主疝瘕陰疝
少府主陰痛實時挺長寒熱陰暴痛遺尿偏虛則暴癢氣逆
卒疝小便不利
陰市主寒疝下至腹腠膝腰痛如清水小一作大腹諸疝按之
下至膝上伏兔中寒疝痛腹脹滿痿少氣
大衝　中封　地機主癩疝精不足
中極主失精　魚際主陰濕腹中餘疾

四满：主脐下疝积。《甲乙》云：胞中有血。

天枢：主气疝呕。

大巨：主癞疝偏枯。

交信：主气癃癞疝，阴急，股枢腨内廉痛。

中封：主癞疝癃暴痛，痿厥，身体不仁。

气冲：主癞，阴肿痛，阳痿，茎中痛，两丸骞痛，不可仰卧。

曲泉：主癞疝，阴跳痛，引茎中不得尿。

大阴郄、冲门：主疝瘕阴疝。

少府：主阴痛，实时挺长寒热，阴暴痛，遗尿。偏虚则暴痒气逆，卒疝，小便不利。

阴市：主寒疝下至腹腠，膝腰痛如清水，小一作大腹诸疝，按之下至膝上伏兔中寒，疝痛腹胀满，痿，少气。

太冲、中封、地机：主癞疝精不足。

中极：主失精。

鱼际：主阴湿，腹中余疾。

五樞主陰疝兩丸上下少腹痛
陰交 石門主兩丸騫
大衝主兩丸騫縮腹堅不得卧甲乙云環臍痛陰騫兩丸縮腹堅痛不得卧
大赫 然谷主精溢陰上縮
會陰主陰頭寒 曲泉主陰痿
陰谷主陰痿不用小腹急引陰内廉痛
行間主莖中痛

雜病第七 論一首

膏肓輸無所不治主羸瘦虚損夢中失精上氣欬逆狂惑忘誤取穴法令人正坐曲脊申兩手以臂著膝前令正直手大指與膝頭齊以物支肘勿令臂得動摇從胛骨上角摸索至胛骨下頭其間當有四肋三間灸中間依胛骨之裏肋間空去胛骨容側指許摩膂肉之表肋間空處按之自覺牽引胷

五枢：主阴疝，两丸上下，少腹痛。

阴交、石门：主两丸骞。

太冲：主两丸骞缩，腹坚不得卧。《甲乙》云：环脐痛，阴骞，两丸缩，腹坚痛，不得卧。

大赫、然谷：主精溢，阴上缩。

会阴：主阴头寒。

曲泉：主阴痿。

阴谷：主阴痿不用，小腹急引阴内廉痛。

行间：主茎中痛。

杂病第七论一首

膏肓俞无所不治，主羸瘦虚损，梦中失精，上气咳逆，狂惑忘误。取穴法，令人正坐曲脊，伸两手，以臂着膝前，令正直，手大指与膝头齐，以物支肘，勿令臂得动摇。从胛骨上角摸索至胛骨下头，其间当有四肋三间，灸中间。依胛骨之里肋间空去胛骨容侧指许，摩膂肉之表肋间空处，按之自觉牵引胸戶中灸兩胛中各一處至六百壯多至千壯當覺氣下礱礱然如流水狀亦當有所下出若無停痰宿疾則無所下也若病人已困不能正坐當令側卧挽上臂令前求取穴灸之也求穴大較以右手從右肩上住指頭表所不及者是也左手亦然乃以前法灸之若不能久正坐當伸兩臂者亦可伏衣襆上伸兩臂令人挽兩胛骨使相離不爾胛骨覆穴不可得也所伏衣襆當令大小常定不爾則失其穴也此灸訖後令人陽氣康盛當消息以自補養取身體平復其穴近第五椎相準望取之

論曰昔秦緩不救晉侯之疾以其在膏之上肓之下針藥所不及即此穴是也時人拙不能求得此穴所以宿痾難遣若能用心方便求得灸之無疾不愈矣

三里主腹中寒脹滿腸鳴腹痛胷腹中瘀血小腹脹皮腫陰

户中，灸两胛中各一处，至六百壮，多至千壮。当觉气下砻砻然，如流水状。亦当有所下出，若无停痰宿疾，则无所下也。若病人已困，不能正坐，当令侧卧，挽上臂令前求取穴灸之也。求穴大较：以右手从右肩上住，指头表所不及者是也。左手亦然。乃以前法灸之。若不能久正坐，当伸两臂者，亦可伏衣袱上，伸两臂，令人挽两胛骨，使相离。不尔，胛骨覆穴不可得也。所伏衣袱当令大小常定。不尔，则失其穴也。此灸讫后，令人阳气康盛，当消息以自补养，取身体平复。其穴近第五椎相准望取之。

论曰：昔秦缓不救晋侯之疾，以其在膏之上，肓之下，针药所不及，即此穴是也。时人拙不能求得此穴，所以宿痾难遣。若能用心方便求得，灸之无疾不愈矣。

三里：主腹中寒，胀满，肠鸣腹痛，胸腹中瘀血，小腹胀，皮肿，阴氣不足小腹堅熱病汗不出喜嘔口苦壯熱身反折口噤鼓頷腰痛不可以顧顧而有所見喜悲上下求之口僻乳腫喉痺不能言胃氣不足久泄利食不化脇下柱滿不能久立膝痿寒熱中消穀苦飢腹熱身煩狂言乳癰喜噫惡聞食臭狂歌妄笑恐怒大罵霍亂遺尿失氣陽厥悽悽惡寒頭眩小便不利喜噦凡此等疾皆灸刺之多至五百壯少至二三百壯

涌泉主喜喘喉痺身熱痛脊脇相引忽忽喜忘陰痺腹脹腰痛大便難肩背頸項痛時眩男子如蠱女子如阻身體腰脊如解不欲食喘逆足下清至膝咽中痛不可內食瘖不能言小便不利小腹痛風入腸中癲疾俠臍痛急胷脇柱滿痛衂不止五疝指端盡痛足不踐地凡此諸疾皆主之

婦人病第八

少腹堅痛月水不通刺帶脉入六分灸五壯在季肋端一寸

气不足，小腹坚。热病汗不出，喜呕口苦，壮热，身反折，口噤鼓颔。腰痛不可以顾，顾而有所见。喜悲上下求之。口僻，乳肿，喉痹不能言。胃气不足，久泄利，食不化，胁下柱满。不能久立，膝痿，寒热，中消谷，苦饥腹热，身烦狂言。乳痈，喜噫，恶闻食臭，狂歌妄笑，恐怒大骂，霍乱，遗尿失气，阳厥，凄凄恶寒，头眩，小便不利，喜哕。凡此等疾，皆灸刺之。多至五百壮，少至二三百壮。

涌泉：主喜喘，喉痹，身热痛，脊胁相引，忽忽喜忘，阴痹，腹胀，腰痛，大便难，肩背颈项痛，时眩。男子如蛊，女子如阻。身体腰脊如解，不欲食，喘逆，足下清至膝，咽中痛，不可纳食，喑不能言，小便不利，小腹痛。风入肠中，癫疾，挟脐痛急，胸胁柱满，痛衄不止，五疝，指端尽痛，足不践地。凡此诸疾，皆主之。

妇人病第八

少腹坚痛，月水不通，刺带脉，入六分，灸五壮。在季肋端一寸八分。端，一作下。

漏下，若血闭不通，逆气胀，刺血海，入五分，灸五壮。在膝膑上内廉白肉际二寸半。

漏血，少腹胀满如阻，体寒热，腹偏肿，刺阴谷，入四分，灸三壮。在膝内辅骨后、大筋之下、小筋之上，屈膝乃得之。《甲乙》云：漏血，小便黄，阴谷主之。

女子疝瘕，按之如以汤沃两股中，小腹肿，阴挺出，痛，经水来，下阴中肿或痒，漉青汁如葵羹，血闭无子，不嗜食，刺曲泉。在膝内辅骨下、大筋上、小筋下陷中，屈膝乃得之。刺入六分，灸三壮。

疝瘕，按之如以汤沃股内至膝，飧泄，阴中痛，少腹痛坚急重，下湿，不嗜食，刺阴陵泉，入二分，灸三壮。在膝下内侧辅骨下陷中，伸足乃得之。

经逆，四肢淫泺，阴暴跳疝，小腹偏痛，刺阴跷，入三分，灸三壮。

在内踝下容爪甲即照海穴也

少腹大字難嗌乾嗜飲俠臍疝刺中封入四分灸三壯在内踝前一寸半伸足取之

女子不字陰暴出經漏刺然谷入三分灸三壯在足内踝前起大骨下陷中

字難若胞衣不出泄風從頭至足刺崑崙入五分灸三壯在足外踝後跟骨上

月事不利見赤白而有身反敗陰寒刺行間入六分灸三壯在足大指間動應手

月閉溺赤脊強互引反折汗不出刺腰輸入二寸留七呼灸三壯在第二十一椎節下間

絶子瘧寒熱陰挺出不禁白瀝痓脊反折刺上窌入二寸留七呼灸三壯在第一空腰髁下一寸俠脊

在内踝下容爪甲。即照海穴也。

少腹大，字难，嗌干，嗜饮，侠脐疝，刺中封，入四分，灸三壮。在内踝前一寸半，伸足取之。

女子不字，阴暴出，经漏，刺然谷，入三分，灸三壮。在足内踝前起大骨下陷中。

字难。若胞衣不出，泄风从头至足，刺昆仑，入五分，灸三壮。在足外踝后跟骨上。

月事不利，见赤白，而有身反败，阴寒，刺行间，入六分，灸三壮。在足大趾间动应手。

月闭溺赤，脊强互引反折，汗不出，刺腰俞，入二寸，留七呼，灸三壮。在第二十一椎节下间。

绝子，疟，寒热，阴挺出不禁，白沥，痓，脊反折，刺上髎，入二寸，留七呼，灸三壮。在第一空腰髁下一寸侠脊。

赤白瀝心下積脹腰痛不可俛仰刺次窌入三寸留七呼灸
三壯在第二空俠脊陷中
赤淫時白氣癃月事少刺中窌入二寸留七呼灸三壯在第
三空俠脊陷中
下蒼汁不禁赤瀝陰中癢痛引少腹控眇不可以俛仰刺腰
尻交者兩胂上以月生死為痏數發針立已一云下窌
腸鳴泄注刺下窌入二寸留七呼灸三壯在第四空俠脊陷中
赤白裏急瘈瘲刺五樞入一寸灸五壯在帶脉下三寸
拘攣腹滿疝月水不下乳餘疾絶子陰癢賁豚上䐜腹堅痛
下引陰中不得小便刺陰交入八分灸五壯在臍下一寸
腹滿疝積乳餘疾絶子陰癢賁豚上䐜少腹堅痛下引陰中
不得小便刺石門入五分在臍下二寸忌灸絶孕
絶子衃血在內不下胞轉不得尿小腹滿石水痛刺開元入

赤白沥，心下积胀，腰痛不可俯仰，刺次髎，入三寸，留七呼，灸三壮。在第二空侠脊陷中。

赤淫时白，气癃，月事少，刺中髎，入二寸，留七呼，灸三壮。在第三空侠脊陷中。

下苍汁不禁，赤沥，阴中痒痛引少腹控眇，不可以俯仰，刺腰尻交者，两胂上，以月生死为痏，数发针，立已。一云下髎。

肠鸣泄注，刺下髎，入二寸，留七呼，灸三壮。在第四空侠脊陷中。

赤白里急，瘈疭，刺五枢，入一寸，灸五壮。在带脉下三寸。

拘挛，腹满，疝，月水不下，乳余疾，绝子，阴痒，贲豚，上䐜腹坚痛，下引阴中，不得小便，刺阴交，入八分，灸五壮。在脐下一寸。

腹满，疝积，乳余疾，绝子，阴痒，贲豚，上䐜少腹坚痛，下引阴中，不得小便，刺石门，入五分。在脐下二寸。忌灸，绝孕。

绝子，衃血在内不下，胞转不得尿，小腹满，石水痛，刺关元，入

二寸炙七壮在臍下三寸又主引脇下脹頭痛身背熱賁豚寒小便數泄不止

子門不端小腹苦寒陰癢及痛賁豚搶心飢不能食腹脹經閉不通小便不利乳餘疾絕子内不足刺中極入二寸留十呼炙三壯在臍下四寸

赤白沃陰中乾痛惡合陰陽小腹膹堅小便閉刺屈骨入一寸半炙三壯在中極下一寸

月水不通奔泄氣上下引腰脊痛刺氣穴入一寸炙五壯在四滿下一寸

胞中痛惡血月水不以時休止腹脹腸鳴氣上衝胷刺天樞入五分炙三壯去肓輸一寸半

少腹脹滿痛引陰中月水至則腰背痛胞中瘕子門寒大小便不通刺水道入二寸半炙五壯在大巨下三寸

二寸，灸七壮。在脐下三寸。又主引胁下胀，头痛，身背热，贲豚寒，小便数，泄不止。

子门不端，小腹苦寒，阴痒及痛，贲豚抢心，饥不能食，腹胀，经闭不通，小便不利，乳余疾，绝子，内不足，刺中极，入二寸，留十呼，灸三壮。在脐下四寸。

赤白沃，阴中干痛，恶合阴阳，小腹膜坚，小便闭，刺屈骨，入一寸半，灸三壮。在中极下一寸。

月水不通，奔泄气，上下引腰脊痛，刺气穴，入一寸，灸五壮。在四满下一寸。

胞中痛，恶血，月水不以时休止，腹胀肠鸣，气上冲胸，刺天枢，入五分，灸三壮。去肓俞一寸半。

少腹胀满，痛引阴中，月水至则腰背痛，胞中瘕，子门寒，大小便不通，刺水道，入二寸半，灸五壮。在大巨下三寸。

月水不利或暴閉塞腹脹滿癃淫濼身熱乳難子上搶心若胞不出衆氣盡亂腹中絞痛不得反息正仰卧屈一膝伸一膝並氣衝針上入三寸氣至瀉之在歸來下一寸動脉應手

産餘疾食飲不下賁豚上下傷食腹滿刺期門入四分灸五壯在第二肋端

乳癰驚痺脛重足跗不收跟痛刺下廉入三分灸三壯在上廉下三寸

月水不利見血而有身則敗乳腫刺臨泣入二分灸三壯在足小指次指間去俠谿一寸半

女子疝及小腹腫溏泄癃遺尿陰痛面塵黑目下眥痛漏血刺太衝入三分灸三壯在足大指本節後二寸中動脉

女子疝赤白淫下時多時少暴腹痛刺蠡溝入三分灸三壯在内踝上五寸

月水不利，或暴闭塞，腹胀满癃，淫泺，身热，乳难，子上抢心，若胞不出，众气尽乱，腹中绞痛，不得反息，正仰卧，屈一膝，伸一膝，并气冲，针上入三寸，气至泻之。在归来下一寸动脉应手。

产余疾，食饮不下，贲豚上下，伤食，腹满，刺期门，入四分，灸五壮。在第二肋端。

乳痈，惊，痹，胫重，足跗不收，跟痛，刺下廉，入三分，灸三壮。在上廉下三寸。

月水不利，见血而有身则败，乳肿，刺临泣，入二分，灸三壮。在足小趾、次趾间，去侠溪一寸半。

女人疝及小腹肿，溏泄，癃，遗尿，阴痛，面尘黑，目下眦痛，漏血，刺太冲，入三分，灸三壮。在足大趾本节后二寸中动脉。

女子疝，赤白淫下，时多时少，暴腹痛，刺蠡沟，入三分，灸三壮。在内踝上五寸。

女子無子欬而短氣刺涌泉入三分灸三壯在足心陷者中

乳難子上衝心陰疝刺衝門入七分灸五壯在府舍下上去大横五寸

女子不下月水痺驚善悲不樂如墮墜汗不出刺照海入四分灸二壯在内踝下四分又主女子淋陰挺出四肢淫濼

血不通刺會陰入二寸留七呼灸三壯在大便前小便後

子藏中有惡血内逆滿痛刺石關入一寸灸五壯在陰都下一寸

肓門主乳餘疾

俠谿主少腹堅痛月水不通

神封　膺窻主乳癰寒熱短氣卧不安

三里主乳癰有熱

乳根主膺腫乳癰悽索寒熱痛不可按

女子无子，咳而短气，刺涌泉，入三分，灸三壮。在足心陷者中。

乳难，子上冲心，阴疝，刺冲门，入七分，灸五壮。在府舍下，上去大横五寸。

女子不下月水，痹，惊，善悲不乐，如堕坠，汗不出，刺照海，入四分，灸二壮。在内踝下四分。又主女子淋，阴挺出，四肢淫泺。

血不通，刺会阴，入二寸，留七呼，灸三壮。在大便前、小便后。

子脏中有恶血，内逆满痛，刺石关，入一寸，灸五壮。在阴都下一寸。

肓门：主乳余疾。

侠溪：主少腹坚痛，月水不通。

神封、膺窗：主乳痈，寒热，短气，卧不安。

三里：主乳痈有热。

乳根：主膺肿，乳痈，凄索寒热，痛不可按。

天谿　俠谿主乳腫癰潰　大泉主妬乳膺胷痛
四滿主子藏中有惡血内逆滿痛疝
中極主拘攣腹疝月水不下乳餘疾絶子陰癢
四滿主胞中有血　大赫主女子赤沃
氣衝主無子小腹痛　支溝主女人脊急目赤
陰廉主絶産若未曾産　築賓主大疝絶子
涌泉　陰谷主男子如蠱女子如阻身體腰脊如解不欲食
水原　照海主不字陰暴出淋漏月水不來而多悶心下痛
照海主陰挺下血陰中腫或癢漉清汁若葵汁
小兒病
本神　前項　囟會　天柱主小兒驚癇
臨泣主小兒驚癇反視
顱息主小兒癇喘不得息

天溪、侠溪：主乳肿痈溃。

大泉：主妒乳，膺胸痛。

四满：主子脏中有恶血，内逆满痛，疝。

中极：主拘挛，腹疝，月水不下，乳余疾，绝子，阴痒。

四满：主胞中有血。

大赫：主女子赤沃。

气冲：主无子，小腹痛。

支沟：主女人脊急，目赤。

阴廉：主绝产若未曾产。

筑宾：主大疝绝子。

涌泉、阴谷：主男子如蛊，女子如阻，身体腰脊如解，不欲食。

水泉、照海：主不字，阴暴出，淋漏，月水不来，而多闷心下痛。

照海：主阴挺下血，阴中肿或痒，漉青汁若葵汁。

小儿病

本神、前顶、囟会、天柱：主小儿惊痫。

临泣：主小儿惊痫反视。

颅息：主小儿痫喘不得息。

懸鍾主小兒腹满不能食飲

瘈脉　長強主小兒驚癇瘈瘲多吐泄注驚恐失精視瞻不明眵矆

然谷主小兒臍風口不開善驚

譩譆主小兒食晦頭痛

備急千金要方卷第三十

悬钟：主小儿腹满，不能食饮。

瘈脉、长强：主小儿惊痫瘈疭，多吐泄注，惊恐失精，视瞻不明，眵矆。

然谷：主小儿脐风，口不开，善惊。

譩譆：主小儿食晦头痛。

备急千金要方卷第三十

千金翼方·针灸

［唐］孙思邈 撰　王旭东　徐松元 校订

清光绪四年影元刻本

《千金翼方》，唐代医家孙思邈撰，约成书于唐永淳二年(683)。本书是作者晚年经验集而成书，以为早期《千金要方》之羽翼。全书三十卷，189门。合方、论、法共2900余首。其中卷二十六至卷二十八系针灸学内容。本书虽为综合性医书，但其中的针灸学内容亦极具特点，有重要文献价值和临床价值，如已佚之早期针灸学文献《甄权针经》，大部分内容被本书收录，敦煌卷子有专门灸方，但残缺不全，而本书可见大量相关内容。论述针灸治疗各科疾病一百余种，不乏作者临床经验。书中集唐以前针灸文献精华，保留并推崇甄权学术及其《明堂图》，因此而成为针灸学文献中不可或缺的重要著作。今以清光绪四年（1878）影元大德梅溪书院刊本中的卷二十六至卷二十八印行出版，该本虽刻板年代较晚，但影自元刻，摹刻准确，文字清晰，印刷精美，故足可信赖。

千金翼方卷第二十六

針灸上

取孔穴法第一

論曰安康公李襲興稱武德中出鎮潞州屬隨征士甄權以新撰明堂示余余既暗昧未之奇也時有深州刺史成君綽忽患頸腫如數升喉中閉塞水粒不下已三日矣以狀告余余屈權救之針其右手次指之端如食頃氣息即通明日飲啖如故爾後縉紳之士多寫權圖略遍華裔正觀中入爲少府奉勑修明堂與承務郎司馬德逸太醫令謝季卿太常丞甄立言等校定經圖於後以所作呈示甄權曰人有七尺之軀藏腑包其内皮膚絡其外非有聖智孰能辨之者乎吾十有八而志學於醫今年過百歲研綜經方推究孔穴所疑更多矣竊聞尋古人伊尹湯液依用炎農本草扁鵲針灸一準

千金翼方卷第二十六·针灸上

取孔穴法第一

论曰：安康公李袭兴称，武德中出镇潞州，嘱随征士甄权以新撰《明堂》示余，余既暗昧，未之奇也。时有深州刺史成君绰，忽患颈肿如数升，喉中闭塞，水粒不下已三日矣。以状告余，余屈权救之，针其右手次指之端，如食顷，气息即通，明日饮啖如故。尔后缙绅之士，多写权图，略遍华裔。正观中人为少府，奉敕修《明堂》，与承务郎司马德逸、太医令谢季卿、太常丞甄立言等，校定经图，于后以所作呈示。甄权曰：人有七尺之躯，脏腑包其内，皮肤络其外，非有圣智，孰能辨之者乎？吾十有八而志学于医，今年过百岁，研综经方，推究孔穴，所疑更多矣。窃闻寻古人伊尹汤液，依用炎农本草，扁鹊针灸，一准黃帝雷公問難慇懃對揚周密去聖久遠愚人無知道聽塗說多有穿鑿起自胷臆至如王遺烏銜之法單行淺近雖得其効偶然即謂神妙且事不師古遠涉必泥夫欲行針者必準軒轅正經用藥者須依神農本草自餘名醫別録益多誤耳余退以甲乙校秦承祖圖有旁庭藏會等一十九穴按六百四十九穴有目無名其角孫景風一十七穴三部針經具存焉然其圖闕漏仍有四十九穴上下倒錯前後易處不合本經所謂失之毫氂差之千里也至如石門關元二穴在帶脉下相去一寸之間針關元主婦人無子針石門則終身絶嗣神庭一穴在於額上刺之主發狂灸之則愈癲疾其道幽隱豈可輕侮之哉人誠知惜命罕通經方抄寫方書專委下吏承誤即録紕繆轉多近智之徒不見正本逢爲經鈔以此而言可爲深誡今所述針灸孔穴一依甄公明堂圖爲定學

黄帝雷公问难殷勤，对扬周密。去圣久远，愚人无知，道听途说，多有穿凿，起自胸臆。至如王遗乌衔之法，单行浅近，虽得其效偶然，即谓神妙，且事不师古，远涉必泥。夫欲行针者，必准轩辕正经；用药者，须依《神农本草》。自余《名医别录》益多误耳。余退以《甲乙》校，秦承祖图有旁庭脏会等一十九穴，按六百四十九穴有目无名，其角孙景风一十七穴，三部针经具存焉。然其图阙漏，仍有四十九穴，上下倒错，前后易处，不合本经，所谓“失之毫厘，差之千里”也。至如石门、关元二穴，在带脉下相去一寸之间，针关元主妇人无子，针石门则终身绝嗣。神庭一穴在于额上，刺之主发狂，灸之则愈癫疾。其道幽隐，岂可轻侮之哉？人诚知惜命，罕通经方，抄写方书，专委下吏，承误即录，纰缪转多，近智之徒，不见正本，逢为经抄，以此而言，可为深诫。今所述针灸孔穴，一依甄公《明堂图》为定，学者可細詳之且夫當今醫者各承一業未能綜練衆方所以救疾多不全濟何哉或有偏功針刺或有偏解灸方或有惟行藥餌或有專於禁呪故以網羅諸疾有愈於是慨其如此聊以養疾之暇撰録灸經以貽後嗣其於條例具之醫者意也善於用意即爲良醫良醫之道必先診脉處方次即針灸内外相扶病必當愈何則湯藥攻其内針灸攻其外不能如此雖時愈疾玆爲偶差非醫差也又以孔穴難諳非圖莫可雖復經本具述自非碩學之士造次未可卒知所以先述取穴方法云爾

○仰人面二十六穴第一

神庭在髮際直鼻不刺一云入髮際一分

曲差夾神庭一寸半在髮際

攢竹在眉頭陷中

者可细详之。且夫当今医者，各承一业，未能综练众方，所以救疾多不全济，何哉？或有偏功针刺，或有偏解灸方，或有惟行药饵，或有专于禁咒，故以网罗诸疾，有愈于是，慨其如此，聊以养疾之暇，撰录灸经以贻后嗣。其于条例具之。医者意也，善于用意即为良医。良医之道，必先诊脉处方，次即针灸。内外相扶，病必当愈。何则？汤药攻其内，针灸攻其外。不能如此，虽时愈疾，兹为偶瘥，非医瘥也。又以孔穴难谙，非图莫可，虽复经本具述，自非硕学之士，造次未可卒知。所以先述取穴方法云尔。

仰人面二十六穴第一

神庭在发际直鼻，不刺。一云入发际一分。

曲差夹神庭一寸半在发际。

攒竹在眉头陷中。

睛明在目內眥
迎香在禾窌上鼻下孔傍一云在禾窌上一寸
素窌在鼻柱端
水溝在鼻柱下人中
兊端在脣上端
齗交在脣內齒上齗縫
本神在曲差傍一寸半
陽白在眉上一寸直瞳子
承泣在目下七分直瞳子不灸
四白在目下一寸
巨窌夾鼻傍八分直瞳子
禾窌直鼻孔下夾水溝傍五分
地倉夾口傍四分一云在口角一韭葉近下動脉

睛明在目内眦。

迎香在禾髎上鼻下孔旁。一云在禾髎上一寸。

素髎在鼻柱端。

水沟在鼻柱下人中。

兑端在唇上端。

龈交在唇内齿上龈缝。

本神在曲差旁一寸半。

阳白在眉上一寸，直瞳子。

承泣在目下七分，直瞳子。不灸。

四白在目下一寸。

巨髎夹鼻旁八分，直瞳子。

禾髎直鼻孔下夹水沟旁五分。

地仓夹口旁四分。一云在口角一韭叶近下动脉。

承漿在頤前下脣之下
廉泉在頷下結喉上舌本
頭維在額角髮本神傍一寸半不灸
上關在耳前上廉起骨開口取之
下關在客主人下耳前動脉下空下廉合口有穴張口則閉
頰車在耳下曲頰端陷中
大迎在曲頷前一寸二分骨陷中動脉
絲竹空在眉後陷中不灸
瞳子髎在目外去眥五分
顴髎在面鼽骨下下廉陷中
○頭上第一行九穴第二
上星在顱上直鼻中央入髮際一寸陷容豆
顖會在上星後一寸陷中

承浆在颐前下唇之下。

廉泉在颔下结喉上舌本。

头维在额角发本神旁一寸半。不灸。

上关在耳前上廉起骨，开口取之。

下关在客主人下耳前动脉下空下廉，合口有穴，张口则闭。

颊车在耳下曲颊端陷中。

大迎在曲颔前一寸二分骨陷中动脉。

丝竹空在眉后陷中。不灸。

瞳子髎在目外，去眦五分。

颧髎在面鼽骨下下廉陷中。

头上第一行九穴第二

上星在颅上直鼻中央，入发际一寸，陷容豆。

囟会在上星后一寸陷中。

前頂在顖會後一寸半骨陷中

百會在前頂後一寸半頂中心

後頂在百會後一寸半枕骨上

強間在後頂後一寸半腦户前一寸半

腦户在枕骨上強間後一寸半不灸

風府入髮際一寸大筋内宛宛中不灸一云在瘖門上一寸

瘖門在項後髮際宛宛中不灸一云在腦户下三寸又名瘂門

○頭上第二行六穴第三

五處在頭上去上星一寸半

承光在五處後一寸不灸一云一寸半

通天在承光後一寸半

絡却在通天後一寸半

玉枕在絡却後七分半夾腦户傍一寸三分起肉枕骨上入

前顶在囟会后一寸半骨陷中。

百会在前顶后一寸半顶中心。

后顶在百会后一寸半枕骨上。

强间在后顶后一寸半，脑户前一寸半。

脑户在枕骨上强间后一寸半。不灸。

风府入发际一寸，大筋内宛宛中。不灸。一云在喑门上一寸。

喑门在项后发际宛宛中，不灸。一云在脑户下三寸，又名哑门。

头上第二行六穴第三

五处在头上，去上星一寸半。

承光在五处后一寸。不灸。一云一寸半。

通天在承光后一寸半。

络却在通天后一寸半。

玉枕在络却后七分半，夹脑户旁一寸三分起肉枕骨上入

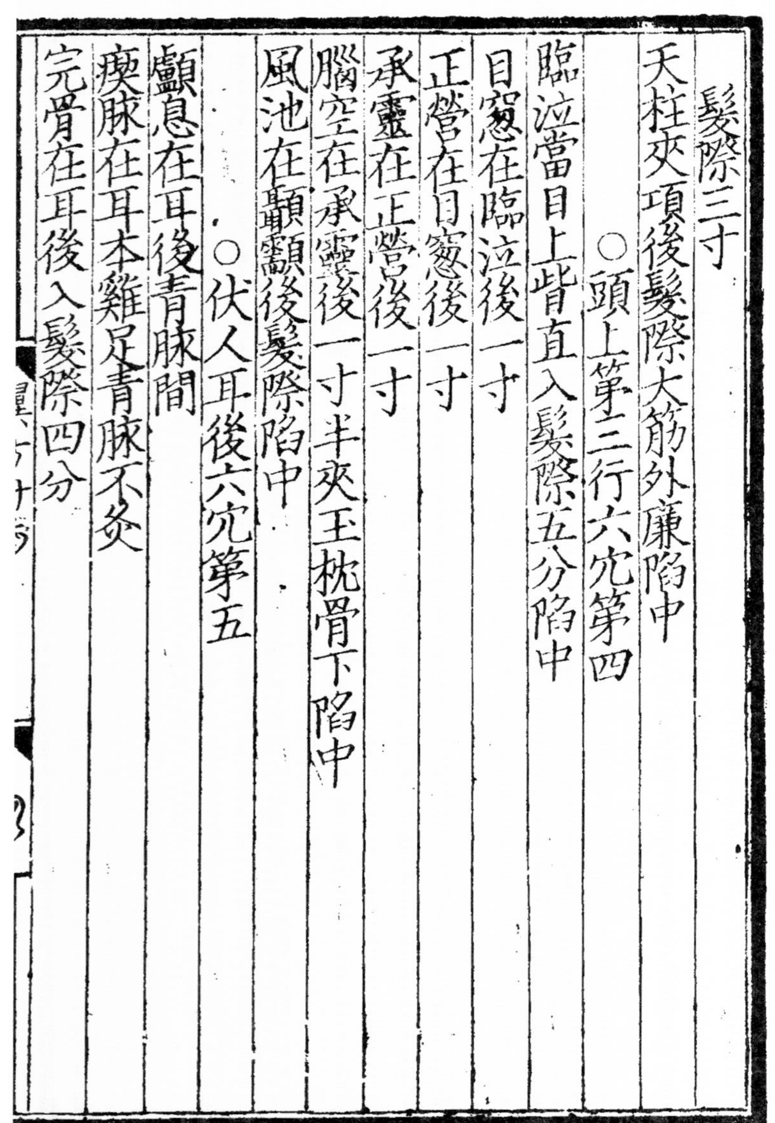
髮際三寸

天柱夾項後髮際大筋外廉陷中

○頭上第三行六穴第四

臨泣當目上眥直入髮際五分陷中

目窻在臨泣後一寸

正營在目窻後一寸

承靈在正營後一寸

腦空在承靈後一寸半夾玉枕骨下陷中

風池在顳顬後髮際陷中

○伏人耳後六穴第五

顱息在耳後青脉間

瘈脉在耳本雞足青脉不灸

完骨在耳後入髮際四分

发际三寸。

天柱夹项后发际大筋外廉陷中。

头上第三行六穴第四

临泣当目上眦直入发际五分陷中。

目窗在临泣后一寸。

正营在目窗后一寸。

承灵在正营后一寸。

脑空在承灵后一寸半，夹玉枕骨下陷中。

风池在颞颥后发际陷中。

伏人耳后六穴第五

颅息在耳后青脉间。

瘈脉在耳本鸡足青脉。不灸。

完骨在耳后入发际四分。

竅陰在完骨上枕骨下
翳風在耳後陷中按之引耳中
浮白在耳後入髮際一寸此穴在翳風前竅陰後寫時請爲用心看
○伏人脊中第一行十一穴第六
大椎在第一椎上陷中
陶道在大椎下節間
身柱在第三椎下節間
神道在第五椎下節間
至陽在第七椎下節間
筋縮在第九椎下節間
脊中在第十一椎下節間不灸
懸樞在第十三椎下節間
命門在第十四椎下節間

窍阴在完骨上枕骨下。

翳风在耳后陷中，按之引耳中。

浮白在耳后入发际一寸。此穴在翳风前、窍阴后，泻时请为用心看。

伏人脊中第一行十一穴第六

大椎在第一椎上陷中。

陶道在大椎下节间。

身柱在第三椎下节间。

神道在第五椎下节间。

至阳在第七节椎下节间。

筋缩在第九椎下节间。

脊中在第十一椎下节间。不灸。

悬枢在第十三椎下节间。

命门在第十四椎下节间。

腰俞在第二十一椎下節間

長強在脊骶端

○伏人脊中第二行二十一穴第七

大杼在項第一椎下兩傍各一寸半陷中

風門熱府在第二椎下兩傍各一寸半

肺俞在第三椎下兩傍各一寸半

心俞在第五椎下兩傍各一寸半

膈俞在第七椎下兩傍各一寸半

肝俞在第九椎下兩傍各一寸半

膽俞在第十椎下兩傍各一寸半

脾俞在第十一椎下兩傍各一寸半

胃俞在第十二椎下兩傍各一寸半

三焦俞在第十三椎下兩傍各一寸半

腰俞在第二十一椎下节间。

长强在脊骶端。

伏人脊中第二行二十一穴第七

大杼在项第一椎下两旁各一寸半陷中。

风门、热府在第二椎下两旁各一寸半。

肺俞在第三椎下两旁各一寸半。

心俞在第五椎下两旁各一寸半。

膈俞在第七椎上两旁各一寸半。

肝俞在第九椎下两旁各一寸半。

胆俞在第十椎下两旁各一寸半。

脾俞在第十一椎下两旁各一寸半。

胃俞在第十二椎下两旁各一寸半。

三焦俞在第十三椎下两旁各寸半。

腎俞在第十四椎下兩傍各一寸半
大腸俞在第十六椎下兩傍各一寸半
小腸俞在第十八椎下兩傍各一寸半
膀胱俞在第十九椎下兩傍各一寸半
中膂俞在第二十椎下兩傍各一寸半
白環俞在第二十一椎下兩傍各一寸半
上窌在第一空腰果下一寸夾脊陷中
次窌在第二空夾脊陷中
中窌在第三空夾脊陷中
下窌在第四空夾脊陷中
會陽在陰尾骨兩傍

○伏人脊中第三行十三穴第八

附分在第二椎下附項內廉兩傍各三寸

肾俞在第十四椎下两旁各一寸半。

大肠俞在第十六椎下两旁各一寸半。

小肠俞在第十八椎下两旁各一寸半。

膀胱俞在第十九椎下两旁各一寸半。

中膂俞在第二十椎下两旁各一寸半。

白环俞在第二十一椎下两旁各一寸半。

上髎在第一空腰髁[①]下一寸夹脊陷中。

次髎在第二空夹脊陷中。

中髎在第三空夹脊陷中。

下髎在第四空夹脊陷中。

会阳在阴尾骨两旁。

伏人脊中第三行十三穴第八

附分在第二椎下附项内廉两旁各三寸。

①髁：原作"果"，"髁"之简字，据《素问·刺腰痛篇》律正。

魄户在第三椎下两傍各三寸
神堂在第五椎下两傍各三寸
譩譆在肩髆内廉夾第六椎下两傍各三寸
膈關在第七椎下两傍各三寸
魂門在第九椎下两傍各三寸
陽綱在第十椎下两傍各三寸
意舍在第十一椎下两傍各三寸
胃倉在第十二椎下两傍各三寸
肓門在第十三椎下两傍各三寸
志室在第十四椎下两傍各三寸
胞肓在第十九椎下两傍各三寸
秩邊在第二十一椎下两傍各三寸
○側人耳頸二十穴第九

魄户在第三椎下两旁各三寸。

神堂在第五椎下两旁各三寸。

譩譆在肩膊内廉，夹第六椎下两旁各三寸。

膈关在第七椎下两旁各三寸。

魂门在第九椎下两旁各三寸。

阳纲在第十椎下两旁各三寸。

意舍在第十一椎下两旁各三寸。

胃仓在第十二椎下两旁各三寸。

肓门在第十三椎下两旁各三寸。

志室在第十四椎下两旁各三寸。

胞肓在第十九椎下两旁各三寸。

秩边在第二十一椎下两旁各三寸。

侧人耳颈二十穴第九

頷厭在曲周顳顬上廉

懸顱在曲周顳顬上廉中

懸釐在曲周顳顬下廉

天衝在耳上如前三寸

曲鬢在耳上髮際曲隅陷中

角孫在耳郭中間上開口有穴

率谷在耳上入髮際一寸半

和窌在耳前兊髮下動脉

耳門在耳前起肉當耳缺

聽會在耳前陷中張口得之

天容在耳下頰後

聽宮在耳中珠子大如赤小豆

天牖在頸筋缺盆天容後天柱前完骨下髮際上一云在風池上一寸

颔厌在曲周颞颥上廉。

悬颅在曲周颞颥上廉中。

悬厘在曲周颞颥下廉。

天冲在耳上如前三寸。

曲鬓在耳上发际曲隅陷中。

角孙在耳郭中间上，开口有穴。

率谷在耳上入发际一寸半。

和髎在耳前兑发下动脉。

耳门在耳前起肉当耳缺。

听会在耳前陷中，张口行之。

天容在耳下颊后。

听宫在耳中珠子大如赤小豆。

天牖在颈筋、缺盆、天容后、天柱前、完骨下，发际上。一云在风池上一寸。

缺盆在肩上橫骨陷中
天鼎在頸缺盆直扶突氣舍後一寸半
天窻在曲頰下扶突後動應手陷中
扶突在曲頰下一寸人迎後
人迎在頸大筋脉動應手夾結喉旁以候五藏氣不灸
水突在頸大筋前直人迎下氣舍上
氣舍在頸直人迎夾天突陷中
○側脅十穴第十
章門一名長平在大橫外直臍季肋端
京門在監骨腰中季肋本夾脊
帶脉在季肋下一寸八分
五樞在帶脉下三寸一云在水道下一寸半
維道在章門下五寸三分

缺盆在肩上横骨陷中。

天鼎在颈缺盆，直扶突、气舍后一寸半。

天窗在曲颊下，扶突后，动应手陷中。

扶突在曲颊下一寸，人迎后。

人迎在颈大筋脉动应手，夹结喉旁以候五脏气，不灸。

水突在颈大筋前直人迎下、气舍上。

气舍在颈直人迎夹天突陷中。

侧胁十穴第十

章门一名长平，在大横外直脐季肋端。

京门在监骨腰中季肋本夹脊。

带脉在季肋下一寸八分。

五枢在带脉下三寸。一云在水道下一寸半。

维道在章门下五寸三分。

居窌在長平下八寸三分監骨上

泉腋在腋下三寸宛宛中舉臂取之

大包在泉腋下三寸

輒筋在腋下三寸復前行一寸著脅

天池在乳後一寸腋下三寸著脅直腋掘肋間

○胷部中央直下第一行七穴第十一

天突在頸結喉下五寸中央宛宛中

琁璣在天突下一寸陷中仰頭取之

華蓋在琁璣下一寸陷中仰而取之

紫宫在華蓋下一寸六分陷中仰而取之

玉堂在紫宫下一寸六分陷中

亶中在玉堂下一寸六分直两乳間陷中

中庭在亶中下一寸六分陷中

居髎在长平下八寸三分，监骨上。

泉腋在腋下三寸宛宛中，举臂取之。

大包在泉腋下三寸。

辄筋在腋下三寸，复前行一寸，着胁。

天池在乳后一寸、腋下三寸，着胁直腋，掘肋间。

胸部中央直下第一行七穴第十一

天突在颈结喉下五寸中央宛宛中。

璇玑在天突下一寸陷中，仰头取之。

华盖在璇玑下一寸陷中，仰而取之。

紫宫在华盖下一寸六分陷中，仰而取之。

玉堂在紫宫下一寸六分陷中。

膻中在玉堂下一寸六分，直两乳间陷中。

中庭在膻中下一寸六分陷中。

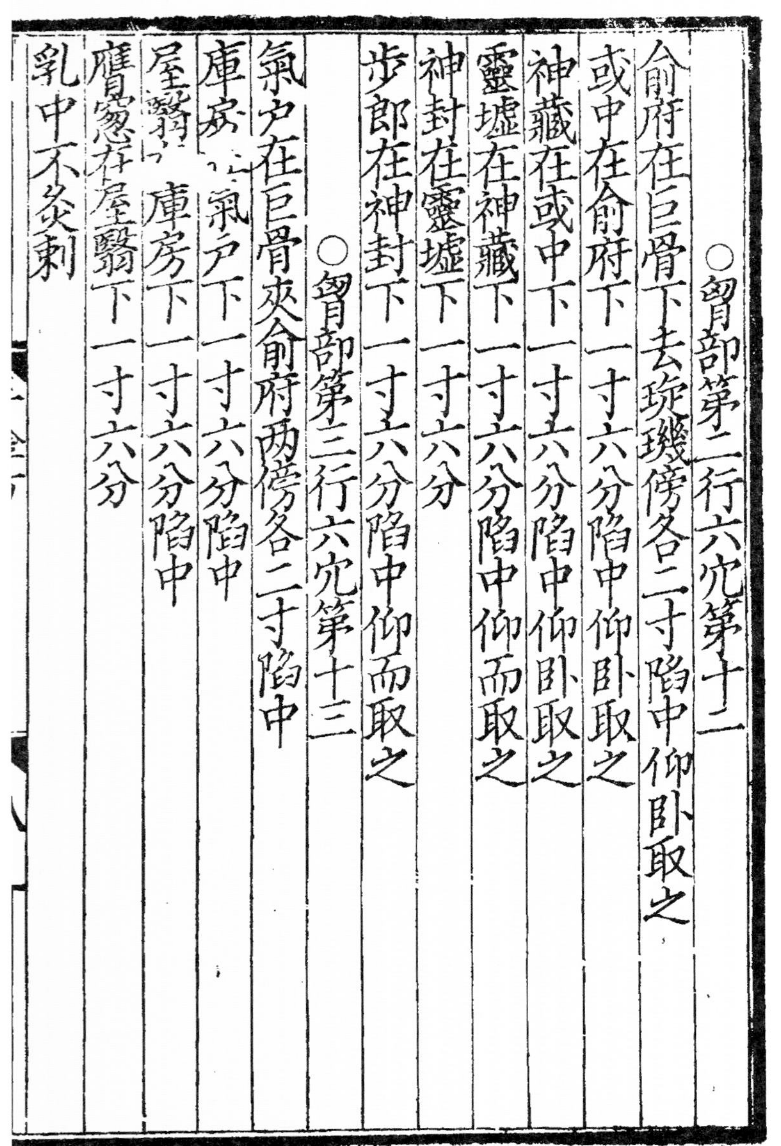
○胷部第二行六穴第十二
兪府在巨骨下去琁璣傍各二寸陷中仰卧取之
彧中在兪府下一寸六分陷中仰卧取之
神藏在彧中下一寸六分陷中仰卧取之
靈墟在神藏下一寸六分陷中仰而取之
神封在靈墟下一寸六分
步郎在神封下一寸六分陷中仰而取之
○胷部第三行六穴第十三
氣户在巨骨夾兪府兩傍各二寸陷中
庫房在氣户下一寸六分陷中
屋翳在庫房下一寸六分陷中
膺窻在屋翳下一寸六分
乳中不灸刺

胸部第二行六穴第十二

俞府在巨骨下去璇玑旁各二寸陷中，仰卧取之。

彧中在俞府下一寸六分陷中，仰卧取之。

神藏在彧中下一寸六分陷中，仰卧取之。

灵墟在神藏下一寸六分陷中，仰而取之。

神封在灵墟下一寸六分。

步廊在神封下一寸六分陷中，仰而取之。

胸部第三行六穴第十三

气户在巨骨，夹俞府两旁各二寸陷中。

库房在气户下一寸六分陷中。

屋翳在库房下一寸六分陷中。

膺窗在屋翳下一寸六分。

乳中不灸刺。

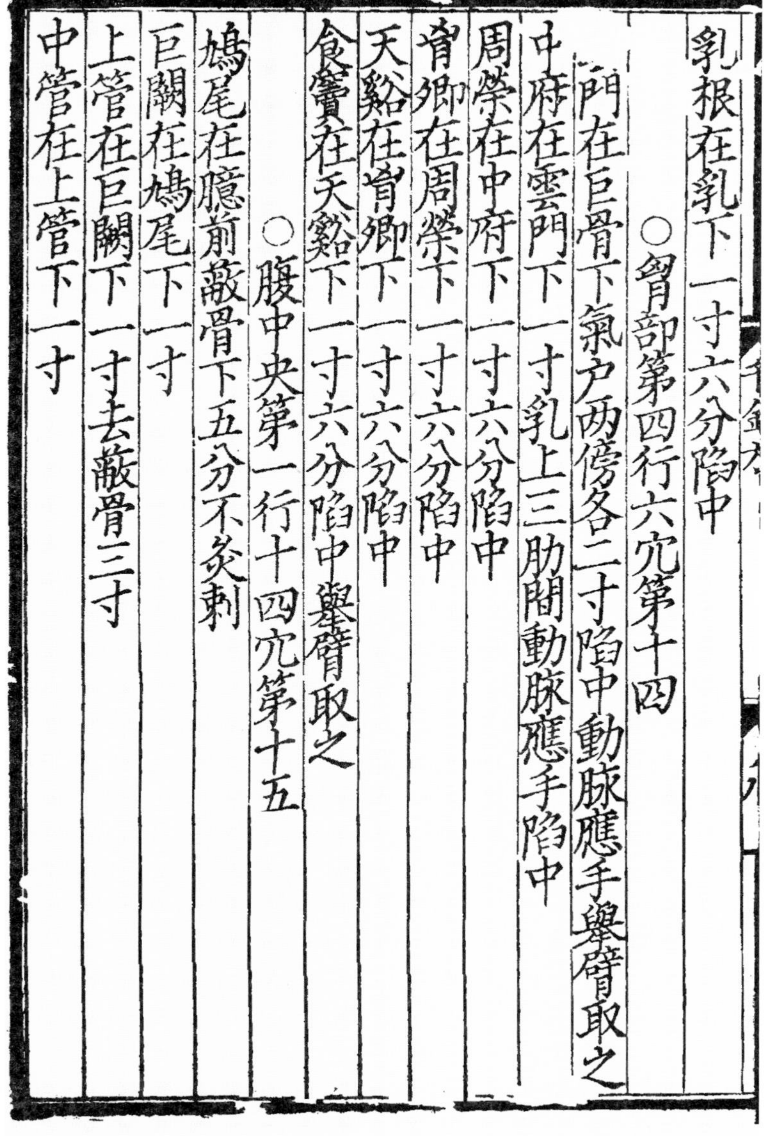

乳根在乳下一寸六分陷中

胸部第四行六穴第十四

云门在巨骨下气户两旁各二寸陷中，动脉应手，举臂取之。

中府在云门下一寸，乳上三肋间，动脉应手陷中。

周荣在中府下一寸六分陷中。

胸乡在周荣下一寸六分陷中。

天溪在胸乡下一寸六分陷中。

食窦在天溪下一寸六分陷中，举臂取之。

腹中央第一行十四穴第十五

鸠尾在臆前蔽骨下五分。不灸刺。

巨阙在鸠尾下一寸。

上脘①在巨阙下一寸，去蔽骨三寸。

中脘在上脘下一寸。

①脘：原作“管”，“脘”“管”通，本书律齐为“脘”。全书同。

建里在中管下一寸
下管在建里下一寸
水分在下管下臍上一寸
臍中不刺
陰交在臍下一寸
氣海在臍下一寸半
石門在臍下二寸女子不灸
關元在臍下三寸
中極在臍下四寸
曲骨在横骨上中極下一寸毛際陷中
○腹第二行十一穴第十六
幽門在巨闕傍半寸陷中
通谷在幽門下一寸陷中

建里在中脘下一寸。

下脘在建里下一寸。

水分在下脘下、脐上一寸。

脐中不刺。

阴交在脐下一寸。

气海在脐下一寸半。

石门在脐下二寸。女子不灸。

关元在脐下三寸。

中极在脐下四寸。

曲骨在横骨上、中极下一寸毛际陷中。

腹第二行十一穴第十六

幽门在巨阙旁半寸陷中。

通谷在幽门下一寸陷中。

陰都在通谷下一寸
石關在陰都下一寸
商曲在石關下一寸
肓俞在商曲下一寸直臍傍五分
中注在肓俞下五分
四滿在中注下一寸
氣穴在四滿下一寸
大赫在氣穴下一寸
橫骨在大赫下一寸

○腹第三行十二穴第十七

不容在幽門傍一寸五分去任脉二寸直四肋端相去四寸
承滿在不容下一寸
梁門在承滿下一寸

阴都在通谷下一寸。

石关在阴都下一寸。

商曲在石关下一寸。

肓俞在商曲下一寸，直脐旁五分。

中注在肓俞下五分。

四满在中注下一寸。

气穴在四满下一寸。

大赫在气穴下一寸。

横骨在大赫下一寸。

腹第三行十二穴第十七

不容在幽门旁一寸五分，去任脉二寸，直四肋端相去四寸。

承满在不容下一寸。

梁门在承满下一寸。

關明在梁門下太一上一寸千金云梁門下五分
太一在關明下一寸千金甲乙經皆云梁門下一寸
滑肉門在太一下一寸，
天樞去肓俞一寸半夾臍各二寸陷中
外陵在天樞下大巨上千金云在天樞下半寸
大巨在長谿下二寸千金云在臍下一寸兩傍各二寸
水道在大巨下三寸
歸來在水道下二寸
氣衝在歸來下鼠鼷上一寸

○腹第四行七穴第十八

期門在第二肋端不容傍各一寸半上直兩乳
日月在期門下五分
腹哀在日月下一寸半

光明在梁门下、太一上一寸。《千金》云梁门下五分。

太一在光明下一寸。《千金》《甲乙经》皆云梁门下一寸。

滑肉门在太一下一寸。

天枢去肓俞一寸半，夹脐各二寸陷中。

外陵在天枢下、大巨上。《千金》云在天枢下半寸。

大巨在长溪下二寸。《千金》云在脐下一寸、两旁各二寸。

水道在大巨下三寸。

归来在水道下二寸。

气冲在归来下鼠蹊上一寸。

腹第四行七穴第十八

期门在第二肋端，不容旁各一寸半，上直两乳。

日月在期门下五分。

腹哀在日月下一寸半。

大横在腹哀下三寸直臍傍

腸結在大横下一寸三分一云腹結

府舍在腸結下三寸

衝門上去大横五寸在府舍下横骨两端約中動脉一云衝門

○手太陰肺經十穴第十九

少商在手大指端内側去爪甲角如韭葉

魚際在手大指本節後内側散脉内

太泉在掌後陷中

經渠在寸口陷中不灸

列鈌去腕上一寸半

孔最在腕上七寸

尺澤在肘中約上動脉

俠白在天府下去肘五寸動脉

大横在腹哀下三寸，直脐旁。

肠结在大横下一寸三分。一云腹结。

府舍在肠结下三寸。

冲门上去大横五寸，在府舍下横骨两端约中动脉。一云冲门。

手太阴肺经十穴第十九

少商在手大指端内侧，去爪甲角如韭叶。

鱼际在手大指本节后内侧散脉内。

太泉在掌后陷中。

经渠在寸口陷中。不灸。

列缺去腕上一寸半。

孔最在腕上七寸。

尺泽在肘中约上动脉。

侠白在天府下，去肘五寸动脉。

天府在腋下三寸臂臑內廉動脉不灸

臑會在臂前廉去肩頭三寸

○手陽明大腸經二十穴第二十

商陽在手大指次指內側去爪甲角如韭葉

二間在手大指次指本節前內側陷中

三間在手大指次指本節後內側陷中

合谷在大指歧骨間

陽谿在腕中上側兩筋間陷中一云在合谷上三寸

偏歷在腕後三寸

溫溜在腕後小士五寸大士六寸

下廉在輔骨下去上廉一寸

上廉在三里下一寸

三里在曲池下二寸按之肉起兑肉之端

天府在腋下三寸，臂臑内廉动脉。不灸。

臑会在臂前廉，去肩头三寸。

手阳明大肠经二十穴第二十

商阳在手大指次指内侧，去爪甲角如韭叶。

二间在手大指、次指本节前内侧陷中。

三间在手大指、次指本节后内侧陷中。

合谷在大指歧骨间。

阳溪在腕中上侧两筋间陷中。一云在合谷上三寸。

偏历在腕后三寸。

温溜在腕后，小士五寸、大士六寸。

下廉在辅骨下，去上廉一寸。

上廉在三里下一寸。

三里在曲池下二寸，按之肉起兑肉之端。

曲池在肘外輔屈肘曲骨之中一云在肘上横文中

肘窌在肘大骨外廉陷中

五里在肘上行馬裏大脉中不刺甲乙經云在肘上二寸

臂臑在肘上七寸䐃肉端

肩窌在肩端臑上斜舉臂取之

秉風在夾天窌外肩上髃後舉臂有空

肩井在肩上陷解中缺盆上大骨前

天窌在缺盆中上毖骨之際陷中

巨骨在肩端上行兩叉骨間陷中

肩髃在肩端兩骨間

○手少陰心經八穴第二十一

少衝在手小指内廉之端去爪甲角如韭葉

少府在手小指本節後陷中直勞宮

曲池在肘外辅，屈肘曲骨之中。一云在肘上横纹中。

肘髎在肘大骨外廉陷中。

五里在肘上行马里大脉中。不刺。《甲乙经》云在肘上两寸。

臂臑在肘上七寸䐃肉端。

肩髎在肩端臑上，斜举臂取之。

秉风在夹天髎外、肩上髃后，举臂有空。

肩井在肩上陷解中，缺盆上大骨前。

天髎在缺盆中，上毖骨之际陷中。

巨骨在肩端上行，两叉骨间陷中。

肩髃在肩端两骨间。

手少阴心经八穴第二十一

少冲在手小指内廉之端，去爪甲角如韭叶。

少府在手小指本节后陷中，直劳宫。

神門在掌後兊骨之端陷中
陰郄在掌後脉中去腕半寸
通理在腕後一寸
靈道在掌後一寸半
少海在肘内廉節後陷中
極泉在腋下筋間動脉入胷
○手太陽小腸經九穴第二十二
少澤在手小指之端去爪甲一分陷中
前谷在手小指外側本節前陷中
後谿在手小指外側本節後陷中
腕骨在手外側腕前起骨下陷中
陽谷在手外側腕中兊骨之下陷中
養老在手踝骨上一空在後一寸陷中

神门在掌后兑骨之端陷中。

阴郄在掌后脉中，去腕半寸。

通里在腕后一寸。

灵道在掌后一寸半。

少海在肘内廉节后陷中。

极泉在腋下筋间动脉，入胸。

手太阳小肠经九穴第二十二

少泽在手小指之端，去爪甲一分陷中。

前谷在手小指外侧，本节前陷中。

后溪在手小指外侧，本节后陷中。

腕骨在手外侧，腕前起骨下陷中。

阳谷在手外侧，腕中兑骨之下陷中。

养老在手踝骨上，一空在后一寸陷中。

支正在腕後五寸

小海在肘内大骨外去肘端五分陷中

肩貞在肩曲甲下两骨解間肩髃後陷中

○手厥陰心主經八穴第二十三

中衝在手中指之端去爪甲如韭葉陷中

勞宫在掌中央動脉

内關在掌後去腕二寸

大陵在掌後两筋間陷中

間使在掌後三寸两筋間陷中

郄門去腕五寸

曲澤在肘後内廉下陷中屈肘得之

天泉在曲腋下去臂二寸舉腋取之

○手少陽三焦經十七穴第二十四

支正在腕后五寸。

小海在肘内大骨外，去肘端五分陷中。

肩贞在肩曲甲下两骨解间、肩髃后陷中。

手厥阴心主经八穴第二十三

中冲在手中指之端，去爪甲如韭叶陷中。

劳宫在掌中央动脉。

内关在掌后，去腕二寸。

大陵在掌后两筋间陷中。

间使在掌后三寸，两筋间陷中。

郄门去腕五寸。

曲泽在肘后内廉下陷中，屈肘得之。

天泉在曲腋下，去臂二寸，举腋取之。

手少阳三焦经十七穴第二十四

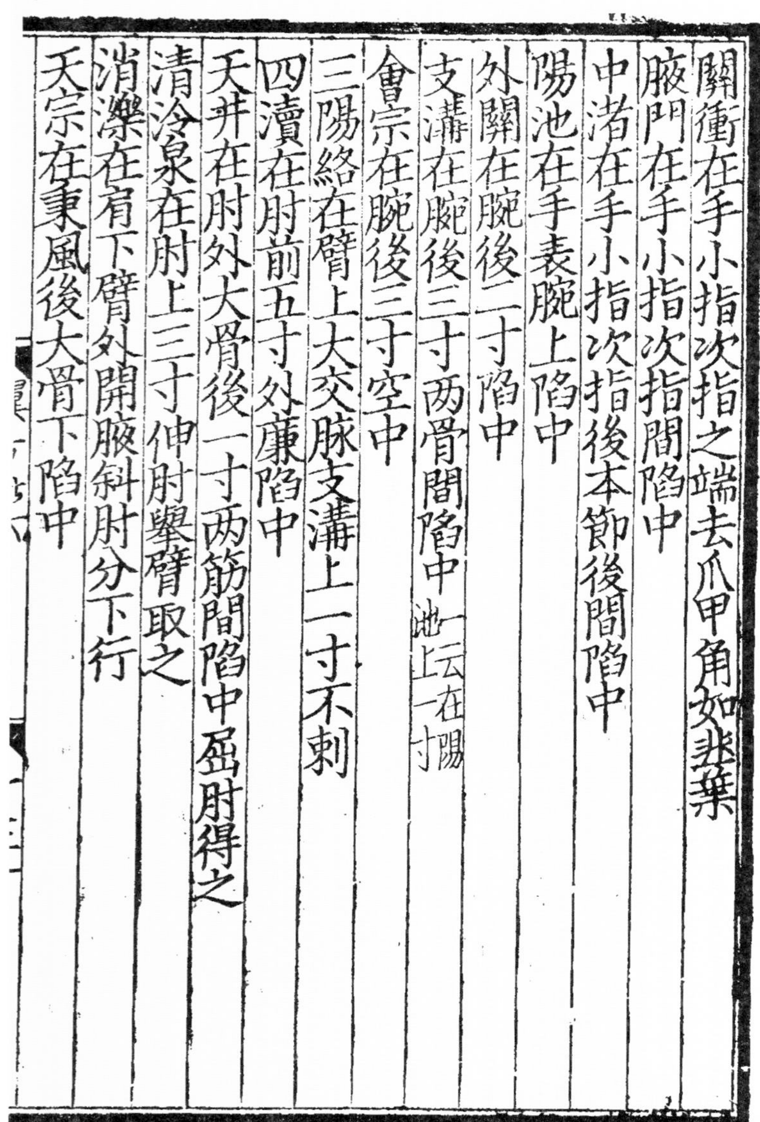

關衝在手小指次指之端去爪甲角如韭葉
腋門在手小指次指間陷中
中渚在手小指次指後本節後間陷中
陽池在手表腕上陷中
外關在腕後二寸陷中
支溝在腕後三寸兩骨間陷中一云在陽池上一寸
會宗在腕後三寸空中
三陽絡在臂上大交脉支溝上一寸不刺
四瀆在肘前五寸外廉陷中
天井在肘外大骨後一寸兩筋間陷中屈肘得之
清冷泉在肘上三寸伸肘舉臂取之
消濼在肩下臂外開腋斜肘分下行
天宗在秉風後大骨下陷中

关冲在手小指、次指之端，去爪甲角如韭叶。

腋门在手小指、次指间陷中。

中渚在手小指、次指后，本节后间陷中。

阳池在手表腕上陷中。

外关在腕后二寸陷中。

支沟在腕后三寸两骨间陷中。一云在阳池上一寸。

会宗在腕后三寸空中。

三阳络在臂上大交脉，支沟上一寸。不刺。

四渎在肘前五寸外廉陷中。

天井在肘外大骨后一寸、两筋间陷中，屈肘得之。

清冷泉在肘上三寸，伸肘举臂取之。

消泺在肩下臂，外开腋斜肘分下行。

天宗在秉风后大骨下陷中。

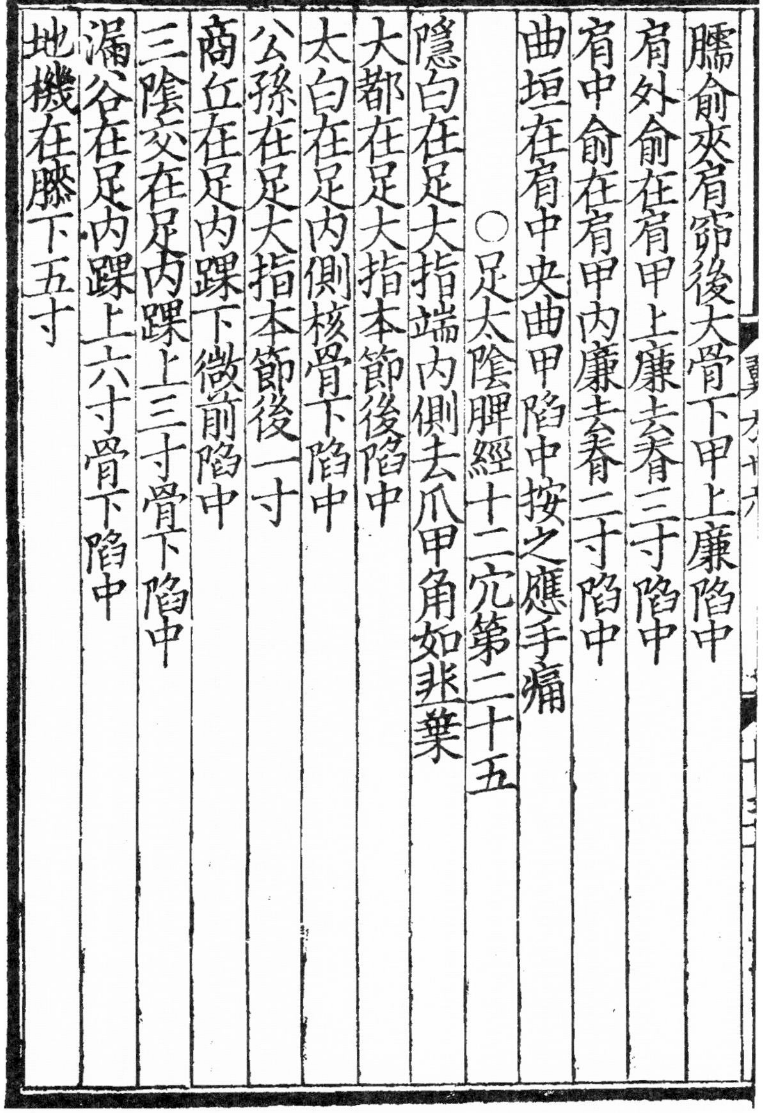

臑俞夹肩髎后大骨下甲上廉陷中。

肩外俞在肩甲上廉，去脊三寸陷中。

肩中俞在肩甲内廉，去脊二寸陷中。

曲垣在肩中央曲甲陷中，按之应手痛。

足太阴脾经十二穴第二十五

隐白在足大指端内侧，去爪甲角如韭叶。

大都在足大指本节后陷中。

太白在足内侧核骨下陷中。

公孙在足大指本节后一寸。

商丘在足内踝下微前陷中。

三阴交在足内踝上三寸骨下陷中。

漏谷在足内踝上六寸骨下陷中。

地机在膝下五寸。

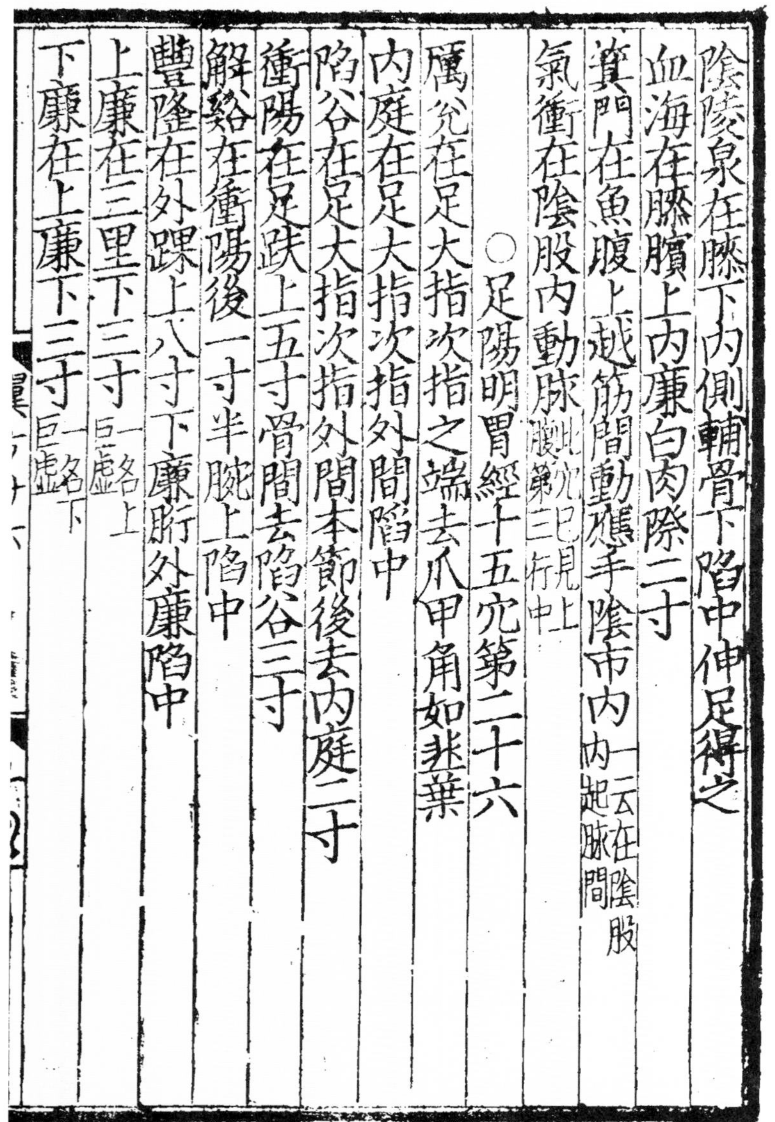
陰陵泉在膝下內側輔骨下陷中伸足得之
血海在膝髕上內廉白肉際二寸
箕門在魚腹上越筋間動應手陰市內一云在陰股內起脉間
氣衝在陰股內動脉此穴已見上腹第三行中
○足陽明胃經十五穴第二十六
厲兌在足大指次指之端去爪甲角如韭葉
內庭在足大指次指外間陷中
陷谷在足大指次指外間本節後去內庭二寸
衝陽在足趺上五寸骨間去陷谷三寸
解谿在衝陽後一寸半腕上陷中
豐隆在外踝上八寸下廉胻外廉陷中
上廉在三里下三寸一名上巨虛
下廉在上廉下三寸一名下巨虛

阴陵泉在膝下内侧辅骨下陷中，伸足得之。

血海在膝膑上内廉白肉际二寸。

箕门在鱼腹上越筋间，动应手，阴市内。一云在阴股内起脉间。

气冲在阴股内动脉。此穴已见上腹第三行中。

足阳明胃经十五穴第二十六

厉兑在足大指、次指之端，去爪甲角如韭叶。

内庭在足大指、次指外间陷中。

陷谷在足大指、次指外间本节后，去内庭二寸。

冲阳在足跗上五寸骨间，去陷谷三寸。

解溪在冲阳后一寸半，腕上陷中。

丰隆在外踝上八寸，下廉胻外廉陷中。

上廉在三里下三寸。一名上巨虚。

下廉在上廉下三寸。一名下巨虚。

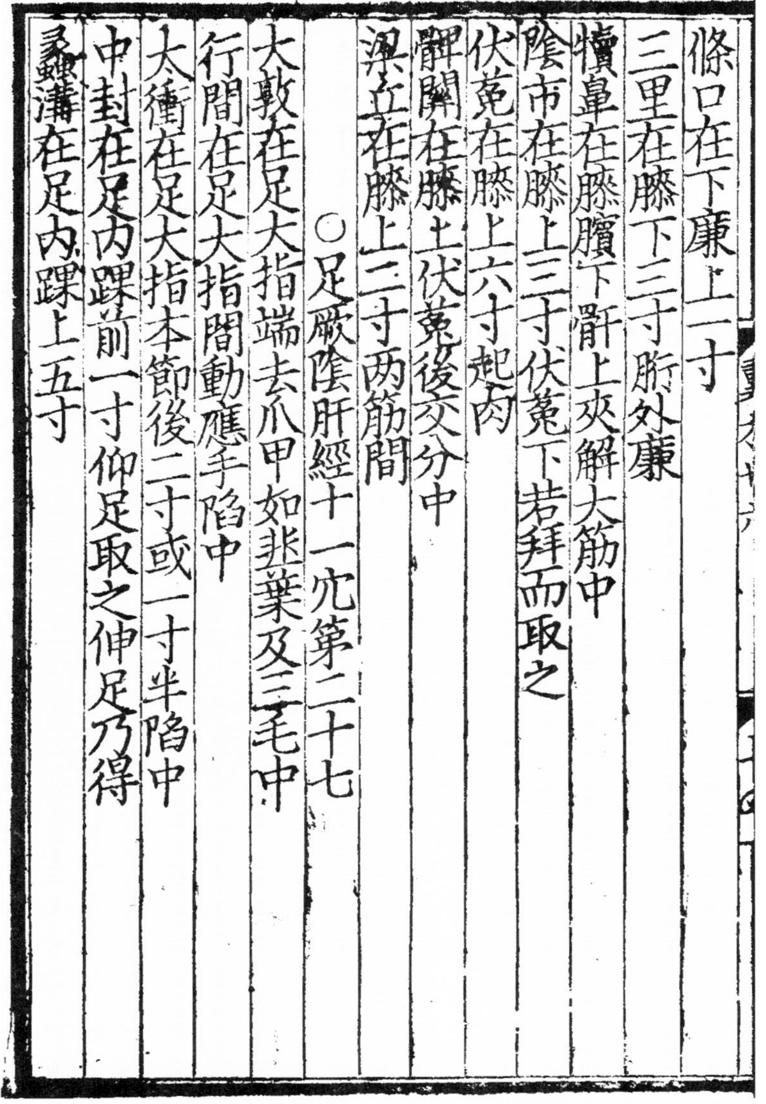
條口在下廉上一寸
三里在膝下三寸胻外廉
犢鼻在膝臏下骭上夾解大筋中
陰市在膝上三寸伏菟下若拜而取之
伏菟在膝上六寸起肉
髀關在膝上伏菟後交分中
梁丘在膝上二寸兩筋間
○足厥陰肝經十一穴第二十七
大敦在足大指端去爪甲如韭葉及三毛中
行間在足大指間動應手陷中
太衝在足大指本節後二寸或一寸半陷中
中封在足內踝前一寸仰足取之伸足乃得
蠡溝在足內踝上五寸

条口在下廉上一寸。

三里在膝下三寸胻外廉。

犊鼻在膝膑下骭上夹解大筋中。

阴市在膝上三寸伏兔下，若拜而取之。

伏兔在膝上六寸起肉。

髀关在膝上伏兔后交分中。

梁丘在膝上二寸两筋间。

足厥阴肝经十一穴第二十七

大敦在足大指端，去爪甲如韭叶及三毛中。

行间在足大指间动应手陷中。

太冲在足大指本节后二寸或一寸半陷中。

中封在足内踝前一寸，仰足取之，伸足乃得。

蠡沟在足内踝上五寸。

中郄在足內踝上七寸䯒骨中與少陰相直

膝關在犢鼻下三寸陷中甲乙經云二寸

曲泉在膝內輔骨下大筋上小筋下陷中屈膝而得之

陰包在膝上四寸股內廉兩筋之間

五里在陰廉下二寸甲乙針經云在陰廉下去氣衝三寸陰股中動脈

陰廉在羊矢下去氣衝二寸動脈

○足少陽膽經十五穴第二十八

竅陰在足小指次指之端去爪甲角如韭葉

俠谿在足小指次指歧間本節前陷中

地五會在小指次指本節後陷中不灸

丘墟在足外踝如前陷中去臨泣三寸一云伸脚取之

臨泣在小指次指本節後間去俠谿一寸半

付陽在外踝上三寸太陽前少陽後筋骨間懸鍾一名絕骨

中郄在足内踝上七寸䯒骨中，与少阴相直。

膝关在犊鼻下三寸陷中。《甲乙经》云二寸。

曲泉在膝内辅骨下大筋上、小筋下陷中，屈膝而得之。

阴包在膝上四寸，股内廉两筋之间。

五里在阴廉下二寸。《甲乙针经》云在阴廉下，去气冲三寸，阴股中动脉。

阴廉在羊矢下，去气冲二寸动脉。

足少阳胆经十五穴第二十八

窍阴在足小指、次指之端，去爪甲角如韭叶。

侠溪在足小指、次指歧间本节前陷中。

地五会在小指、次指本节后陷中。不灸。

丘墟在足外踝如前陷中，去临泣三寸。一云伸脚取之。

临泣在小指、次指本节后间，去侠溪一寸半。

跗阳在外踝上三寸，太阳前少阳后筋骨间。

悬钟一名绝骨，

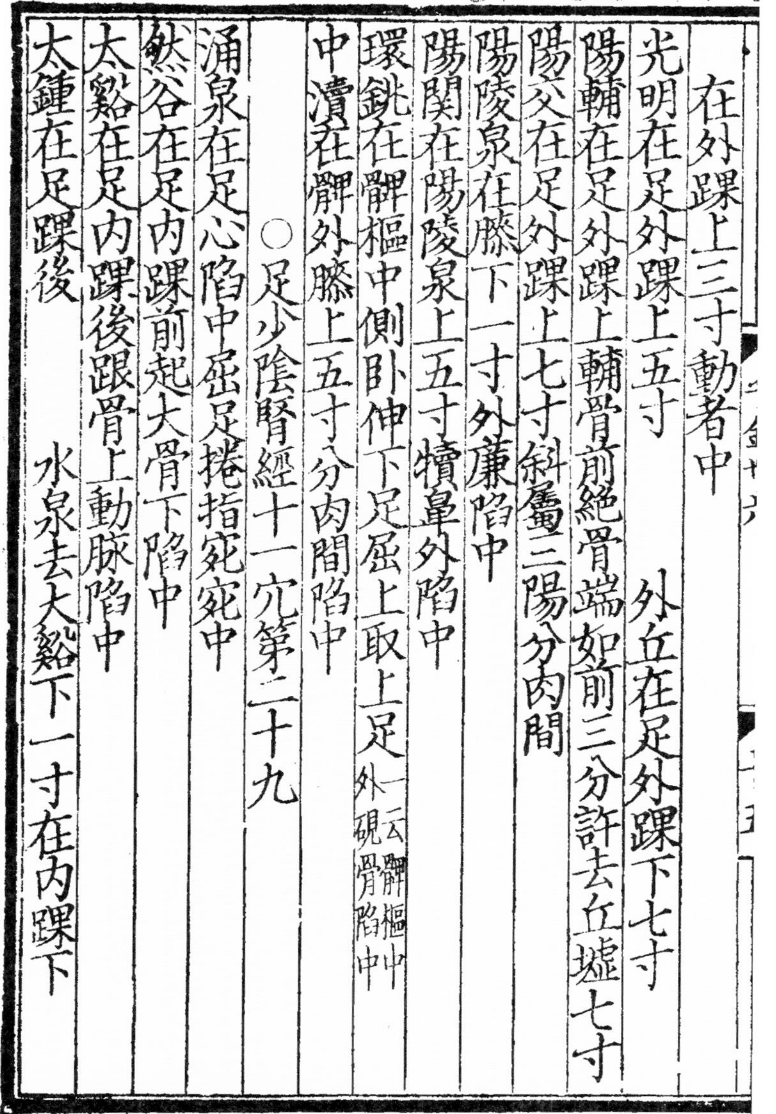
在外踝上三寸動者中
光明在足外踝上五寸　外丘在足外踝下七寸
陽輔在足外踝上輔骨前絕骨端如前三分許去丘墟七寸
陽交在足外踝上七寸斜屬三陽分肉間
陽陵泉在膝下一寸外廉陷中
陽關在陽陵泉上五寸犢鼻外陷中
環銚在髀樞中側卧伸下足屈上取上足一云髀樞中外硯骨陷中
中瀆在髀外膝上五寸分肉間陷中
○足少陰腎經十一穴第二十九
涌泉在足心陷中屈足捲指宛宛中
然谷在足内踝前起大骨下陷中
太谿在足内踝後跟骨上動脉陷中
太鍾在足踝後　水泉去太谿下一寸在内踝下

在外踝上三寸动者中。

光明在足外踝上五寸。

外丘在足外踝上七寸。

阳辅在足外踝上辅骨前绝骨端。如前三寸许，去丘墟七寸。

阳交在足外踝上七寸，斜属三阳分肉间。

阳陵泉在膝下一寸外廉陷中。

阳关在阳陵泉上五寸，犊鼻外陷中。

环跳在髀枢中，侧卧，伸下足，屈上取上足。一云髀枢，中外砚骨陷中。

中渎在髀外膝上五寸分肉间陷中。

足少阴肾经十一穴第二十九

涌泉在足心陷中，屈足卷指宛宛中。

然谷在足内踝前，起大骨下陷中。

太溪在足内踝后，跟骨上动脉陷中。

大钟在足踝后。

水泉去太溪下一寸，在内踝下。

照海在足内踝下
復溜在足内踝上二寸陷中
交信在足内踝上二寸少陰前太陰後廉筋骨間
築賓在内踝上端分中
陰谷在膝内輔骨之後大筋之下小筋之上按之應手屈膝得之
會陰在大便前小便後兩陰間

○足太陽膀胱經十七穴第三十

至陰在足小指外側去爪甲角如韭葉
通谷在足小指外側本節前陷中
束骨在足小指外側本節後陷中
京骨在足外側大骨下赤白肉際陷中
申脉在足外踝下陷中容爪甲

照海在足内踝下。

复溜在足内踝上二寸陷中。

交信在足内踝上二寸，少阴前太阴后廉筋骨间。

筑宾在内踝上端分中。

阴谷在膝内辅骨之后、大筋之下、小筋之上。按之应手，屈膝得之。

会阴在大便前、小便后两阴间。

足太阳膀胱经十七穴第三十

至阴在足小指外侧，去爪甲角如韭叶。

通谷在足小指外侧，本节前陷中。

束骨在足小指外侧，本节后陷中。

京骨在足外侧大骨下赤白肉际陷中。

申脉在足外踝下陷中，容爪甲。

金門在足外踝下名曰關梁

僕參在足跟骨下陷中

崑崙在足外踝後跟骨上陷中一云在外踝從地直上三寸兩筋骨中

承山在兌腨腸下分肉間陷中

飛揚在外踝上七寸

承筋在腨中央陷中不刺千金云在脛後從脚跟上七寸腨中

合陽在膝約中央下二寸

委中在膕中約文動脉

委陽在足太陽後出于膕中外廉兩筋間承扶下

浮郄在委陽上一寸展足得之

殷門在肉郄下六寸

扶承一名肉郄在尻臀下股陰下文中

○三陰三陽流注法

金门在足外踝下，名曰关梁。

仆参在足跟骨下陷中。

昆仑在足外踝后跟骨上陷中。一云在外踝，从地直上三寸两筋骨中。

承山在兑腨肠下分肉间陷中。

飞扬在外踝上七寸。

承筋在腨中央陷中，不刺。《千金》云在胫后，从脚跟上七寸腨中。

合阳在膝约中央下二寸。

委中在腘中约文动脉。

委阳在足太阳后，出于腘中外廉两筋间承扶下。

浮郄在委阳上一寸，展足得之。

殷门在肉郄下六寸。

扶承一名肉郄，在尻臀下股阴下纹中。

三阴三阳流注法

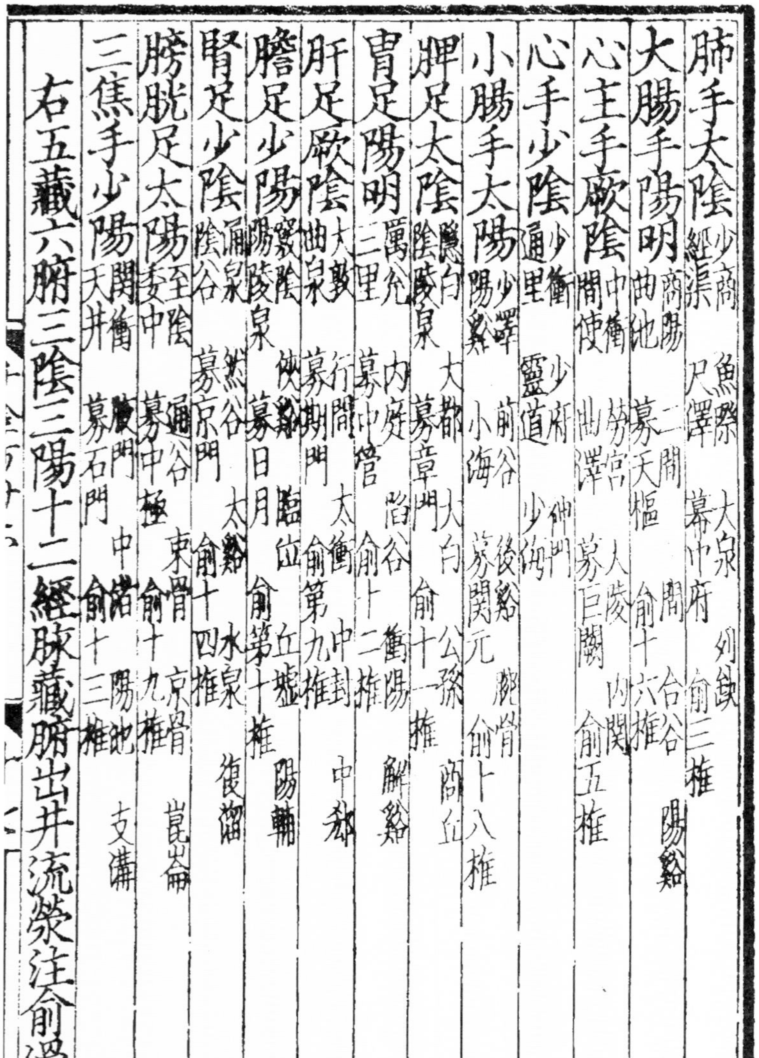

肺手太阴：少商　鱼际　大泉　列缺　经渠　尺泽　募中府　俞三椎

大肠手阳明：商阳　二间　三间　合谷　阳溪　曲池　募天枢　俞十六椎

心主手厥阴：中冲　劳宫　大陵　内关　间使　曲泽　募巨阙　俞五椎

心手少阴：少冲　少府　神门　通里　灵道　少海

小肠手太阳：少泽　前谷　后溪　腕骨　阳溪　小海　募关元　俞十八椎

脾足太阴：隐白　大都　太白　公孙　商丘　阴陵泉　募章门　俞十一椎

胃足阳明：厉兑　内庭　陷谷　冲阳　解溪　三里　募中脘　俞十二椎

肝足厥阴：大敦　行间　太冲　中封　中郄　曲泉　募期门　俞第十九椎

胆足少阳：窍阴　侠溪　临泣　丘墟　阳辅　阳陵泉　募日月　俞第十椎肾

肾足少阴：涌泉　然谷　太溪　水泉复溜　阴谷　募京门　俞十四椎

膀胱足太阳：至阴　通谷　束骨　京骨　昆仑　委中　募中极　俞十九椎

三焦手少阳：关冲　腋门　中渚　阳池　支沟　天井　募石门　俞十三椎

上五脏六腑，三阴三阳十二经脉，脏腑出井流荥，注俞过

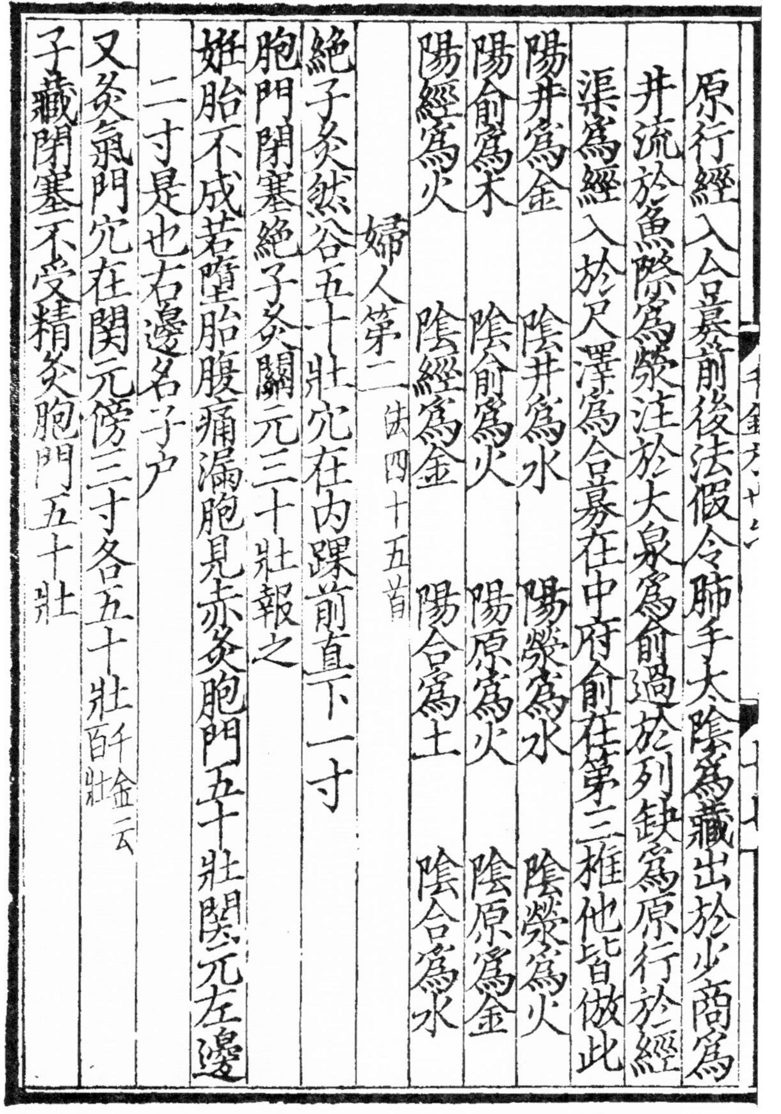

原，行经入合，募前后法。假令肺手太阴为脏，出于少商为井，流于鱼际为荥，注于大泉为俞，过于列缺为原，行于经渠为经，入于尺泽为合，募在中府，俞在第三椎。他皆仿此。

阳井为金	阴井为水	阳荥为水
阴荥为火	阳俞为木	阴俞为火
阳原为火	阴经为金	阳经为火
阴经为金	阳合为土	阴合为水

妇人第二法四十五首

绝子，灸然谷五十壮，穴在内踝前直下一寸。

胞门闭塞绝子，灸关元三十壮报之。

妊胎不成，若堕胎腹痛，漏胞见赤，灸胞门五十壮，关元左边二寸是也。右边名子户。

又，灸气门穴，在关元旁三寸，各五十壮《千金》云百壮。子脏闭塞不受精，灸胞门五十壮。

絕嗣不生漏下赤白灸泉門十壯三報之穴在橫骨當陰上
際石門穴在氣海下一寸針入一分留三呼得氣即寫主
婦人氣痛堅硬產後惡露不止遂成結塊崩中斷緒日灸
二七至一百止
關元在石門下一寸主斷緒產道冷針入八分留三呼寫五
吸灸亦佳但不及針日灸一百止
崩中帶下因產惡露不止中極穴在關元下一寸婦人斷緒
最要穴四度針即有子若未有更針入八分留十呼得氣
即寫灸亦佳但不及針日灸三七至三百止
白崩中灸少腹橫文當臍孔直下一百壯
又灸內踝上三寸左右各一百壯
帶下灸間使三十壯又淋小便赤尿道痛臍下結塊如覆盃
或因食得或因產得惡露不下遂爲疝瘕或因月事不調

绝嗣不生，漏下赤白，灸泉门十壮三报之。穴在横骨当阴上际。石门穴在气海下一寸，针入一分，留三呼，得气即泻。主妇人气痛坚硬，产后恶露不止，遂成结块，崩中断绪，日灸二七至一百止。

关元在石门下一寸，主断绪产道冷，针入八分，留三呼，泻五吸。灸亦佳，但不及针，日灸一百止。

崩中带下，因产恶露不止。中极穴在关元下一寸，妇人断绪最要穴，四度针即有子。若未有，更针入八分，留十呼，得气即泻。灸亦佳，但不及针，日灸三七至三百止。

白崩中，灸少腹横纹，当脐孔直下一百壮。

又灸内踝上三寸，左右各一百壮。

带下，灸间使三十壮。又淋、小便赤、尿道痛、脐下结块如覆杯，或因食得或因产得，恶露不下，遂为疝瘕。或因月事不调，

血結成塊皆針之如上
婦人遺尿不知時出灸横骨當陰門七壯
姙不成數墮落灸玉泉五十壯三報之中極是
灸夾丹田兩邊相去各一寸名四滿主月水不利賁血上下
并無子灸三十壯丹田在臍下二寸
婦人胞落癩灸臍中二百壯
水泄痢灸氣海百壯三報之
胞落癩灸身交五十壯三報之是臍下横文中
又灸背脊當臍五十壯
又灸玉泉五十壯三報之
又灸龍門二十壯三報之是陰中上外際
胞下垂注陰下脱灸夾玉泉三寸隨年壯三報之
陰冷腫痛灸歸來三十壯三報之夾玉泉兩傍五寸

血结成块，皆针之如上。

妇人遗尿，不知时出，灸横骨，当阴门七壮。

妊不成，数堕落，灸玉泉五十壮，三报之中极是。

灸夹丹田两边相去各一寸名四满。主月水不利，贲血上下并无子。灸三十壮，丹田在脐下二寸。

妇人胞落癞，灸脐中二百壮。

水泄痢，灸气海百壮，三报之。

胞落癞，灸身交五十壮，三报之，是脐下横纹中。又灸背脊当脐五十壮。又灸玉泉五十壮，三报之。又灸龙门二十壮，三报之，是阴中上外际。

胞下垂注，阴下脱。灸夹玉泉三寸，随年壮。三报之。

阴冷肿痛，灸归来三十壮，三报之，夹玉泉两旁五寸。

婦人無乳法

初針兩手小指外側近爪甲深一分兩手腋門深三分兩手天井深六分若欲試之先針一指即知之神驗不傳

婦人逆產足出針足太陰入三分足入乃出針穴在內踝後白肉際陷骨宛宛中

橫產手出針太衝入三分急補百息去足大指奇一寸

胞衣不出針足太陽入四寸在外踝下後一寸宛宛中又針足陽蹻入三分在足外踝下白肉際

產後脉絕不還針合谷入三分急補之又主胎上搶心

心一作陰中懊憹痛針涌泉入三分

心中懊憹痛針勞宮入五分補之

產後出汗不止針太衝急補之

產難月水不禁橫生胎動皆針三陰交

妇人无乳法：初针两手小指外侧近爪甲深一分，两手腋门深三分，两手天井深六分。若欲试之，先针一指即知之，神验不传。

妇人逆产足出，针足太阴入三分，足入乃出针，穴在内踝后白肉际陷骨宛宛中。

横产手出，针太冲入三分，急补百息，去足指奇一寸。

胞衣不出，针足太阳入四寸，在外踝下后一寸宛宛中。又针足阳跷入三分，在足外踝下白肉际。

产后脉绝不还，针合谷入三分，急补之，又主胎上抢心。

心一作阴中懊憹痛，针涌泉入三分。

心中懊憹痛，针劳宫入五分，补之。

产后出汗不止，针太冲，急补之。

产难、月水不禁、横生胎动，皆针三阴交。

胞衣不出或腹中積聚皆針胞門入一寸先補後寫去關元左二寸

又針章門入一寸四分

子死腹中及難産皆針胞門

胎動及崩中下痢責氣上逆針丹田入一寸四分在臍下二寸

凡難産針兩肩井一寸寫之須臾即生也

漏胞下血不禁灸關元兩傍相去三寸百壯

婦人陰中痛引心下少腹絞痛灸膝外邊上去一寸宛宛中

婦人下血泄痢赤白漏血灸足太陰五十壯在内踝上三寸百壯主腹中五寒

婦人漏下赤白月水不利灸交儀穴在内踝上五寸

婦人下血漏赤白灸營池四穴三十壯在内踝前後兩邊池上脉一名陰陽

胞衣不出，或腹中积聚，皆针胞门入一寸，先补后泻，去关元左二寸。又针章门入一寸四分。

子死腹中及难产，皆针胞门。

胎动及崩中下痢，责气上逆，针丹田入一寸四分，在脐下二寸。

凡难产，针两肩井一寸，泻之，须臾即生也。

胞漏下血不禁，灸关元两旁相去三寸，百壮。

妇人阴中痛引心下，少腹绞痛，灸膝外边上去一寸宛宛中。

妇人下血，泄痢赤白，漏血，灸足太阴五十壮，在内踝上三寸百壮，主腹中五寒。

妇人漏下赤白，月水不利，灸交仪穴，在内踝上五寸。

妇人下血，漏赤白，灸营池四穴三十壮，在内踝前后两边池上脉，一名阴阳。

婦人漏下赤白，四肢痠削，灸漏陰三十壯，穴在內踝下五分微動脈上。

婦人下赤白漏洩注，灸陰陽穴，隨年壯，三報之，在足拇指下屈裏表頭白肉際。

小兒驚癇第三法二十一首

曲澤主心下澹澹喜驚

陰交氣海大巨主驚不得卧

陰蹻主卧驚視如見星

大鍾郄門主驚恐畏人神氣不足

然谷陽陵泉主心中悚惕恐人將捕之

解谿主瘈瘲而驚

少衝主太息煩滿少氣悲驚

行間主心痛數驚心悲不樂

妇人漏下赤白，四肢酸削，灸漏阴三十壮，穴在内踝下五分微动脉上。

妇人下赤白漏，泄注，灸阴阳穴，随年壮，三报之，在足拇指下屈里表头白内际。

小儿惊痫第三法二十一首

曲泽，主心下澹澹喜惊。

阴交、气海、大巨，主惊不得卧。

阴跷，主卧惊视如见星。

大钟、郄门，主惊恐畏人，神气不足。

然谷、阳陵泉，主心中悚惕，恐人将捕之。

解溪，主瘈疭而惊。

少冲，主太息烦满，少气悲惊。

行间，主心痛数惊，心悲不乐。

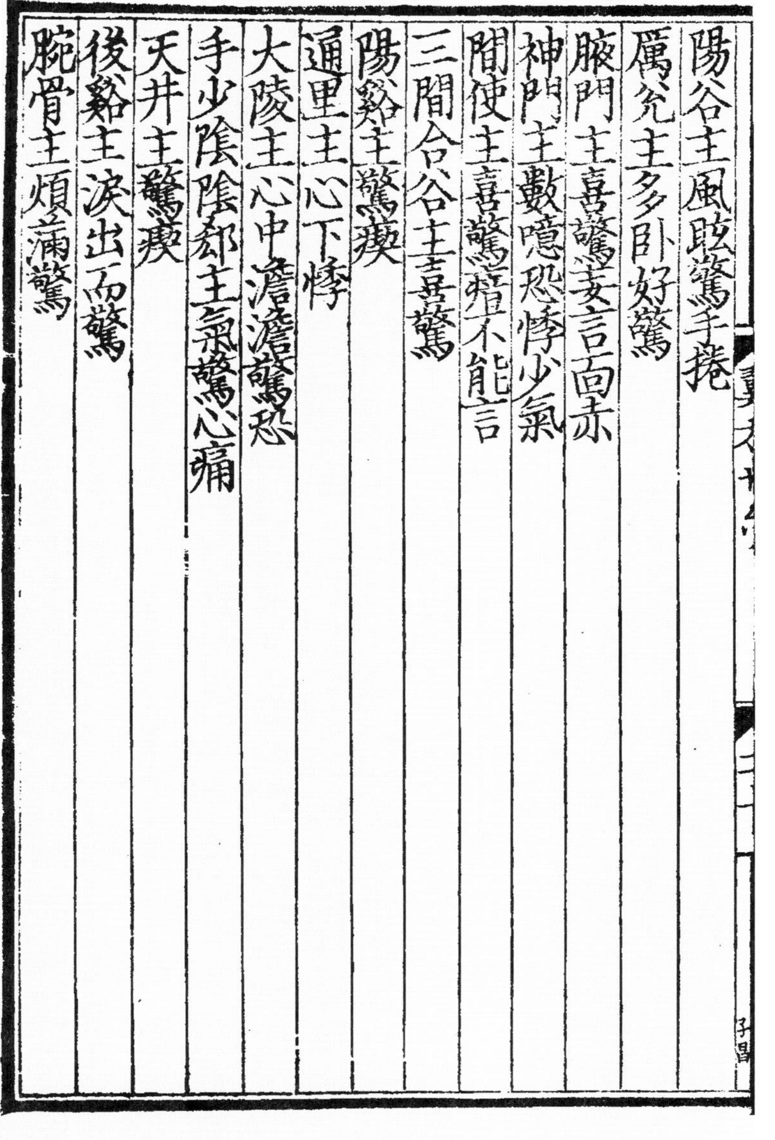

阳谷，主风眩惊，手卷。

厉兑，主多卧好惊。

腋门，主喜惊，妄言，面赤。

神门，主数噫，恐悸，少气。

间使，主喜惊，喑不能言。

三间、合谷，主喜惊。

阳溪，主惊瘈。

通里，主心下悸。

大陵，主心中澹澹惊恐。

手少阴阴郄，主气惊心痛。

天井，主惊瘈。

后溪，主泪出而惊。

腕骨，主烦满惊。

鼻病第四 法七首

鼻中壅塞針手太陽入三分在小指外側後一寸白肉際宛宛中

顖一穴主鼻塞不聞香氣日灸二七至七百壯初灸時痛五十壯已去不痛七百壯還痛即止至四百壯漸覺鼻輕

治鼻中息肉灸上星二百壯入髮際一寸

又夾上星相去三寸各百壯

衄時痒便灸足大指節橫理三毛中十壯劇者百壯衄不止灸之并主陰卵腫

鼻衄不止灸涌泉二穴百壯

灸鼻兩孔與柱七壯主鼻涕出不止

舌病第五 法二十五首

重舌灸行間隨年穴在足大指歧中二穴

鼻病第四法七首

鼻中壅塞，针手太阳入三分，在小指外侧后一寸白肉际宛宛中。

囟一穴，主鼻塞不闻香气，日灸二七至七百壮，初灸时痛，五十壮已去不痛，七百壮还痛即止，至四百壮渐觉鼻轻。

治鼻中息肉，灸上星二百壮，入发际一寸。又夹上星，相去三寸，各百壮。

衄时痒，便灸足大指节横理三毛中十壮，剧者百壮，衄不止灸之，并主阴卵肿。

鼻衄不止，灸涌泉二穴百壮。

灸鼻二孔与柱七壮，主鼻涕出不止。

舌病第五法二十五首

重舌，灸行间，随年，穴在足大指歧中，二穴。

小兒重舌灸左足踝上七壯
又灸兩足外踝上三壯
緊脣灸虎口男左女右七壯　又灸承漿三壯
牙齒疼灸兩手中指背第一節前有陷處七壯下火立愈
齒疼灸外踝上高骨前交脉上七壯
風牙疼逐左右以繩量手中指頭至掌後第一横文折爲四
分以度横文後當臂兩筋間當度頭灸三壯隨左右灸之
兩相患灸兩臂至驗
耳聾鳴客主人一名上關在聽會上一寸動脉宛宛中針入
一分主耳聾鳴如蟬
又聤耳膿出亦宜灸日三壯至二百壯側卧張口取之
又聽會在上關下一寸動脉宛宛中一名耳門針入三分主
耳聾耳中如蟬鳴通耳灸日五壯至七七上十日後還依

小儿重舌，灸左足踝上七壮。又，灸两足外踝上三壮。

紧唇，灸虎口，男左女右七壮。又，灸承浆三壮。

牙齿疼，灸两手中指背第一节前有陷处七壮，下火立愈。

齿疼，灸外踝上高骨前交脉上七壮。

风牙疼，逐左右，以绳量手中指头至掌后第一横纹，折为四分，以度横纹后，当臂两筋间。当度头灸三壮，随左右灸之。两相患，灸两臂，至验。

耳聋鸣，客主人，一名上关，在听会上一寸动脉宛宛中，针入一分，主耳聋鸣如蝉。

又，聤耳脓出，亦宜灸，日三壮至二百壮，侧卧张口取之。又听会在上关下一寸动脉宛宛中，一名耳门，针入三分，主耳聋耳中如蝉鸣。通耳灸，日五壮至七七止，十日后还依

前灸之慎生冷醋滑酒麪羊肉蒜魚熱食、
又合谷在虎口後縱文頭立指取之宛宛中主耳聾颼颼然
如蟬鳴宜針入四分留三呼五吸忌灸慎洗手凡針手足
皆三日勿洗也
耳風聾雷鳴灸陽維五十壯在耳後引耳令前絃絃筋上是
耳聾不得眠針手小指外端近甲外角肉際入一分半補之
又針關衝入一分半補之
又針腋門在手小指次指奇間入三分補之
牙車失欠蹉跌灸第五椎日二七壯滿三百壯不差灸氣衝
二百壯胷前喉下寅骨中是
又灸足內踝上三寸宛宛中三百壯三報之
聽會主牙車急及脫臼相離二寸在上關下一寸一名耳門
側卧張口乃得之針入三分留三呼得氣即寫不補宜灸

前灸之，慎生冷、醋、滑、酒、面、羊肉、蒜、鱼、热食。

又，合谷在虎口后纵纹头，立指取之宛宛中，主耳聋飕飕然如蝉鸣，宜针入四分，留三呼五吸。忌灸，慎洗手，凡针手足，皆三日勿洗也。

耳风聋雷鸣，灸阳维五十壮，在耳后引耳令前弦弦筋上是。

耳聋不得眠，针手小指外端近甲外角肉际，入一分半，补之。又，针关冲，入一分半，补之。

又，针腋门，在手小指次指奇间，入三分，补之。

牙车失欠蹉跌，灸第五椎，日二七壮，满三百壮不瘥，灸气冲二百壮，胸前喉下寅骨中是。

又，灸足内踝上三寸宛宛中三百壮，三报之。

听会，主牙车急及脱臼相离二寸，在上关下一寸，一名耳门。侧卧张口乃得之，针入三分留三呼，得气即泻，不补宜灸，

日五壯至七壯止十日後還依前灸慎生冷醋滑

又法下關在耳門下一寸宛宛中動脉際是也主牙車脫關不得嚼食側卧開口取之針入四分與上同法灸數亦同忌熱食酒麪

頰車在耳下二韮葉宛宛中主牙車不開口噤不言及牙疼不得食牙頰腫側卧張口取之針入四分得氣即寫不補宜灸日七壯至七七壯即止

喉痺針兩手小指爪文中出血三大豆許即愈左刺左右刺右

又手無名指甲後一韮葉名關衝主喉痺不得下食飲心熱噏噏常以繆刺之患左刺右患右刺左也都患刺兩畔

咽喉酸辛灸少衝七壯雀矢大注

神門合谷主喉痺心煩

日五壮至七壮止，十日后还依前灸，慎生冷、醋、滑。

又法：下关在耳门下一寸宛宛中动脉际是也，主牙车脱关，不得嚼食。侧卧开口取之，针入四分，与上同法，灸数亦同，忌热食、酒、面。

颊车在耳下二韭叶宛宛中，主牙车不开、口噤不言及牙疼不得食、牙颊肿。侧卧张口取之，针入四分，得气即泻，不补宜灸，日七壮至七七壮即止。

喉痹，针两手小指爪纹中出血三大豆许即愈，左刺左，右刺右。

又，手无名指甲后一韭叶名关冲，主喉痹不得下食饮，心热噏噏，常以缪刺之，患左刺右，患右刺左也，都患刺两畔。

咽喉酸辛，灸少冲七壮，雀矢大注。

神门、合谷，主喉痹心烦。

脚氣第六法三首論一首

初灸風市　次伏菟　次犢鼻　次膝目

次三里　次上廉　次下廉　次絶骨

凡八穴風市穴令病人起正身平立垂兩手直下舒十指掩著兩髀便點手中指頭髀大筋上灸百壯逐輕重灸之輕者不可減百壯重者一穴五六百壯伏菟穴令病人累夫端坐以病人手夫横掩膝上夫下傍與曲膝頭齊上傍側夫際當中央是灸百壯亦可五十壯犢鼻穴在膝頭蓋骨上際外角平處以手按之得節解是一法云在膝頭下近外三骨箕踵中動脚以手按之得窟解是灸五十壯可至百壯膝目穴在膝頭下兩傍陷者宛宛中是灸百壯三里穴在膝頭骨節下一夫附脛骨外是一法云在膝頭骨節下三寸人有長短大小當以病人手夫度取灸百壯上廉穴在三里下一夫亦附

脚气第六法三首，论一首

初灸风市，次伏兔，次犊鼻，次膝目，次三里，次上廉，次下廉，次绝骨。

凡八穴。风市穴：令病人起，正身平立，垂两手直下，舒十指掩着两髀，便点手中指头，髀大筋上灸百壮，逐轻重灸之，轻者不可减百壮，重者一穴五六百壮。伏兔穴：令病人累夫端坐，以病人手夫横掩膝上，夫下旁与曲膝头齐上旁侧，夫际当中央是，灸百壮，亦可五十壮。犊鼻穴：在膝头盖骨上际外角平处，以手按之，得节解是；一法云在膝头下近外三骨箕踵中，动脚，以手按之，得窟解是；灸五十壮，可至百壮。膝目穴：在膝头下两旁陷者宛宛中是，灸百壮。三里穴：在膝头骨节下一夫附胫骨外是；一法云在膝头骨节下三寸；人有长短大小，当以病人手夫度取；灸百壮。上廉穴：在三里下一夫，亦附

脛骨外是灸百壯下廉穴在上廉下一夫亦附脛骨外是灸
百壯絶骨穴在足外踝上一夫亦云四寸是灸百壯凡此諸
灸不必一頓灸盡壯數可日日報灸之三日之中令盡壯數
爲佳凡病一脚灸一脚病兩脚便灸兩脚也凡脚弱病多著
兩脚一方云覺脚異便灸三里及絶骨各一處兩脚異者合
四穴灸之多少逐病輕重大要雖輕不可減百壯不差速令
以次灸之多則佳

脚疼三陰交三百壯神良一云灸絶骨最要論曰有人得之
不以爲事不覺忽然入腹腹腫心熱其氣大上遂至絶命當
知微覺有異即湏大灸之乃得應手即差亦依舊支法存灸
之梁丘犢鼻三里上廉下廉解谿大衝陽陵泉絶骨崑崙陰
陵泉三陰交足太陽復溜然谷涌泉承山束骨等凡一十八
穴舊法多灸百會風府五藏六府俞募頃来灸者悉覺引氣

胫骨外是，灸百壮。下廉穴：在上廉下一夫，亦附胫骨外是，灸百壮。绝骨穴：在足外踝上一夫；一云四寸是，灸百壮。凡此诸灸，不必一顿灸尽壮数，可日日报灸之，三日之中，令尽壮数为佳，凡病一脚灸一脚，病两脚便灸两脚也。凡脚弱病多着两脚。一方云：觉脚异便灸三里及绝骨各一处，两脚异者合四穴灸之，多少逐病轻重，大要虽轻，不可减百壮，不瘥，速令以次灸之，多则佳。

脚疼，三阴交三百壮，神良。一云灸绝骨最要。论曰：有人得之不以为事，不觉忽然入腹，腹肿心热，其气大上，遂至绝命。当知微觉有异，即须大灸之，乃得应手即瘥。亦依旧支法存灸之梁丘、犊鼻、三里、上廉、下廉、解溪、太冲、阳陵泉、绝骨、昆仑、阴陵泉、三阴交、足太阳、复溜、然谷、涌泉、承山、束骨等凡一十八穴。旧法多灸百会、风府、五脏六腑俞募，顷来灸者悉觉引气

向上慎不得灸以上大忌之
又灸足十指奇端去奇一分兩足凡八穴名曰八衝極下氣足十指端名曰氣端日灸三壯其八衝可日灸七壯氣下即止艾炷須小作之

諸風第七 法六十九首 論一首

肺中風者其人偃卧而胸滿短氣冒悶汗出者肺風之證也視眼以下鼻上兩邊下行至口色白者尚可治速灸肺俞百壯小兒減之若色黃者此爲肺已傷化爲血矣不可復治其人當妄言掇空指地或自拈衣尋縫如此數日死若爲急風所中便迷妄恍惚狂言妄語或少氣惙惙或不能言若不速治宿昔而死亦覺便灸肺俞膈俞肝俞數十壯急服續命湯可救也若涎唾不止者既灸當與湯也

肝中風者但踞坐不得低頭遶兩眼連額微有青者肝風之

向上，慎不得灸，以上大忌之。

又，灸足十指奇端去奇一分，两足凡八穴，名曰八冲极下气。足十指端名曰气端。日灸三壮，其八冲可日灸七壮，气下即止，艾炷须小作之。

诸风第七法六十九首，论一首

肺中风者，其人偃卧而胸满短气，冒闷汗出者，肺风之证也。视眼以下鼻上两边，下行至口色白者尚可治，速灸肺俞百壮，小儿减之。若色黄者，此为肺已伤、化为血矣，不可复治。其人当妄言掇空指地，或自拈衣寻缝，如此数日，死。若为急风所中，便迷妄恍惚，狂言妄语或少气惙惙，或不能言，若不速治，宿昔而死。亦觉，便灸肺俞、膈俞、肝俞数十壮，急服续命汤，可救也。若涎唾不止者，既灸当与汤也。

肝中风者，但踞坐，不得低头，绕两眼连额，微有青者，肝风之

證也若脣色青面黃尚可治急灸肝俞百壯急服續命湯若色大青黑者此爲肝已傷不可復治數日而死

心中風者其人但得偃卧不得傾側悶亂冒絶汗出心風之證也若脣正赤尚可治灸心俞百壯急服續命湯若或青或白或黃或黑此爲心已壞爲水不可復治旬日死一云五六日死

脾中風者其人但踞坐而腹滿視身通黃口吐鹹汁尚可治灸脾俞百壯急服續命湯若目下青手足青不可復治

腎中風者其人踞坐腰痛視脅左右未有黃色如餅粢大尚可治灸腎俞百壯急服續命湯若齒黃赤鬢髮直面土色不可復治

大腸中風者卧而腸鳴不止灸大腸俞百壯服續命湯

論曰凡風病内外沈浮者内是五藏外是皮膚沈是骨髓浮是血脉若在腠理湯藥所及若在五藏酒醪所至若在血脉

证也。若唇色青，面黄，尚可治，急灸肝俞百壮，急服续命汤。若色大青黑者，此为肝已伤，不可复治，数日而死。

心中风者，其人但得偃卧不得倾侧，闷乱冒绝汗出，心风之证也。若唇正赤尚可治，灸心俞百壮，急服续命汤。若或青或白或黄或黑，此为心已坏为水，不可复治，旬日死一云五六日死。

脾中风者，其人但踞坐而腹满，视身通黄口吐咸汁尚可治，灸脾俞百壮，急服续命汤。若目下青、手足青，不可复治。

肾中风者，其人踞坐腰痛，视胁左右，未有黄色如饼粢大尚可治，灸肾俞百壮，急服续命汤。若齿黄赤，鬓发直、面土色不可复治。

大肠中风者，卧而肠鸣不止，灸大肠俞百壮，服续命汤。

论曰：凡风病内外沉浮者，内是五脏，外是皮肤，沉是骨髓，浮是血脉。若在腠理，汤药所及。若在五脏，酒醪所至。若在血脉，

針灸所中深在骨髓扁鵲自云不能如何

風痱者卒不能言口噤手不隨而強直灸法度病者手小指內歧間至指端爲度以置臍上直望心下丹注度上端畢又作兩度續在注上合其下開上取其本度橫置其開上令三合其狀如倒作厶字形也男度右手女度左手嫌不分明故以丹注三處起火各百壯夫眼瞤動口偏喎舌不轉者灸口吻邊橫文赤白際逐左右隨年壯三報之不差更報

肝風占候口不能言灸鼻下人中次大椎次肝俞各五十壯

心風灸心俞各五十壯

脾風灸脾俞各五十壯

脾風占候言聲不出或手上下灸手十指頭次灸人中大椎兩耳門前脉去耳門上下行一寸次兩大指節上下六穴各七壯

针灸所中。深在骨髓，扁鹊自云不能如何。

风痱者，卒不能言，口噤，手不遂而强直。灸法：度病者手小指内歧间至指端为度，以置脐上，直望心下丹注度上端毕，又作两度，续在注上合其下开上，取其本度，横置其开上令三合其壮，如倒作厶字形也，男度右手，女度左手，嫌不分明，故以丹注三处起火各百壮。夫眼瞤动，口偏㖞，舌不转者，灸口吻边横纹赤白际，逐左右，随年壮，三报之。不瘥更报。

肝风占候，口不能言，灸鼻下人中，次大椎，次肝俞，各五十壮。

心风灸心俞各五十壮。

脾风灸脾俞各五十壮。

脾风占候，言声不出或手上下，灸手十指头，次灸人中、大椎，两耳门前脉去耳门上下行一寸，次两大指节上下六穴各七壮。

卒中風口喎以葦筒長五寸以一頭刺耳孔中四畔以麪密塞勿令洩氣一頭內大豆一顆并艾燒之令然灸七壯差患右灸左患左灸右千金不傳 ○ 又灸手交脉三壯左灸右右灸左其炷如鼠矢橫安之兩頭放火燒之

凡卒中風口噤不得開灸頰車二穴穴在耳下八分小近前灸五壯即得語又隨年壯口僻左右灸之

治尸厥法

凡尸厥如死脉動如故針百會入二分補之灸熨兩脅又針足中指頭去甲如韭葉又針足大指甲下肉側去甲三分

灸失瘖不語法

先灸天窻五十壯訖息火乃移灸百會五十壯畢還灸天窻五十壯若初發先灸百會則風氣不得洩內攻五藏當閉伏更失瘖也所以先灸天窻次灸百會乃佳一灸五十壯息火

卒中风口㖞，以苇筒长五寸，以一头刺耳孔中，四畔以面密塞，勿令泄气，一头纳大豆一颗，并艾烧之令燃，灸七壮，瘥。患右灸左，患左灸右，千金不传。

又灸手交脉三壮，左灸右，右灸左，其炷如鼠矢，横安之，两头放火烧之。

凡卒中风，口噤不得开，灸颊车二穴，穴在耳下八分小近前，灸五壮即得语，又随年壮，口僻，左右灸之。

治尸厥法：凡尸厥如死，脉动如故，针百会入二分补之，灸熨两胁。又针足中指头去甲如韭叶。又针足大指甲下内侧去甲三分。

灸失音不语法：先灸天窗五十壮讫，熄火乃移灸百会五十壮毕，还灸天窗五十壮。若初发先灸百会，则风气不得泄，内攻五脏当闭伏，更失音也，所以先灸天窗，次灸百会乃佳，一灸五十壮，熄火

洩氣復灸之視病輕重重者處各三百壯輕者以意一云次灸肩井得二百壯即灸三里三壯若五壯以下氣也鳩尾可灸百壯灸至五十壯暫息火也

又法 凡一切中風服藥益劇者但是風穴皆灸之三壯神良欲除根本必須火艾專恃湯藥則不可差

灸角弓反張法 脣青眼戴角弓反張始覺發動即灸神庭七壯穴在當鼻直上髮際

次灸曲差二穴各七壯穴在神庭兩傍各一寸半

次灸上關二穴各七壯在耳前上廉起骨陷中一名客主人

次灸下關二穴各七壯在耳前動脈下空下廉陷中

次灸頰車二穴各七壯穴在耳下曲頰端陷中

次灸廉泉一穴七壯在當頤直下骨後陷中

次灸顖會一穴七壯在神庭上一寸

泄气复灸之。视病轻重，重者处各三百壮，轻者以意。一云：次灸肩井，得二百壮，即灸三里三壮，若五壮，以下气也。鸠尾可灸百壮，灸至五十壮，暂熄火也。

又法：凡一切中风，服药益剧者，但是风穴，皆灸之三壮，神良。欲除根本必须火艾，专恃汤药则不可瘥。

灸角弓反张法：唇青眼戴，角弓反张，始觉发动，即灸神庭七壮。穴在当鼻直上发际。

次灸曲差二穴各七壮。穴在神庭两旁各一寸半。

次灸上关二穴各七壮。在耳前上廉起骨陷中，一名客主人。

次灸下关二穴各七壮。在耳前动脉下空下廉陷中。

次灸颊车二穴各七壮。穴在前下曲颊端陷中。

次灸廉泉一穴七壮。在当颐直下骨后陷中。

次灸囟会一穴七壮。在神庭上一寸。

次灸百會一穴七壯在當頂上正中央
次灸本神二穴各七壯在耳直上入髮際二分
次灸天柱二穴各七壯在項後大筋外入髮際陷中
次灸陶道一穴七壯在大椎節下間
次灸風門二穴各七壯在第二椎下兩傍各一寸半
次灸心俞二穴各七壯在第五椎下兩傍各一寸半
次灸肝俞二穴各七壯在第九椎下兩傍各一寸半
次灸腎俞二穴各七壯在第十四椎下兩傍各一寸半
次灸膀胱俞二穴各七壯在第十九椎下兩傍各一寸半
次灸曲池二穴各七壯穴在肘外曲頭陷中屈肘取之
次灸肩髃二穴各七壯在兩肩頭止中兩骨間陷中
次灸支溝二穴各七壯在手腕後二寸兩骨間陷中
次灸合谷二穴各七壯在手大指虎口兩骨間陷中

次灸百会一穴七壮。在当顶上正中央。

次灸本神二穴各七壮。在耳直上入发际二分。

次灸天柱二穴各七壮。在项后大筋外入发际陷中。

次灸陶道一穴七壮。在大椎节下间。

次灸风门二穴各七壮。在第二椎下两旁各一寸半。

次灸心俞二穴各七壮。在第五椎下两旁各一寸半。

次灸肝俞二穴各七壮。在第九椎下两旁各一寸半。

次灸肾俞二穴各七壮。在第十四椎下两旁各一寸半。

次灸膀胱俞二穴各七壮。在第十九椎下两旁各一寸半。

次灸曲池二穴各七壮。穴在肘外曲头陷中，屈肘取之。

次灸肩髃二穴各七壮。在两肩头正[1]中，两骨间陷中。

次灸支沟二穴各七壮。在手腕后二寸两骨间陷中。

次灸合谷二穴各七壮。在手大指虎口两骨间陷中。

---

①正：原作“止”，据《圣济总录》卷一九二改。

次灸間使二穴各七壯在掌後三寸兩筋間
次灸陽陵泉二穴各七壯在膝下骨前陷中
次灸陽輔二穴各七壯在外踝上絶骨陷中
次灸崑崙二穴各七壯在外踝後跟骨上陷中
右以前主久風卒風緩急諸風發動不自覺知或心腹脹滿或半身不遂或口噤不言涎唾自出目閉耳聾或舉身冷直或煩悶恍惚喜怒無常凡有風皆灸之神驗鼻交頞中一穴針入六分得氣即寫留三呼寫五吸不補亦宜灸然不如針此主癲風角弓反張羊鳴大風青風面風如蟲行卒風多睡健忘心中憒憒口噤闇倒不識人黄疸急黄八種大風此之一穴皆主之莫不神驗慎酒麪生冷醋滑猪魚蕎麥漿水

雜灸法

凡風灸上星二百壯又前頂二百壯百會一百壯腦戶三百

次灸间使二穴各七壮。在掌后三寸两筋间。

次灸阳陵泉二穴各七壮。在膝下骨前陷中。

次灸阳辅二穴各七壮。在外踝上绝骨陷中。

次灸昆仑二穴各七壮。在外踝后跟骨上陷中。

上以前主久风、卒风、缓急诸风，发动不自觉知，或心腹胀满，或半身不遂，或口噤不言，涎唾自出，目闭耳聋，或举身冷直，或烦闷恍惚，喜怒无常。凡有风，皆灸之，神验。鼻交頞中一穴，针入六分，得气即泻，留三呼，泻五吸，不补，亦宜灸，然不如针。此主癫风弓角反张、羊鸣，大风青风面风如虫行，卒风多睡健忘，心中愦愦。口噤，暗到不识人，黄疸，急黄八种，大风，此之一穴皆主之，莫不神验。慎酒面生冷、醋滑、猪鱼、荞麦、浆水。

杂灸法：凡风，灸上星二百壮，又前顶二百壮，百会一百壮，脑户三百

壯風府三百壯
凡大風灸百會七百壯
凡百諸風灸大椎平處兩相二寸三分以病人指寸量之各一百壯
治風耳後八分半有穴灸一切風若狂者亦差耳門前灸百壯
治卒病惡風欲死不言及肉痺不知人灸第五椎名曰藏俞各一百五十壯
扁鵲曰凡心風灸心俞各五十壯第五節對心是也
肝俞主肝風腹脹食不消化吐血酸削四肢羸露不欲食鼻衄目瞤睆睆眉頭脅下痛少腹急灸百壯
大腸俞主風腹中雷鳴大腸灌沸腸澼洩痢食不消化少腹絞痛腰脊疼強大小便難不能飲食灸百壯三報之
治卒中惡悶熱毒欲死灸足大指橫文隨年壯若筋急不能

壮，风府三百壮。

凡大风灸百会七壮。

凡百诸风，灸大椎平处两相二寸三分，以病人指寸量之，各一百壮。

治风，耳后八分半有穴，灸一切风若狂者，亦瘥。耳门前灸百壮，治卒病恶风，欲死不言及肉痹不知人，灸第五椎，名曰脏俞，各一百五十壮。

扁鹊曰：凡心风灸心俞各五十壮，第五节对心是也。

肝俞，主肝风腹胀，食不消化，吐血酸削，四肢羸露，不欲食，鼻衄，目瞤睆睆，眉头胁下痛，少腹急，灸百壮。

大肠俞主风，腹中雷鸣，大肠灌沸，肠澼泄痢，食不消化。少腹绞痛，腰脊疼强，大小便难，不能饮食，灸百壮，三报之。

治卒中恶，闷热毒欲死，灸足大指横纹，随年壮。若筋急不能

行者若內筋急灸內踝上三十壯外筋急灸外踝上三十壯
愈若戴睛上揷者灸兩目後眥二七壯
若不語灸第三椎五百壯
若不識人灸季肋頭七壯
若眼反口噤腹中切痛灸陰囊下第一橫理十四壯
腋門二穴主風灸五十壯亦可九壯
治風身重心煩足脛疼灸絕骨百壯在外踝上三寸一云四十又云一十六
凡卒中風口噤不開灸機關二穴在耳下八分近前灸五壯
即愈一云隨年壯僻者逐左右灸之
治頭風搖動灸腦後玉枕中間七壯
治猥退風偏風半身不隨法
肩髃主偏風半身不隨熱風頭風刺風手不上頭捉物不得
挽弓不開臂冷酸疼無力針入八分留三呼寫五吸在膊骨

行者，若内筋急灸内踝上三十壮，外筋急灸外踝上三十壮。愈。若戴睛上插者，灸两目后眦二七壮。

若不语，灸第三椎五百壮。

若不识人，灸季肋头七壮。

若眼反口噤，腹中切痛，灸阴囊下第一横理十四壮。腋门二穴主风，灸五十壮，亦可九壮。

治风，身重心烦，足胫疼，灸绝骨百壮，在外踝上三寸。一云四十，又云一十六。凡卒中风，口噤不开，灸机关二穴，在耳下八分近前，灸五壮即愈。一云随年壮。僻者，逐左右灸之。

治头风摇动，灸脑后玉枕中间七壮。

治猥退风，偏风，半身不遂法：肩髃主偏风半身不遂，热风，头风，刺风，手不上头，捉物不得，挽弓不开，臂冷酸疼无力，针入八分，留三呼，泻五吸，在膊骨

頭陷中平手取之偏風不隨可至二百壯過多則臂強慎酒肉五辛熱食漿水

又針曲池入七分得氣即寫然後補之大宜灸日十壯至一百壯止十日更報下少至二百壯

又針列缺入三分留三呼寫五吸亦可灸之日七壯至一百總至三百壯

陽池上一夫兩筋間陷中主刺風熱風耳聾鳴手不仁冷風手戰偏風半身不隨陽池支溝下一夫覆腕當文宛宛中亦主或因損後把捉不得針入三分留三呼寫五吸忌灸

商丘在內踝前陷中主偏風痹脚不得履地刺風頭風熱風陰痹針入三分留三呼寫五吸疾出之忌灸

偏風半身不隨脚重熱風疼不得履地針入四分留三呼得氣即寫疾出針於痕上灸之良七壯

头陷中平手取之，偏风不遂，可至二百壮，过多则臂强。慎酒肉五辛，热食浆水。

又，针曲池，入七分，得气即泻，然后补之，大宜灸，日十壮至一百壮止。十日更报下少至二百壮。

又，针列缺，入三分，留三呼，泻五吸。亦可灸之，日七壮至一百，总至三百壮。

阳池，上一夫两筋间陷中，主刺热风耳聋鸣，手不仁，冷风手战，偏风，半身不遂。阳池支沟，下一夫覆腕当纹宛宛中，亦主或因损后把捉不得，针入三分，留三呼，泻五吸，忌灸。

商丘，在内踝前陷中，主偏风痹，脚不得履地，刺风头风热风阴痹，针入三分，留三呼，泻五吸，疾出之。忌灸。

偏风半身不遂，脚重热风，疼不得履地，针入四分，留三呼，得气即泻，疾出针，于痕上灸之良，七壮。

灸猥退風半身不隨法

先灸天窻次大門腦後尖骨上一寸次承漿次風池次曲池次手髓孔腕後尖骨頭宛宛中次手陽明大指奇後次脚五冊屈兩脚膝腕文次脚髓孔足外踝後一寸次足陽明拇指奇三寸各灸百壯若有手足患不隨灸百會次本神次肩髃次心俞次手少陽次足外踝下容爪外並依左右五百壯面上游風如蟲行習習然起則頭旋眼暗頭中溝壟起灸天窻次兩肩上一寸當瞳人次曲眉在兩眉間次手陽明次足陽明各灸二百壯

時行法第八法四首

初得一日二日但灸心下三處第一去心下一寸名巨闕第二去心下二寸名上管第三去心下三寸名胃管各灸五十壯然或人形小大不同恐寸數有異可以繩度之隨其長短

灸猥退风半身不遂法：先灸天窗，次大门，脑后尖骨上一寸，次承浆，次风池，次曲池，次手髓孔，腕后尖骨头宛宛中，次手阳明大指奇后，次脚五指[1]屈，两脚膝腕纹，次脚髓孔足外踝后一寸，次足阳明拇指奇三寸，各灸百壮。若有手足患不遂，灸百会，次本神，次肩髃，次心俞，次手少阳，次足外踝下容爪外，并依左右五百壮。面上游风，如虫行习习然，起则头旋眼暗，头中沟垄起，灸天窗，次两肩上一寸当瞳仁，次曲眉，在两眉间，次手阳明，次足阳明，各灸二百壮。

时行法第八法四首

初得一日二日，但灸心下三处：第一去心下一寸，名巨阙。第二去心下二寸，名上脘。第三去心下三寸，名胃脘。各灸五十壮。然或人形小大不同，恐寸数有异，可以绳度之。随其长短

①指：原作“册”，据医理改。

寸數最佳取繩從心骨鳩尾頭少度至臍孔中屈之取半當繩頭名胃管又中屈更爲二分從胃管向上度是上管上度取一分是巨闕大人可五十壯小兒可一七二七壯隨其年灸以意量之

若病者三四日以上宜先灸囟上二十壯以繩度鼻正上盡髮際中屈繩斷去半便從髮際度入髮中灸繩頭名天窻又灸兩顳顬又灸風池又灸肝俞百壯餘處各二十壯又灸太衝三十壯神驗無比

豌肉瘡灸兩手腕研子骨尖上三壯男左女右

黃疸第九 法一十一首

脣裏正當承漿邊逼齒齗針三鍉治馬黃黃疸

顳顬在眉眼尾中間上下有來去絡脉是針灸之治疸氣温病夾人中火針治馬黃疸通身並黃語音已不轉者

寸数最佳。取绳从心骨鸠尾头少度至脐孔，中屈之取半，当绳头名胃脘。又中屈更为二分从胃脘向上度是上脘，上度取一分是巨阙。大人可五十壮，小儿可一七二七壮，随其年灸，以意量之。

若病者三四日以上，宜先灸囟上二十壮，以绳度鼻正上尽发际中，屈绳断去半，便从发际度入发中，灸绳头，名天窗，又灸两颞颥，又灸风池，又灸肝俞百壮，余处各二十壮。又灸太冲三十壮，神验无比。

豌肉疮，灸两手腕研子骨尖上三壮，男左女右。

黄疸第九法一十一首

唇里正当承浆边，逼齿龈针三锃，治马黄黄疸。

颞颥在眉眼尾中间，上下有来去络脉，是针灸之治疸气温病，夹人中火针，治马黄疸通身并黄，语音已不转者。

灸錢孔百壯度乳至臍中屈肋頭骨是灸百壯治黃疸

夾承漿兩邊各一寸治馬黃急疫

灸太衝七壯又云針灸隨便

又灸風府熱府肺俞心俞肝俞脾俞腎俞男陰縫拔陰反向上灸治馬黃黃疸若女人玉門頭是穴針灸無在

脚跟在白肉後際針灸隨便治馬黃黃疸

臂石子頭還取病人手自捉臂從腕中大淵文向上一夫接白肉際灸七壯治馬黃黃疸

黃疸灸第七椎七壯黃汁出

瘧病第十法一十三首

瘧灸上星及大椎至發時令滿百壯艾炷如黍米粒俗人不解務大炷也

又覺小異灸百會七壯若更發更七壯極難差不過三灸

灸钱孔百壮，度乳至脐中，屈肋头骨是，灸百壮治黄疸。夹承浆两边各一寸，治马黄急疫。

灸太冲七壮又云针灸随便。又灸风府、热府、肺俞、心俞、肝俞、脾俞、肾俞，男阴缝拔阴反向上，灸治马黄黄疸。若女人玉门头是穴，针灸无在。

脚跟在白肉后际针灸随便，治马黄黄疸。

臂石子头，还取病人手自捉臂，从腕中太渊纹向上一夫接白肉际，灸七壮，治马黄黄疸。

黄疸灸第七椎七壮，黄汁出。

疟病第十法一十三首

疟，灸上星及大椎，至发时令满百壮。艾炷如黍火粒，俗人不解，务大炷也。

又，觉小异，灸百会七壮。若更发，更七壮。极难瘥，不过三灸。

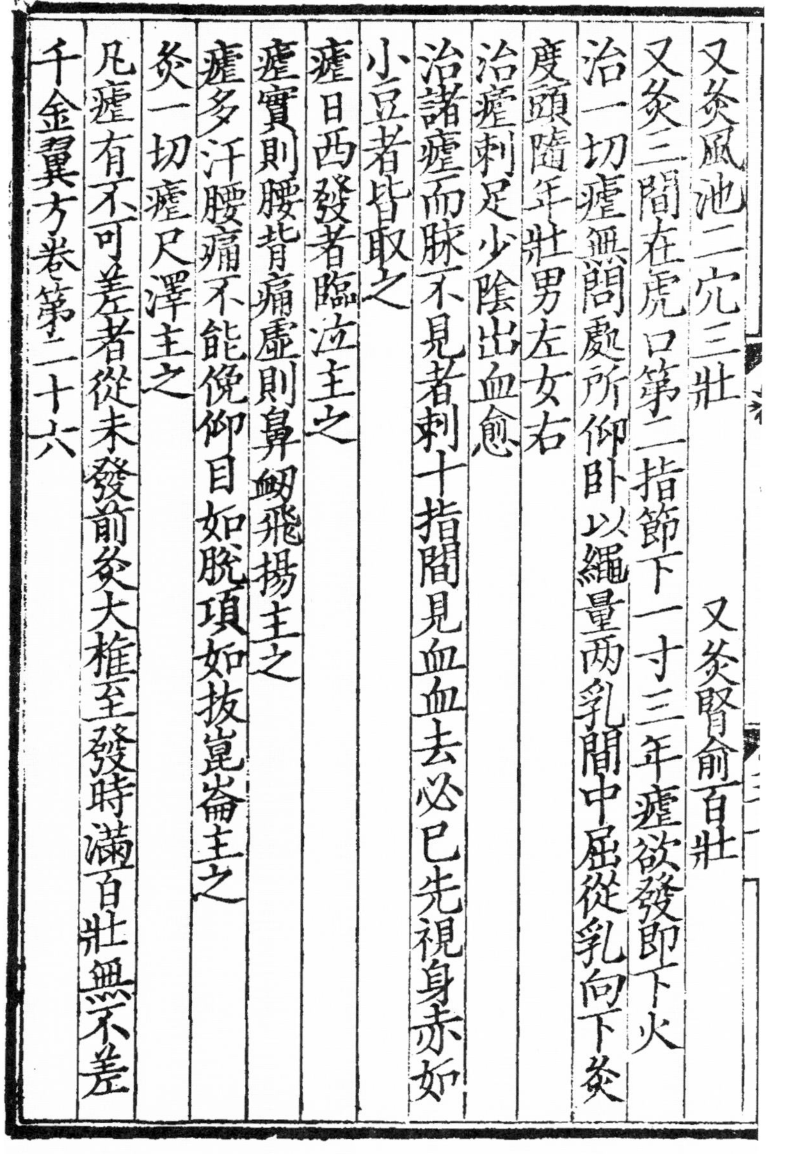

又，灸风池二穴三壮。

又，灸肾俞百壮。

又，灸三间，在虎口第二指节下一寸，三年疟欲发，即下火。

治一切疟，无问处所，仰卧以绳量其两乳间，中屈从乳向下灸度头，随年壮，男左女右。

治疟，刺足少阴，出血愈。

治诸疟而脉不见者，刺十指间见血，血去心已。先视身赤如小豆者，皆取之。

疟，日西发者，临泣主之。

疟，实则腰背痛，虚则鼻衄，飞扬主之。

疟，多汗腰痛不能俯仰，目如脱，项如拔，昆仑主之。

灸一切疟，尺泽主之。

凡疟有不可瘥者，从未发前灸大椎，至发时满百壮，无不瘥。

千金翼方卷第二十六

千金翼方卷第二十七

針灸中

肝病第一 五十一法

治眼目法 攢竹主目視不明䀮䀮目中熱痛及瞤針入一分留二呼寫三吸徐徐出之忌灸宜出血塗鹽

膚瞖白膜覆瞳人目闇及眯雀目冷淚目視不明努肉出皆針睛明入一分半留三呼寫五吸冷者先補後寫復補之雀目者可久留十吸然後速出

視眼喎不正口喎目瞤面動葉葉然眼赤痛目䀮䀮冷熱淚目瞼赤皆針承泣在目下七分匡骨中當瞳子直下陷中入二分半得氣即寫忌灸

目闇不明鍼中渚入二分留三呼寫五吸灸七壯炷如雀矢

千金翼方卷第二十七·针灸中

肝病第一五十一法

治眼目法：攒竹，主目视不明，䀮䀮目中热痛及瞤，针入一分，留二呼，泻三吸，徐徐出之。忌灸。宜出血涂盐。

肤翳白膜覆瞳仁，目暗及眯，雀目冷泪，目视不明，胬肉出，皆针睛明，入一分半，留三呼，泻五吸。冷者先补后泻，复补之。雀目者，可久留十吸，然后速出。

视眼㖞不正，口㖞目瞤，面动叶叶然，眼赤痛，目䀮䀮，冷热泪，目睑赤，皆针承泣。在目下七分匡骨中，当瞳子直下陷中，入二分半，得气即泻，忌灸。

目暗不明，针中渚，入二分，留三呼，泻五吸。灸七壮，炷如雀矢

大在手小指次指本節後間睞目偏風眼喎通睛耳聾鍼
客主人一名上關入一分久留之得氣即寫亦宜灸日三
七壯至二百壯炷如細竹筋大側卧張口取之眼暗灸大
椎下第十節正當脊中二百壯唯多佳可以明目神良灸
滿千壯不假湯藥

肝勞邪氣眼赤灸當容一百壯兩邊各爾在眼後耳前三陰
三陽之會處以手按之有上下横脉是與耳門相對也

肝俞主目不明灸二百壯小兒寸數斟酌灸可一二七壯

治目急痛不可遠視灸當瞳子上入髮際一寸隨年壯

治風瞖灸手中指本節頭骨上五壯炷如小麥大逐病左右
灸之

治風痒赤痛灸人中鼻柱二壯仰卧灸之

治目卒生瞖灸大指節横文三壯逐左右灸之

大，在手小指次指本节后间。眯目、偏风、眼㖞、通睛、耳聋，针客主人，一名上关，入一分，久留之，得气即泻。亦宜灸，日三七壮至二百壮，炷如细竹筋大，侧卧张口取之。眼暗灸大椎下第十节，正当脊中二百壮，唯多佳。可以明目，神良。灸满千壮，不假汤药。

肝劳，邪气眼赤，灸当容一百壮，两边各尔。在眼后耳前三阴三阳之会处，以手按之有上下横脉，是与耳门相对也。

肝俞，主目不明，灸二百壮，小儿寸数斟酌，灸可一二七壮。

治目急痛，不可远视，灸当瞳子上入发际一寸，随年壮。

治风翳，灸手中指本节头骨上五壮，炷如小麦大，逐病左右灸之。

治风痒赤痛，灸人中鼻柱二壮，仰卧灸之。

治目卒生翳，灸大指节横纹三壮，逐左右灸之。

治眼暗若一眼暗灸腕後節前陷中兩眼暗兩手俱灸隨年壯

治温病後食五辛即不見物遂成雀目灸第九椎名肝俞二百壯永差

治脚轉筋法

治脚轉筋鍼内崑崙穴在内踝後陷中入六分氣至寫之又灸承山隨年壯神驗

第二十一椎主腰背不便筋轉痺灸隨年壯

治筋攣轉筋十指筋攣急不得屈伸灸足外踝骨上七壯

治失精筋攣陰縮入腹相引痛灸中封五十壯又下滿灸五十壯兩脚一百壯此二穴亦主喉腫厥逆五藏所苦鼓脹悉主之老人加之五十以下及小兒並隨年壯

治轉筋脛骨痛不可忍灸屈膝下廉横筋上三壯

治眼暗，若一眼暗，灸腕后节前陷中。两眼暗，两手俱灸，随年壮。

治温病后食五辛即不见物，遂成雀目，灸第九椎，名肝俞，二百壮，永瘥。

治脚转筋法：治脚转筋，针内昆仑穴，在内踝后陷中，入六分，气至泻之。又，灸承山，随年壮，神验。

第二十一椎主腰背不便，筋转痹，灸，随年壮。

治筋挛转筋，十指筋挛急，不得屈伸，灸足外踝骨上七壮。

治失精筋挛，阴缩入腹相引痛，灸中封五十壮。又，下满，灸五十壮，两脚一百壮，此二穴亦主喉肿厥逆，五脏所苦鼓胀悉主之。老人加之，五十以下及小儿并随年壮。

治转筋，胫骨痛不可忍，灸屈膝下廉横筋上三壮。

腹脹轉筋灸臍上一寸二七壯

治癥瘕法 少腹堅大如盤盂胷腹中脹滿飲食不消婦人癥聚瘦瘠灸

三焦俞百壯三報之

灸內踝後宛宛中隨年壯 灸氣海百壯

久冷及婦人癥癖腸鳴泄痢繞臍絞痛灸天樞百壯三報之

勿鍼臍兩傍各二寸

積聚堅滿痛灸脾募百壯章門是也

治瘕癖患左灸左患右灸右第一屈肋頭近第二肋下即是

灸處第二肋頭近第三肋下向肉翅前亦是灸處初日灸

三次日五後七周而復始至十止唯忌大蒜餘不忌

又灸關元五十壯 又灸臍上四指五十壯

膏肓俞兩穴主無病不療方

腹胀转筋，灸脐上一寸二七壮。

治癥瘕法：少腹坚大如盘盂，胸腹中胀满，饮食不消，妇人癥聚瘦瘠，灸三焦俞百壮，三报之。

灸内踝后宛宛中，随年壮。

灸气海百壮。

久冷及妇人癥癖，肠鸣泄痢，绕脐绞痛，灸天枢百壮，三报之。勿针脐两旁各二寸。

积聚坚满痛，灸脾募百壮，章门是也。

治瘕癖，患左灸左，患右灸右。第一屈肋头近第二肋下即是灸处，第二肋头近第三肋下向肉翅前亦是灸处。初日灸三，次日五，后七，周而复始，至十止。惟忌大蒜，余不忌。

又，灸关元五十壮。

又，灸脐上四指五十壮。

膏肓俞两穴主无病不疗方：

先令病人正坐曲脊伸兩手以臂著膝前令正直手大指與膝頭齊以物支肘勿令臂得動也從甲骨上角摸索至甲骨下頭其間當有四肋三間灸中間依甲骨之裏去甲骨容側指許摩胆去表肋間空處按之自覺牽引肩中灸兩甲内各一處至六百壯多至千壯數百壯當氣下礱礱然如流水當有所下若停痰宿疾亦必下也此灸無所不治主諸羸弱瘦損虚勞夢中失精上氣欬逆及狂惑妄誤皆有大驗若病人已困不能正坐當令側卧挽上臂令前索孔穴灸之求穴大較以右手從左肩上住指頭表所不及者是也左手亦然及以前法灸若不能久正坐伸兩臂者亦可伏衣襆上伸兩臂令人挽兩甲骨使相遠不爾甲骨覆穴不可得也所伏衣襆當令大小有常不爾則前却失其穴也此穴灸訖後令人陽氣盛當消息自養令得平復其穴近第五椎相準望求索

先令病人正坐曲脊，伸两手以臂着膝前，令正直，手大指与膝头齐，以物支肘，勿令臂得动也。从胛骨上角摸索至胛骨下头，其间当有四肋三间，灸中间依胛骨之里，去胛骨容侧指许，摩胆去表肋间空处，按之自觉牵引肩中。灸两胛内各一处至六百壮，多至千壮，数百壮当气下，砻砻然如流水，当有所下，若停痰宿疾亦必下也。此灸无所不治，主诸羸弱瘦损虚劳，梦中失精，上气咳逆。及狂惑妄误，皆有大验。若病人已困，不能正坐，当令侧卧，挽上臂令前索孔穴灸之，求穴大较，以右手从左肩上住指头表所不及者是也，左手亦然。及以前法灸。若不能久正坐伸两臂者，亦可伏衣补上伸两臂，令人挽两胛骨使相远。不尔甲胛覆穴不可得也。所伏衣补当令大小有常，不尔则前却失其穴也。此穴灸讫后，令人阳气盛，当消息自养，令得平复。其穴近第五椎相准望求索。

治頭重臂肘重法

頭重風勞灸腦户五壯鍼入三分補之

頭重不能勝灸腦户下一寸半

身體重四肢不能自持灸脾俞隨年壯鍼入五分補之

身重嗜眠不自覺灸天府五十壯鍼入三分補之

身重灸水分百壯鍼入一寸補之

體重四肢不舉灸天樞五十壯忌鍼

身重腫坐不欲起風勞脚疼灸三里五十壯鍼入五分補之

又灸足太陽五十壯鍼入三分補之

臂重不舉灸肩井隨年壯可至百壯鍼入五分補之

又灸足澤三十壯鍼入三分補之

第一椎名大杼無所不主俠左右一寸半或一寸二分主頭項痛不得顧胸中煩急灸隨年壯

治头重臂肘重法： 头重风劳，灸脑户五壮，针入三分补之。

头重不能胜，灸脑户下一寸半。

身体重，四肢不能自持，灸脾俞，随年壮，针入五分补之。

身重，嗜眠不自觉，灸天府五十壮，针入三分补之。

身重，灸水分百壮，针入一寸补之。

体重，四肢不举，灸天枢五十壮。忌针。

身重肿，坐不欲起，风劳脚疼，灸三里五十壮，针入五分补之。

又，灸足太阳五十壮，针入三分补之。

臂重不举，灸肩井，随年壮，可至百壮，针入五分补之。

又，灸足泽三十壮，针入三分补之。

第一椎名大杼，无所不主，侠左右一寸半或一寸二分，主头项痛不得顾。胸中烦急，灸随年壮。

諸煩熱時氣温病灸大椎百壯鍼入三分寫之横三間寸灸之

心煩上氣灸肺俞鍼入五分

心煩短氣灸小腸俞

又灸巨闕期門各一百壯鍼入五分

又灸心俞百壯鍼入五分

頭身熱灸胃管百壯勿鍼

煩悶憂思灸大倉百壯

煩熱頭痛鍼虎口入三分

煩躁恍惚灸間使三十壯鍼入三分

骨熱煩胷滿氣悶鍼三里入五分

身體煩熱鍼中府　又灸絶骨五十壯

膽病第二 十二法

诸烦热，时气温病，灸大椎百壮，针入三分泻之，横三间寸灸之。

心烦上气，灸肺俞，针入五分。心烦短气，灸小肠俞。

又，灸巨阙、期门各一百壮，针入五分。

又，灸心俞百壮，针入五分。

头身热，灸胃脘百壮，勿针。

烦闷忧思，灸大仓百壮。

烦热头痛，针虎口入三分。

烦躁恍惚，灸间使三十壮，针入三分。

骨热烦，胸满气闷，针三里入五分。

身体烦热，针中府。又，灸绝骨五十壮。

胆病第二一十二法

左手關上陽絶者無膽脉也苦口中無味一云苦眯目恐畏如見鬼多驚少力刺足厥陰治陰在足大指間或刺三毛中

左手關上陽實者膽實也苦腹中不安身軀習習刺足少陽治陽在足第二指本節後一寸

俠膽俞傍行相去五寸名濁浴主胷中膽病隨年壯

膽虛灸足内踝上一夫名三陰交二十壯

治吐血法 虛勞吐血灸胃管三百壯亦主嘔逆吐血少食多飽及多睡百病

凡口鼻出血者名曰腦衄灸上星五十壯

吐血唾血灸胷堂百壯忌鍼

吐血腹痛雷鳴灸天樞百壯

吐血唾血上氣欬逆灸肺俞隨年壯

左手关上阳绝者，无胆脉也。苦口中无味一云苦眯目，恐畏如见鬼，多惊少力，刺足厥阴治，阴在足大指间，或刺三毛中。

左手关上阳实者，胆实也。苦腹中不安，身躯习习，刺足少阳治。阳在足第二指本节后一寸。

侠胆俞旁行相去五寸，名浊浴。主胸中胆病，随年壮。

胆虚，灸足内踝上一夫，名三阴交，二十壮。

治吐血法：虚劳吐血，灸胃脘三百壮，亦主呕逆吐血，少食多饱及多睡百病。

凡口鼻出血者，名曰脑衄，灸上星五十壮。

吐血、唾血，灸胸堂百壮，忌针。

吐血，腹痛雷鸣，灸天枢百壮。

吐血唾血，上气咳逆，灸肺俞，随年壮。

吐血酸削灸肝俞百壯
吐血嘔逆灸手心主五十壯大陵是
吐血灸頸項上二七壯

心病第三 一十八法

心俞各灸二七壯主心病老小減之不能食胷中滿膈上逆氣悶熱皆灸之

卒心疝暴痛汗出刺大敦左取右右取左男左女右刺之出血立已

俠巨闕两邊相去各半寸名曰上門主胷中痛引腰背心下嘔逆面無滋潤各灸隨年壯

凡顏色焦枯勞氣失精肩背痛手不得上頭灸肩髃百壯穴在肩外頭近後以手按之有解宛宛中

當心下一寸名巨闕主心悶痛上氣引少腹冷灸二七壯

吐血酸削，灸肝俞百壮。

吐血呕逆，灸手心主五十壮，大陵是。

吐血，颈项上二七壮。

心病第三一十八法

心俞，各灸二七壮，主心病，老小减之。不能食，胸中满，膈上逆气，闷热，皆灸之。

卒心疝，暴痛汗出，刺大敦，左取右，右取左。男左女右，刺之出血，立已。

侠巨阙两边，相去各半寸，名曰上门。主胸中痛引腰背，心下呕逆，面无滋润，各灸随年壮。

凡颜色焦枯，劳气失精，肩背痛，手不得上头，灸肩髃百壮。穴在肩外头近后，以手按之有解宛宛中。

当心下一寸，名巨阙。主心闷痛，上气，引少腹冷，灸二七壮。

脉不出鍼不容两穴在幽門两傍各一寸五分
健忘忽忽鍼間使入五分掌後三寸
心裏懊憹徹背痛煩逆灸心俞百壯
心痛如錐刀刺氣結灸膈俞七壯
心痛冷氣上鳩尾上一寸半名龍頷灸百壯不鍼
心痛惡氣上脅痛急灸通谷五十壯在乳下二寸
心痛暴惡氣叉心灸巨闕百壯
心痛胷脅滿灸期門隨年壯
心痛堅煩氣結灸太倉百壯
心痛暴絞急欲絶灸神府百壯附鳩尾正當心有忌
胷痺心痛灸亶中百壯忌鍼两乳間
心痛灸臂腕横文三七壯
心痛灸两虎口白肉際七壯

脉不出，针不容两穴，在幽门两旁各一寸五分。

健忘忽忽，针间使入五分，掌后三寸。

心中懊憹，彻背痛，烦逆，灸心俞百壮。

心痛如锥刀刺，气结，灸膈俞七壮。

心痛，冷气上，鸠尾上一寸半，名龙颔，灸百壮，不针。

心痛，恶气上，肋痛急，灸通谷五十壮，在乳下二寸。

心痛暴恶，气叉心，灸巨阙百壮。

心痛，胸胁满，灸期门，随年壮。

心痛坚烦，气结，灸太仓百壮。

心痛暴绞，急欲绝，灸神府百壮。附：鸠尾正当心，有忌。

胸痹心痛，灸膻中百壮。忌针两乳间。

心痛，灸臂腕横纹三七壮。

心痛，灸两虎口白肉际七壮。

小腸病第四八十一法　訣二首

左手關前寸口陽絶者無小腸脉也苦臍痹少腹中有疝瘕主月即冷上搶心刺手心主治陰在掌後横文中入一分

左手關前寸口陽實者小腸實也苦心下急熱痹小腸内熱小便赤黄刺手太陽治陽在手第二指本節後一寸動脉

侠中管两邊相去半寸名曰陰都灸隨年壯主小腸熱病侠臍两邊相去一寸名魂舍灸一百壯主小腸泄利膿血小兒減之　又灸小腸俞七壯

灸風眩法

以繩横度口至两邊既得度口之寸數便以繩一頭更度鼻盡其两邊两孔間得鼻度之寸數中屈之取半合於口之全度中屈之先覔頭上廻髮當廻髮中灸之以度度四邊左右前後當繩端而灸前以面爲正並依年壯多少一年凡三灸

小肠病第四八十一法，诀二首

左手关前寸口阳绝者，无小肠脉也。苦脐痹，少腹中有疝瘕，主月即冷上抢心，刺手心主治，阴在掌后横纹中，入一分。

左手关前寸口阳实者，小肠实也。苦心下急，热痹，小肠内热，小便赤黄，刺手太阳治，阳在手第二指本节后一寸动脉。

侠中脘两边相去半寸，名曰阴都，灸随年壮，主小肠热病。侠脐两边相去一寸，名魂舍，灸一百壮，主小肠泄利脓血，小儿减之。又，灸小肠俞七壮。

灸风眩法：以绳横度口至两边，既得度口之寸数，便以绳一头更度鼻，尽其两边两孔间，得鼻度之寸数，中屈之取半合，于口之全度中屈之。先觅头上回发，当回发中灸之，以度度四边左右前后，当绳端而灸。前以面为正，并依年壮多少，一年凡三灸，

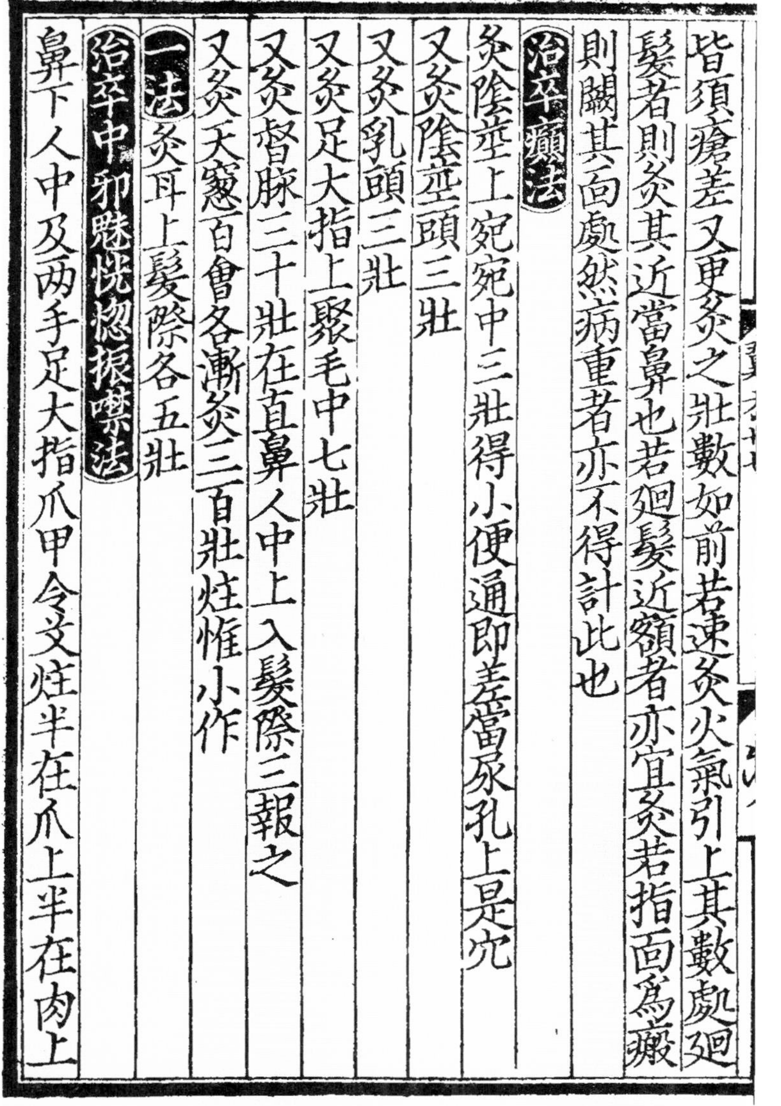

皆须疮瘥又更灸之，壮数如前。若速灸，火气引上。其数处回发者，则灸其近当鼻也。若回发近额者，亦宜灸。若指面为瘢，则阙其面处，然病重者，亦不得计此也。

治卒癫法：灸阴茎上宛宛中三壮，得小便通即瘥。当尿孔上是穴。

又，灸阴茎头三壮。

又，灸乳头三壮。

又，灸足大指上聚毛中七壮。

又，灸督脉三十壮，在直鼻人中上，入发际，三报之。

又，灸天窗、百会，各渐灸三百壮，炷惟小作。

一法：灸耳上发际各五壮。

治卒中邪魅恍惚振噤法：鼻下人中及两手足大指爪甲，令艾炷半在爪上，半在肉上，

七炷不止十四壯炷如雀矢大作之
狂鬼語鍼其足大拇指爪甲下入少許即止
治大人癲小兒驚癇法
灸背第二椎及下窮骨兩處以繩度中折繩端一處是脊骨上也凡三處畢復斷此繩作三折令各等而參合如厶字以一角注中央灸下二角俠脊兩邊便灸之凡五處也以丹注所灸五處各百壯削竹為度勝繩也
狂風罵詈撾斫人名為熱陽風灸口兩吻邊燕口處赤白際各一壯
又灸陰囊縫三十壯令人立以筆正注當下已卧却核卵令上乃灸之勿令近前中卵核恐害於陽氣也
卒發狂言鬼語法
以甑帶急合縛兩手大指便灸左右脅當對屈肘頭兩處火

七炷不止，十四壯，炷如雀矢大作之。

狂，鬼语，针其足大拇指爪甲下，入少许即止。

治大人癫小儿惊痫法：灸背第二椎及下穷骨两处，以绳度中折，绳端一处是脊骨上也。凡三处毕，复断此绳作三折，令各等而参合如厶字，以一角注中央灸，下二角侠脊两边便灸之，凡五处也。以丹注所灸五处各百壮，削竹为度，胜绳也。

狂风骂詈，挝斫人名，为热阳风。灸口两吻边，燕口处赤白际各一壮。

又，灸阴囊缝三十壮，令人立，以笔正注当下，已卧，却核卵令上。乃灸之，勿令近前中卵核，恐害于阳气也。

卒发狂言鬼语法：以甑带急合缚两手大指，便灸左右胁，当对屈肘头两处火，

俱下各七壮须臾鬼語自道姓名乞去徐徐語問乃解其手

狂瘑不識人癲病眩亂灸百會九壯

狂走瘈瘲灸玉枕上三寸一法頂後一寸百壯

狂邪鬼語灸天窻九壯

又灸口吻十五壯

狂癲哭泣灸手逆注三十壯在手腕後六寸

狂走驚瘑灸河口五十壯在手腕後陷中動脉此與陽明同也

狂癲風癲吐舌灸胃管百壯不鍼

又灸大幽一百壯

又灸季肋端三十壯千金云治狂走癲瘑

狂言恍惚灸天樞百壯

俱下各七壮，须臾鬼语自道姓名乞去。徐徐语问，乃解其手。

狂痫不识人，癫病眩乱，灸百会九壮。

狂走瘈疭，灸玉枕上三寸。一法：顶后一寸百壮。

狂邪鬼语，灸天窗九壮。

又，灸口吻十五壮。

狂癫哭泣，灸手逆注三十壮，在手腕后六寸。

狂走惊痫，灸河口五十壮，在手腕后陷中动脉，此与阳明同也。

狂癫风癫，吐舌，灸胃脘百壮，不针。

又，灸大幽一百壮。

又，灸季肋端三十壮。《千金》云：治狂走癫痫。

狂言恍惚，灸天枢百壮。

又灸間使三十壯千金云治狂言妄語
狂走喜怒悲泣灸巨覺隨年壯在背上俠內側反手所不及
者骨芒穴上六分捻之痛是也一云巨闕俞
狂邪驚癎灸承命三十壯在內踝後上行三寸動脉上
又灸巨陽五十壯千金云治狂癲風驚厥逆心煩
又灸足太陽五十壯千金云治狂癲鬼語
又灸足少陽隨年壯千金云治狂癲癎狂易
又灸足陽明三十壯千金云治狂走驚恍惚
狂走癲厥如死人灸足大敦九壯千金云灸足大指三毛中
狂走罵詈灸八會隨年壯在陽明下五分
狂癲驚走風恍惚瞋喜罵笑歌哭鬼語吐舌悉灸上星腦戶
風池手太陽陽明太陰足太陽陽明陽蹻少陽太陰陰蹻
足跟悉隨年壯

又，灸间使三十壮。《千金》云：治狂言妄语。

狂走喜怒悲泣，灸巨觉随年壮。在背上侠内侧反手不及者，骨芒穴上六分，捻之痛是也。一云巨阙俞。

狂邪惊痫，灸承命三十壮，在内踝后上行三寸动脉上。

又，灸巨太阳五十壮。《千金》云：治狂癫风惊，厥逆心烦。

又，灸足太阳五十壮。《千金》云：治狂癫鬼语。

又，灸足少阳随年壮。《千金》云：治狂癫痫狂易。

又，灸足阳明三十壮。《千金》云：治狂走，惊，恍惚。

狂走癫厥如死人，灸足大敦九壮。《千金》云：灸足大指三毛中。

狂走骂詈，灸八会，随年壮，在阳明下五分。

狂癫惊走风恍惚，嗔喜骂笑歌哭，鬼语吐舌，悉灸上星、脑户、风池，手太阳、阳明、太阴，足太阳、阳明、阳跷、少阳、太阴、阴跷、足跟，悉随年壮。

驚怖心忪少力灸大横五十壯

邪鬼妄語灸懸命一十四壯在口脣裏中央絃絃者是一名鬼禄一法以鋼刀决斷絃絃乃佳

狂邪鬼語灸伏兔百壯

又灸慈門五十壯千金云治悲泣邪語鬼忙歌笑

悲泣鬼語灸天府五十壯

狂邪發無常披頭大喚欲殺人不避水火者灸間使男左女右隨年壯

狂走刺人或欲自死罵詈不息稱鬼神語灸口吻頭赤白際一壯

又灸兩肘内屈中五壯

又灸背胛中間三壯報之

驚狂走灸内踝上三寸近後動脉上七壯

惊怖心忪，少力，灸大横五十壮。

邪鬼妄语，灸悬命一十四壮，在口唇里中央弦弦者是。一名鬼禄，一法以钢刀决断弦弦乃佳。

狂邪鬼语，灸伏兔百壮。

又，灸慈门五十壮。《千金》云：治悲泣邪语，鬼忙歌笑。

悲泣鬼语，灸天府五十壮。

狂邪发无常，披头大唤欲杀人，不避水火者，灸间使，男左女右，随年壮。

狂走刺人，或欲自死，骂詈不息，称鬼神语，灸口吻头赤白际一壮。

又，灸两肘内屈中，五壮。

又，灸背胛中间三壮，报之。

惊狂走，灸内踝上三寸，近后动脉上七壮。

邪病四肢重痛諸雜候尺澤主之一名鬼堂

邪病語不止及諸雜候人中主之一名鬼市千金云一名鬼客廳凡人中惡先掐鼻下是也

邪病卧冥冥不自知風府主之一名鬼穴

邪病大喚罵詈走十指端去爪一分主之一名鬼城

邪病鬼癲胷上主之一名鬼門并主四肢重

邪病大喚罵走三里主之名鬼邪

勞宮一名鬼路

陽澤一名鬼臣

耳前髮際宛宛中名鬼床

尺中動脉名鬼受

足太陽名鬼路

癲狂二三十年者灸天窻次肩井次風門次肝俞次腎俞次

邪病，四肢重痛，诸杂候，尺泽主之。一名鬼堂。

邪病语不止及诸杂候，人中主之。一名鬼市。《千金》云：一名鬼客厅，凡人中恶先掐鼻下是也。

邪病卧，冥冥不自知，风府主之。一名鬼穴。

邪病大唤骂詈走，十指端去爪一分主之。一名鬼城。

邪病鬼癫，胸上主之。一名鬼门。并主四肢重。

邪病大唤骂走，三里主之。一名鬼邪。

劳宫，一名鬼路。

阳泽，一名鬼臣。

耳前发际宛宛中，一名鬼床。

尺中动脉名鬼受。

足太阳名鬼路。

癫狂二三十年者，灸天窗，次肩井，次风门，次肝俞，次肾俞，次

手心主次曲池次足五冊次涌泉各五百壯日七壯

鍼邪鬼病圖訣法 凡百邪之病源起多途其有種種形相示表癲邪之端而見其病或有默然而不聲或復多言而謾語或歌或哭或笑或吟或眠坐溝渠噉食糞穢或裸露形體或晝夜遊走或嗔罵無度或是飛蟲精靈手亂目急如斯種類癲狂之人今鍼灸與方藥並主治之

扁鵲曰百邪所病者鍼有十三穴凡鍼之體先從鬼宮起次鍼鬼信便至鬼壘又至鬼心未必須併鍼止五六穴即可知矣若是邪蟲之精便自言說論其由來往驗有實立得精靈未必須盡其命求去與之男從左起鍼女從右起鍼若數處不言便遍鍼也依訣而行鍼灸等處並備主之

第一初下鍼從人中名鬼宮在鼻下人中左邊下鍼出右邊

手心主，次曲池，次足五册，次涌泉，各五百壮，日七壮。

针邪鬼病图诀法：凡百邪之病，源起多途，其有种种形相，示表癫邪之端，而见其病，或有默然而不声，或复多言而谩语，或歌或哭，或笑或吟，或眠坐沟渠，啖食粪秽，或裸露形体，或昼夜游走，或嗔骂无度，或是飞虫精灵，手乱目急，如斯种类，癫狂之人，今针灸与方药并主治之。

扁鹊曰：百邪所病者，针有十三穴。凡针之体，先从鬼宫起。次针鬼信，便至鬼垒，又至鬼心，未必须并针，止五六穴即可知矣。若是邪虫之精，便自言说，论其由来，往验有实，立得精灵，未必须尽其命，求去与之。男从左起针，女从右起针，若数处不言，便遍针也。依诀而行，针灸等处并备主之。

第一初下针，从人中名鬼宫，在鼻下人中左边下针，出右边。

第二次下鍼手大指爪甲下三分名鬼信入肉三分
第三次下鍼足大指爪甲下入肉二分名鬼壘五指皆鍼
第四次下鍼在掌後横文入半解名鬼心
第五次下鍼在外踝下白肉際火鍼七鋥鋥三下名鬼路
第六次下鍼入髮際一寸大椎以上火鍼七鋥鋥三下名鬼
枕
第七次下鍼去耳垂下五分火鍼七鋥鋥三下名鬼床
第八次下鍼承漿從左刺出右名鬼市
第九次下鍼從手横文三寸兩筋間鍼度之名鬼路此名間
使
第十次下鍼入髮際直鼻上一寸火鍼七鋥鋥三下名鬼堂
第十一次下鍼陰下縫灸三壯女人玉門頭三壯名鬼藏
第十二次下鍼尺澤横文中内外兩文頭接白肉際七鋥鋥

第二次下针，手大指爪甲下三分，名鬼信。入肉三分。

第三次下针，足大指爪甲下，入肉二分，名鬼垒，五指皆针。

第四次下针，在掌后横纹入半解，名鬼心。

第五次下针，在外踝下白肉际，火针七锃锃三下，名鬼路。

第六次下针，入发际一寸，大椎以上火针七锃锃三下，名鬼枕。

第七次下针，去耳垂下五分，火针七锃锃三下，名鬼床。

第八次下针，承浆从左刺出右，名鬼市。

第九次下针，从手横纹三寸两筋间针度之，名鬼路，此名间使。

第十次下针，入发际直鼻上一寸，火针七锃锃三下，名鬼堂。

第十一次下针，阴下缝灸三壮，女人玉门头三壮，名鬼藏。

第十二次下针，尺泽横纹中内外两纹头接白肉际七锃锃

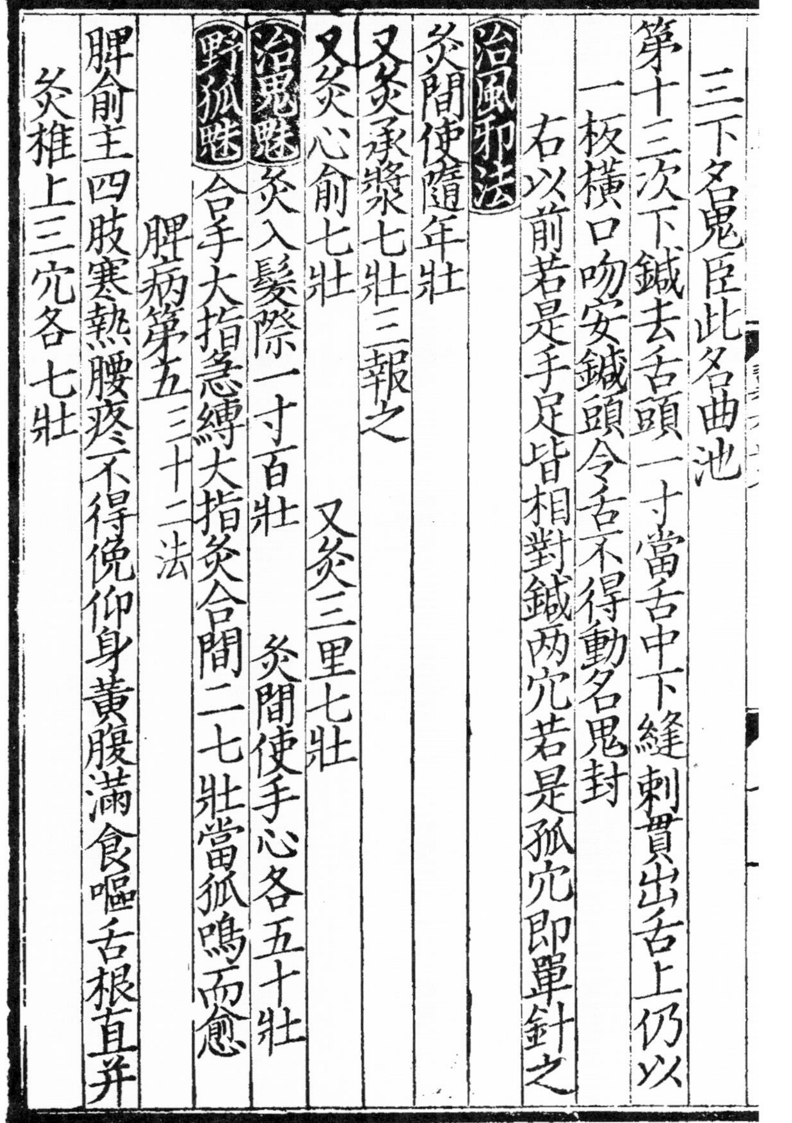

三下，名鬼臣，此名曲池。

第十三次下针，去舌头一寸，当舌中下缝，刺贯出舌上。仍以一板横口吻，安针头令舌不得动，名鬼封。

上以前若是手足皆相对，针两穴。若是孤穴，即单针之。

治风邪法：灸间使随年壮。

又，灸承浆七壮，三报之。又，灸心俞七壮。又，灸三里七壮。

治鬼魅：灸入发际一寸百壮。灸间使、手心各五十壮。

野狐魅：合手大指，急缚大指，灸合间二七壮，当狐鸣而愈。

脾病第五三十二法

脾俞，主四肢寒热，腰疼不得俯仰，身黄腹满，食呕，舌根直，并灸椎上三穴各七壮。

治老小大便失禁法

灸兩脚大指去甲一寸三壯　又灸大指奇間各三壯

大小便不通　灸臍下一寸三壯　又灸橫文百壯

治大便難法

灸第七推兩傍各一寸七壯

灸俠玉泉相去二寸半名腸遺隨年壯一云二寸

又灸承筋二穴三壯　又灸大都隨年壯　又灸大敦四壯

腹中熱閉時大小便難腰痛連胷灸團岡百壯在小腸俞下二寸橫三間寸灸之

大便閉塞氣結心堅滿灸石門百壯

大小便不利欲作腹痛灸榮衛四穴各百壯在背脊四面各一寸

大小便不利灸八窌百壯在腰目下三寸俠脊相去四寸兩

治老小大便失禁法：灸两脚大指去甲一寸三壮。又，灸大指奇间各三壮。

大小便不通：灸脐下一寸三壮。又，灸横纹百壮。

治大便难法：灸第七椎两旁各一寸，七壮。

灸侠玉泉相去二寸半，名肠遗，随年壮。一云二寸。

又，灸承筋二穴三壮。又，灸大都随年壮。又，灸大敦四壮。

腹中热闭，时大小便难，腰痛连胸，灸团冈百壮，在小肠俞下二寸横三间寸，灸之。

大便闭塞，气结，心坚满，灸石门百壮。

大小便不利，欲作腹痛，灸荣卫四穴各百壮，在背脊四面各一寸。

大小便不利，灸八髎百壮，在腰目下三寸，侠脊相去四寸，两边各四穴。

小儿大小便不通，灸口两吻各一壮。

小便不利，大便数泄注，灸屈骨端五十壮。

又，灸天枢百壮，在侠脐相去各二寸。魂魄之舍，不可下针。一云相去三寸。

治痢法：大便下血，灸第二十椎，随年壮。恐是中膂肉俞。

赤白下痢，灸穷骨头百壮，多多益佳。

食不消化，泄痢，不作肌肤，灸脾俞随年壮。泄注五痢便脓血，重下腹痛，灸小肠俞百壮。泄痢久下，失气劳冷，灸下腰百壮，三报之。在八魁正中脊骨上。灸多益佳，三宗骨是。忌针。少腹绞痛，泄痢不止，灸丹田百壮，三报之。在脐下二寸，针入五分。

下痢不嗜食食不消灸長谷五十壯三報之在俠臍相去五
寸一名循際
下痢赤白灸足太陰五十壯三報之
久冷五痔便血灸脊中百壯
五痔便血失屎灸迴氣百壯在脊窮骨上赤白下灸窮骨惟
多爲佳
久痢百治不差灸足陽明下一寸高骨之上中去大指奇間
三寸灸隨年壯
又灸關元三百壯十日灸并治冷痢腹痛
又先屈竹量正當兩胯脊上點記下量一寸點兩傍各一寸
復下量一寸當脊上合三處一灸三十壯灸百壯以上一
切痢皆差亦主疳濕脊上當胯點處不灸
又灸臍中稍稍至二三百壯

下痢，不嗜食，食不消，灸长谷五十壮，三报之。在侠脐相去五寸，一名循际。

下痢赤白，灸足太阴五十壮，三报之。

久冷，五痔便血，灸脊中百壮。

五痔，便血失屎，灸回气百壮，在脊穷骨上。赤白下，灸穷骨，惟多为佳。

久痢，百治不瘥，灸足阳明下一寸高骨之上中，去大指奇间三寸，灸，随年壮。

又，灸关元三百壮，十日灸，并治冷痢腹痛。

又，先屈竹，量正当两胯脊上点记，下量一寸点两旁各一寸，复下量一寸当脊上合三处，一灸三十壮，灸百壮以上，一切痢皆瘥。亦主疳湿。脊上当胯点处不灸。

又，灸脐中稍稍至二三百壮。

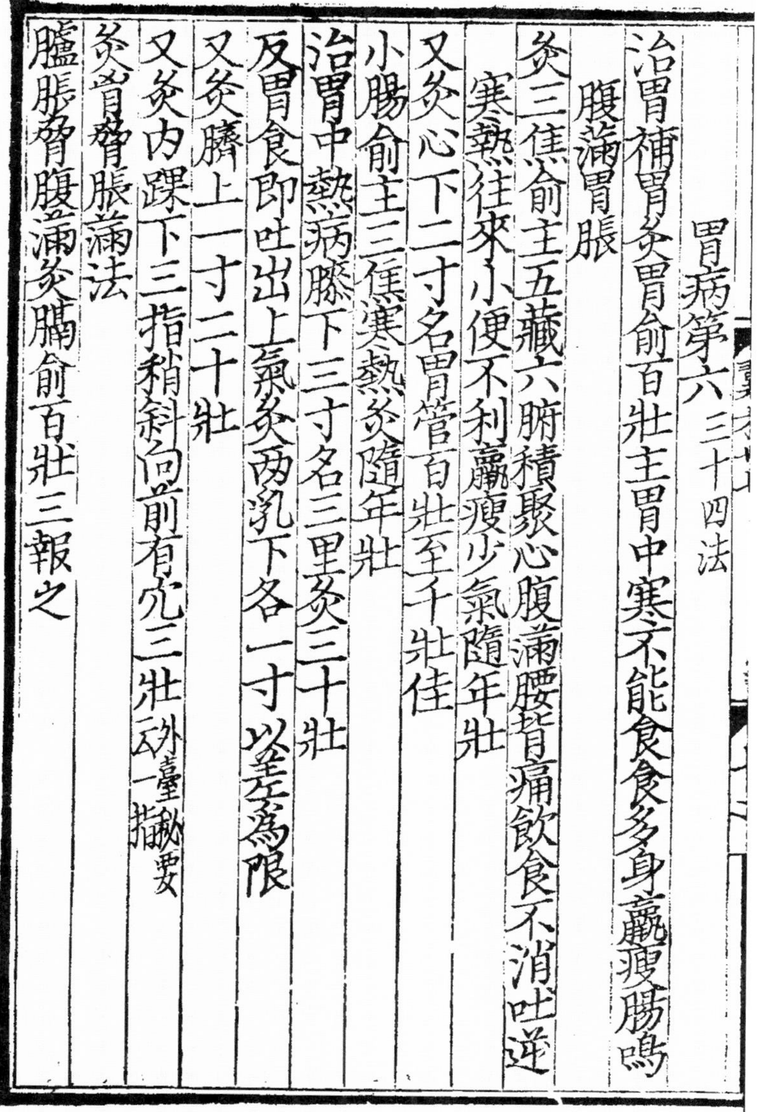

胃病第六三十四法

治胃补胃，灸胃俞百壮，主胃中寒，不能食，食多身羸瘦，肠鸣腹满，胃胀。

灸三焦俞，主五脏六腑积聚，心腹满，腰背痛，饮食不消，吐逆。寒热往来，小便不利，羸瘦少气，随年壮。又，灸心下二寸，名胃脘，百壮至千壮，佳。

小肠俞主三焦寒热，灸随年壮。

治胃中热病，膝下三寸，名三里，灸三十壮。

反胃，食即吐出，上气，灸两乳下各一寸，以瘥为限。

又，灸脐上一寸二十壮。

又，灸内踝下三指稍斜向前有穴，三壮。《外台秘要》云：一指。

灸胸胁胀满法：胪胀胁腹满，灸膈俞百壮，三报之。

脹滿水腫灸脾俞隨年壯三報之

脹滿雷鳴灸大腸俞百壯三報之

脹滿氣聚寒冷灸胃管在心鳩尾下三寸百壯三報之

脹滿繞臍結痛堅不能食灸中守百壯在臍上一寸一名水分

脹滿瘕聚滯下疼灸氣海百壯在臍下一寸忌鍼

脹滿氣如水腫狀少腹堅如石灸膀胱募百壯在中極臍下四寸

脹滿腎冷瘕聚泄痢灸天樞百壯

胷滿心腹積聚痞疼痛灸肝俞百壯

灸乾嘔法

乾嘔不止所食即吐不停灸間使三十壯若四厥脉沈絕不至者灸之便通此法起死人

又灸心主尺澤亦佳

胀满水肿，灸脾俞随年壮，三报之。

胀满雷鸣，灸大肠俞百壮，三报之。

胀满气聚，寒冷，灸胃脘，在心鸠尾下三寸，百壮，三报之。

胀满绕脐，结痛坚，不能食，灸中守百壮，在脐上一寸，一名水分。

胀满瘕聚滞下疼，灸气海百壮，在脐下一寸，忌针。

胀满气如水肿状，少腹坚如石，灸膀胱募百壮，在中极脐下四寸。

胀满肾冷，瘕聚泄痢，灸天枢百壮。

胸满，心腹积聚痞疼痛，灸肝俞百壮。

灸干呕法：干呕不止，所食即吐不停，灸间使三十壮。若四厥，脉沉绝不至者。灸之便通，此法起死人。

又，灸心主尺泽，亦佳。

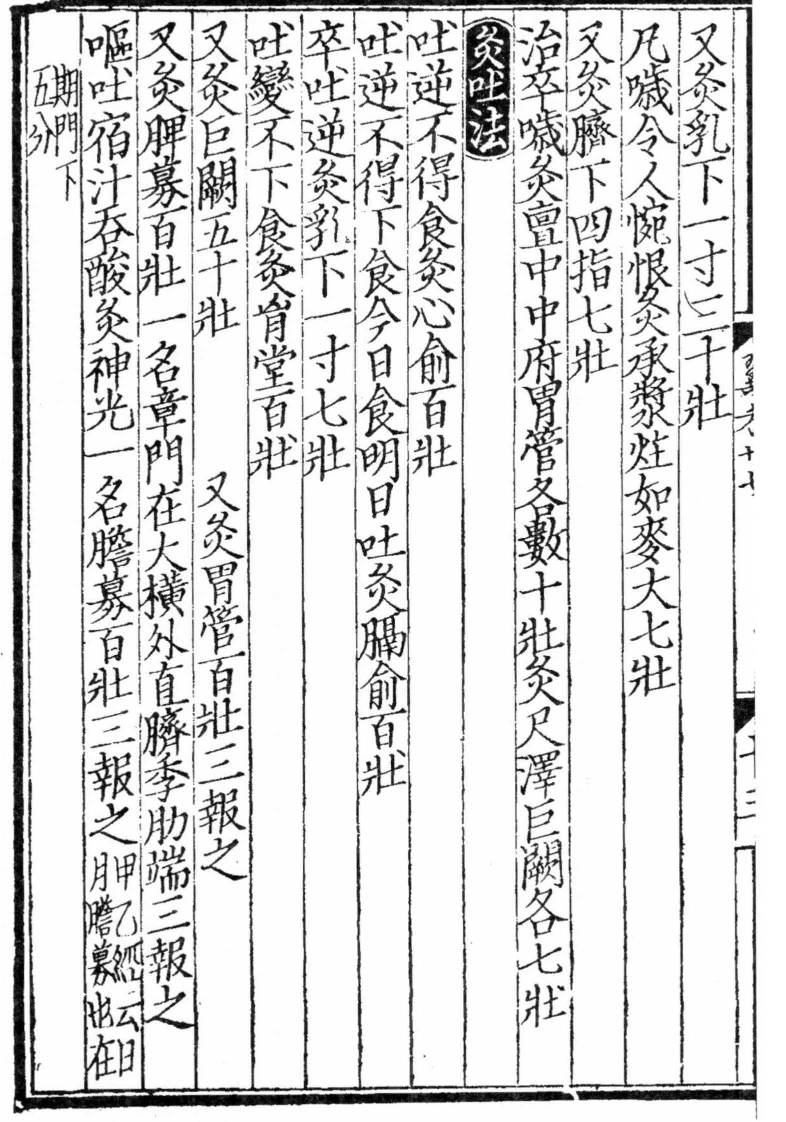

又，灸乳下一寸三十壮。

凡哕，令人惋恨，灸承浆，炷如麦大七壮。又，灸脐下四指七壮。

治卒哕，灸膻中、中府、胃脘各数十壮，灸尺泽、巨阙各七壮。

灸吐法：吐逆不得食，灸心俞百壮。

吐逆不得下食，今日食，明日吐，灸膈俞百壮。

卒吐逆，灸乳下一寸七壮。

吐变不下食，灸胸膛百壮。

又，灸巨阙五十壮。又，灸胃脘百壮三报之。

又，灸脾募百壮。一名章门，在大横外直脐季肋端，三报之。

呕吐宿汁，吞酸，灸神光，一名胆募，百壮，三报之。《甲乙经》云：日月，胆募也，在期门下五分。

嘔吐欬逆霍亂吐血灸手心主五十壯

噫噦膈中氣閉塞灸腋下聚毛下附肋宛宛中五十壯神良

噫噦嘔逆灸石關百壯

肺病第七 四十五法

肺脹氣搶脅下熱痛灸俠胃管兩邊相去一寸名陰都隨年壯

又刺手太陰出血主肺熱氣上欬嗽寸口是也

肺脹脅滿嘔吐上氣等灸大椎并兩乳上第三肋間各三壯

凡肺風氣痿絶四肢脹滿喘逆胷滿灸肺俞各两壯肺俞對乳引繩度之

肺俞主喉痺氣逆欬嗽口中涎唾灸七壯亦隨年壯可至百壯

嘔吐上氣灸尺澤在肘中不三則七

呕吐咳逆霍乱吐血，灸手心主五十壮。

噫哕膈中气闭塞，灸腋下聚毛下附肋宛宛中五十壮，神良。

噫哕呕逆，灸石关百壮。

肺病第七四十五法

肺胀，气抢胁下热痛，灸侠胃脘两边相去一寸，名阴都，随年壮。

又，刺手太阴出血，主肺热气上咳嗽，寸口是也。

肺胀胁满，呕吐上气等，灸大椎并两乳上第三肋间各三壮。凡肺风气痿绝，四肢胀满，喘逆胸满，灸肺俞各两壮，肺俞对乳引绳度之。

肺俞，主喉痹气逆咳嗽，口中涎唾，灸七壮，亦随年壮，可至百壮。

呕吐上气，灸尺泽，在肘中，不三则七。

腹中雷鳴相逐食不化逆氣灸上管下一寸名太倉七壯
治奔豚上氣法章門一名長平二穴在大横外直臍季肋端主奔豚腹腫灸
百壯
又灸氣海百壯在臍下一寸半
又灸關元五十壯亦可百壯在臍下三寸
中極一名玉泉在臍下四寸主奔豚搶心不得息灸五十壯
心中煩熱奔豚胃氣脹滿不能食鍼上管入八分得氣即寫
若心痛不能食爲冷氣宜先補後寫神驗灸之亦佳日二
七至一百止不差倍之大忌房室
奔豚冷氣心間伏梁狀如覆杯冷結諸氣鍼中管入八分留
七呼在上管下一寸寫五吸疾出鍼須灸日二七壯至四
百止慎忌房室

腹中雷鸣相逐，食不化，逆气，灸上脘下一寸，名太仓，七壮。

治奔豚上气法：章门，一名长平，二穴在大横外，直脐季肋端，主奔豚腹肿，灸百壮。

又，灸气海百壮，在脐下一寸半。

又，灸关元五十壮，亦可百壮，在脐下三寸。

中极，一名玉泉，在脐下四寸。主奔豚抢心不得息，灸五十壮。

心中烦热奔豚，胃气胀满不能食，针上脘入八分，得气即泻。若心痛不能食，为冷气，宜先补后泻，神验。灸之亦佳，日二七至一百止，不瘥倍之。大忌房室。

奔豚冷气，心间伏梁，状如覆杯，冷结诸气，针中脘入八分，留七呼，在上脘下一寸，泻五吸，疾出针，须灸，日二七壮至四百止，慎忌房室。

又中府二穴主奔㹠上下腹中與腰相引痛灸一百壯
又期門二穴直乳下二肋端傍一寸五分主奔㹠灸百壯
又四滿俠丹田兩傍相去三寸灸百壯一云三十壯主奔㹠氣上
下搶心腹痛
凡上氣冷發腹中雷鳴轉叫嘔逆不食灸太衝不限壯數從
痛至不痛止炷如雀矢太
第四椎名巨闕俞主胷膈中氣灸隨年壯
太倉一穴一名胃募心下四寸主心腹諸病堅滿煩痛憂思
結氣寒冷霍亂心痛吐下食飲不消腸鳴泄痢灸百壯
肓募二穴在乳頭斜度至臍中屈去半從乳下行盡度頭是
主結氣囊裏鍼藥所不及灸隨年壯
臍下結痛流入陰中發作無時此冷氣灸關元百壯
又灸天井百壯

又，中府二穴，主奔豚上下，腹中与腰相引痛，灸百壮。

又，期门二穴，直乳下二肋端旁一寸五分，主奔豚，灸百壮。

又，四满侠丹田两旁相去三寸，灸百壮一云三十壮。主奔豚气，上下抢心腹痛。

凡上气冷发，腹中雷鸣，转叫，呕逆不食，灸太冲，不限壮数。从痛至不痛止，炷如雀矢大。

第四椎名巨阙俞，主胸膈中气，灸随年壮。

太仓一穴，一名胃募，心下四寸，主心腹诸病，坚满烦痛，忧思结气，寒冷霍乱，心痛吐下，食饮不消，肠鸣泄痢，灸百壮。

肓募二穴，从[1]乳头斜度至脐中，屈去半，从乳下行尽度头是，主结气囊裹，针药所不及，灸，随年壮。

脐下结痛，流入阴中，发作无时，此冷气，灸关元百壮。

又，灸天井百壮。

①从：原作“在”，据《圣济总录》卷一九三改。

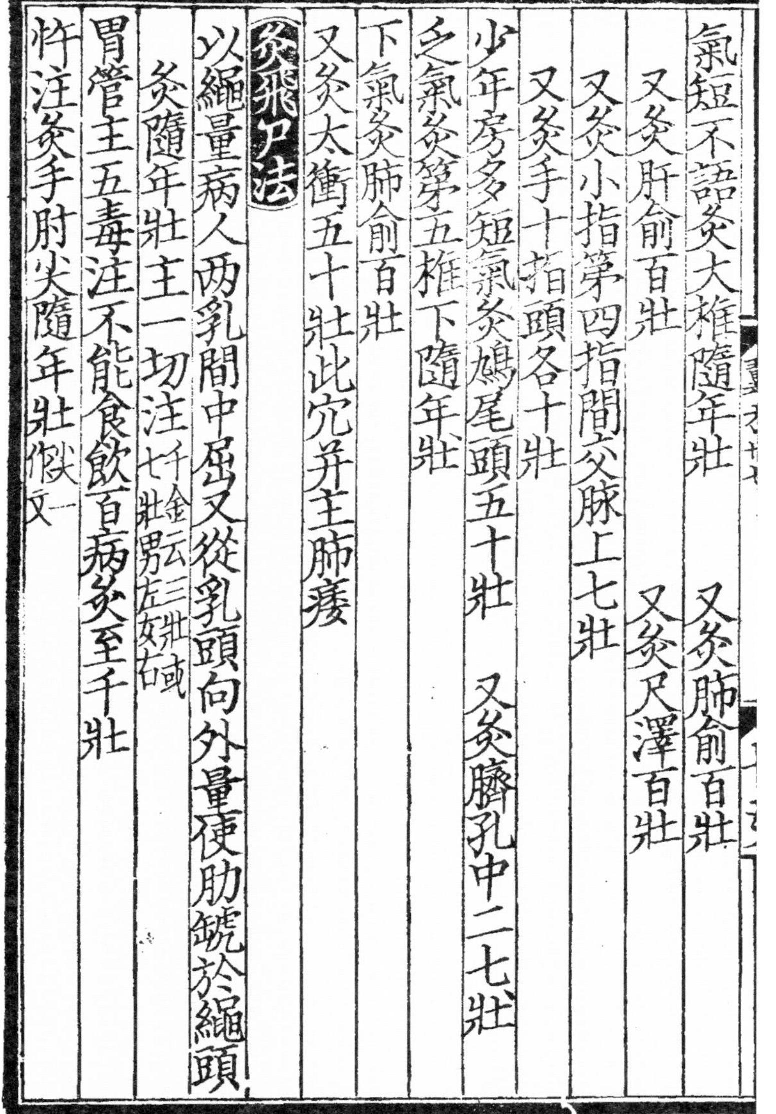

气短不语，灸大椎，随年壮。又，灸肺俞百壮。

又，灸肝俞百壮。又，灸尺泽百壮。

又，灸小指第四指间交脉上七壮。

又，灸手十指头各十壮。

少年房多短气，灸鸠尾头五十壮。又，灸脐孔中二七壮。

乏气，灸第五椎下，随年壮。

下气，灸肺俞百壮。

又，灸太冲五十壮，此穴并主肺痿。

灸飞尸法：以绳量病人两乳间，中屈，又从乳头向外量，使肋罅于绳头，灸随年壮，主一切注。《千金》云：三壮或七壮，男左女右。

胃脘主五毒注，不能食饮，百病，灸至千壮。

忤注，灸手肘尖，随年壮。尖，一作纹。

又第七椎灸隨年壯
又灸心下一寸三百壯
食注灸手小指頭隨年壯男左女右
水注口中涌水出經云肺來乘腎食後吐水灸肺俞及三陰
交隨年壯寫肺補腎
灸一切注無新久者先仰卧灸兩乳兩邊斜下三寸名注市
隨年壯
第二肋間名期門灸隨年壯
凡中尸者飛尸遁尸風尸尸注也今皆取一方治之其狀皆腹脹痛急不得氣息上衝心胸兩脅或踝腫起或攣引腰脊灸乳後三寸男左女右可二七壯不止者多其壯數即愈
又兩手大指頭各灸七壯
乳下一寸逐病所在灸之病差止
一切惡注氣急不得息欲絶者及積年不差者男左手虎口

又，第七椎，灸随年壮。又，灸心下一寸三百壮。

食注，灸手小指头，随年壮，男左女右。

水注，口中涌水出，经云：肺来乘肾，食后吐水，灸肺俞及三阴交，随年壮，泻肺补肾。

灸一切注，无新久者，先仰卧，灸两乳两边斜下三寸，名注市，随年壮。

第二肋间名期门，灸随年壮。

凡中尸者，飞尸、循尸、风尸、尸注也。今皆取一方治之。其状皆腹胀痛急，不得气息，上冲心胸，两肋或踝肿起，或挛引腰脊，灸乳后三寸，男左女右，可二七壮。不止者，多其壮数即愈。

又，两手大指头各灸七壮。

乳下一寸，逐病所在，灸之，病瘥止。

一切恶注，气急不得息欲绝者，及积年不瘥者，男左手虎口

文於左乳頭並四指當小指節下間灸之婦人以右手也

大腸病第八 論一首 二十二法

大腸俞主腸中臚脹食不消化灸四十壯

俠巨闕相去五寸名承滿主腸中雷鳴相逐痢下兩邊一處各灸五十壯

治欬嗽法

肝欬刺足太衝心欬刺手神門脾欬刺足太白肺欬刺手太泉腎欬刺足大谿膽欬刺陽陵泉厥陰欬刺手太陰

嗽灸兩乳下黑白肉際各一百壯即差

又以蒲當乳頭周匝圍身令前後正平當脊骨解中灸十壯

又以繩橫度口中折繩從脊灸繩兩頭邊各八十壯三報之三日畢兩邊者口合度也

又灸大椎下數下行第五節下第六節上穴中間一處隨年

纹，于左乳头并四指当小指节下间灸之，妇人以右手也。

大肠病第八二十二法，论一首

大肠俞，主胀中胪胀，食不消化，灸四十壮。

侠巨阙相去五寸，名承满，主肠中雷鸣相逐，痢下，两边一处，各灸五十壮。

治咳嗽法：肝咳，刺足太冲；心咳，刺手神门；脾咳，刺足太白；肺咳，刺手太泉；肾咳，刺足太溪；胆咳，刺阳陵泉；厥阴咳，刺手太阴。

嗽，灸两乳下黑白肉际各一百壮，即瘥。

又，以蒲当乳头周匝围身，令前后正平，当脊骨解中，灸十壮。

又，以绳横度口中，折绳从脊，灸绳两头边各八十壮，三报之。三日毕，两边者口合度也。

又，灸大椎，下数下行第五节下第六节上，穴中间一处，随年

壯并主上氣

呀嗽灸兩屈肘裏大横文下頭隨年壯

上氣欬逆短氣氣滿食不下灸肺募五十壯

上氣欬逆短氣風勞百病灸肩井二百壯

上氣短氣欬逆胷背徹痛灸風門熱府百壯

上氣欬逆短氣胷滿多唾唾血冷痰灸肺俞隨年壯千金云五十壯

上氣氣悶欬逆咽塞聲壞喉中猜猜灸天瞿五十壯一名天突

上氣胷滿短氣灸雲門五十壯

上氣欬逆胷痺徹背痛灸胷堂百壯忌刺

上氣欬逆灸亶中五十壯

上氣欬逆胷滿短氣牽背徹痛灸巨闕期門各五十壯

灸欬手屈臂中有横文外骨捻頭得痛處二七壯

又內踝上三寸絶骨宛宛中灸五十壯主欬逆虚勞寒損憂

壮并主上气。

呀嗽，灸两屈肘裹大横纹下头，随年壮。

上气咳逆，短气气满，食不下，灸肺募五十壮。

上气咳逆，短气，风劳百病，灸肩井二百壮。

上气短气咳逆，胸背彻痛，灸风门热府百壮。

上气咳逆，短气胸满多唾，唾血冷痰，灸肺俞，随年壮。《千金》云：五十壮。

上气，气闷咳逆，咽塞声坏，喉中猜猜，灸天瞿五十壮。一名天突。

上气，胸满短气，灸云门五十壮。

上气咳逆，胸痹彻背痛，灸胸堂百壮，忌刺。

上气咳逆，灸膻中五十壮。

上气咳逆，胸满短气，牵背彻痛，灸巨阙、期门各五十壮。

灸咳，手屈臂，中有横纹，外骨捻头得痛处二七壮。

又，内踝上三寸，绝骨宛宛中，灸五十壮。主咳逆虚劳，寒损忧

恚筋骨攣痛又主心中欬逆洩注腹痛喉痺項頸滿腸痔

逆氣痔血陰急鼻衄骨瘡大小便澀鼻中乾燥煩滿狂易

走氣凡二十二種病皆當灸之也

論曰凡上氣有服吐藥得瘥亦有鍼灸得除者宜深體悟之

治痰飲法

諸結積留飲澼囊胸滿飲食不消灸通谷五十壯

又灸胃管三百壯三報之

心下堅積聚冷熱腹脹灸上管百壯三報之

腎病第九 二十四法

對臍當脊兩邊相去各一寸五分名腎俞主腎間風虛各灸

百壯

治小便失精法

灸第七椎兩傍三十壯

恚，筋骨挛痛。又主心中咳逆，泄注腹痛，喉痹，项颈满，肠痔逆气，痔血阴急。鼻衄骨疮，大小便涩，鼻中干燥，烦满，狂易走气，凡二十二种病，皆当灸之也。

论曰：凡上气，有服吐药得瘥，亦有针灸得除者，宜深体悟之。

治痰饮法：诸结积、留饮、囊、胸满饮食不消，灸通谷五十壮。又，灸胃脘三百壮，三报之。

心下坚，积聚冷热，腹胀，灸上脘百壮三报之。

肾病第九二十四法

对脐当脊两边，相去各一寸五分，名肾俞。主肾间风虚，各灸百壮。

治小便失精法：灸第七椎两旁三十壮。

又灸第十椎两傍三十壯
又灸陽陵泉陰陵泉各隨年壯
灸第十九椎两傍各三十壯
夢泄精灸中封五十壯
男女夢與人交洩精三陰交灸五壯喜夢泄神良
丈夫夢失精小便濁難灸腎俞百壯
男子陰中疼痛尿血精出灸列缺五十壯失精五藏虛竭灸
屈骨端五十壯陰上横骨中央宛曲如却月中央是也一
名横骨
男子失精陰上縮莖中痛灸大赫三十壯在俠屈骨端三寸
男子腰脊冷疼小便白濁灸脾募百壯
男子失精膝脛疼冷灸曲泉百壯
男子失精陰縮灸中封五十壯

又，灸第十椎两旁三十壮。

又，灸阳陵泉、阴陵泉，各随年壮。灸第十九椎两旁各三十壮。

梦泄精，灸中封五十壮。

男女梦与人交，泄精，三阴交灸五壮，喜梦泄，神良。

丈夫梦失精，小便浊难，灸肾俞百壮。

男子阴中疼痛，尿血精出，灸列缺五十壮，失精，五脏虚竭，灸屈骨端五十壮，阴上横骨中央宛曲如却月中央是也。一名横骨。

男子失精，阴上缩，茎中痛，灸大赫三十壮，在侠屈骨端三寸。

男子腰脊冷疼，小便白浊，灸脾募百壮。

男子失精，膝胫疼冷，灸曲泉百壮。

男子失精失缩，灸中封五十壮。

第二十二椎主腰背不便筋攣痺縮虛熱閉塞灸隨年壯兩
傍各一寸五分
小腸俞主小便不利少腹脹滿虛乏灸隨年壯
骨髓冷疼灸上廉七十壯三里下三寸
治腰疼法
腰卒痛去窮脊上一寸灸七壯
腎俞主五藏虛勞少腹弦急脹熱灸五十壯老小損之若虛
冷可至百壯橫三間寸灸之腰痛不得動者令病人正立
以竹杖拄地度至臍取杖度背脊灸杖頭處隨年壯良灸
訖藏竹杖勿令人得之丈夫痔下血脫肛不食長洩痢婦
人崩中去血帶下淋露去赤白雜汁皆灸之此俠兩傍各
一寸橫三間寸灸之腰痛灸足跟上斜文中白肉際十壯
又灸巨陽十壯巨陽在外踝下

第二十二椎，主腰背不便，筋挛痹缩，虚热闭塞，灸随年壮，两旁各一寸五分。

小肠俞，主小便不利，少腹胀满虚乏，灸，随年壮。

骨髓冷疼，灸上廉七十壮，三里下三寸。

治腰疼法：腰卒痛，去穷脊上一寸，灸七壮。

肾俞，主五脏虚劳，少腹弦急胀热，灸五十壮，老小损之。若虚冷，可至百壮，横三间寸灸之，腰痛不得动者，令病人正立，以竹杖柱地度至脐，取杖度背脊。灸杖头处，随年壮，良。灸讫，藏竹杖，勿令人得之。丈夫痔下血脱肛，不食，常泄痢；妇人崩中去血，带下淋露，去赤白杂汁，皆灸之。此侠两旁各一寸横三间寸灸之。腰痛，灸足跟上斜纹中白肉际十壮。

又，灸巨阳十壮，巨阳在外踝下。

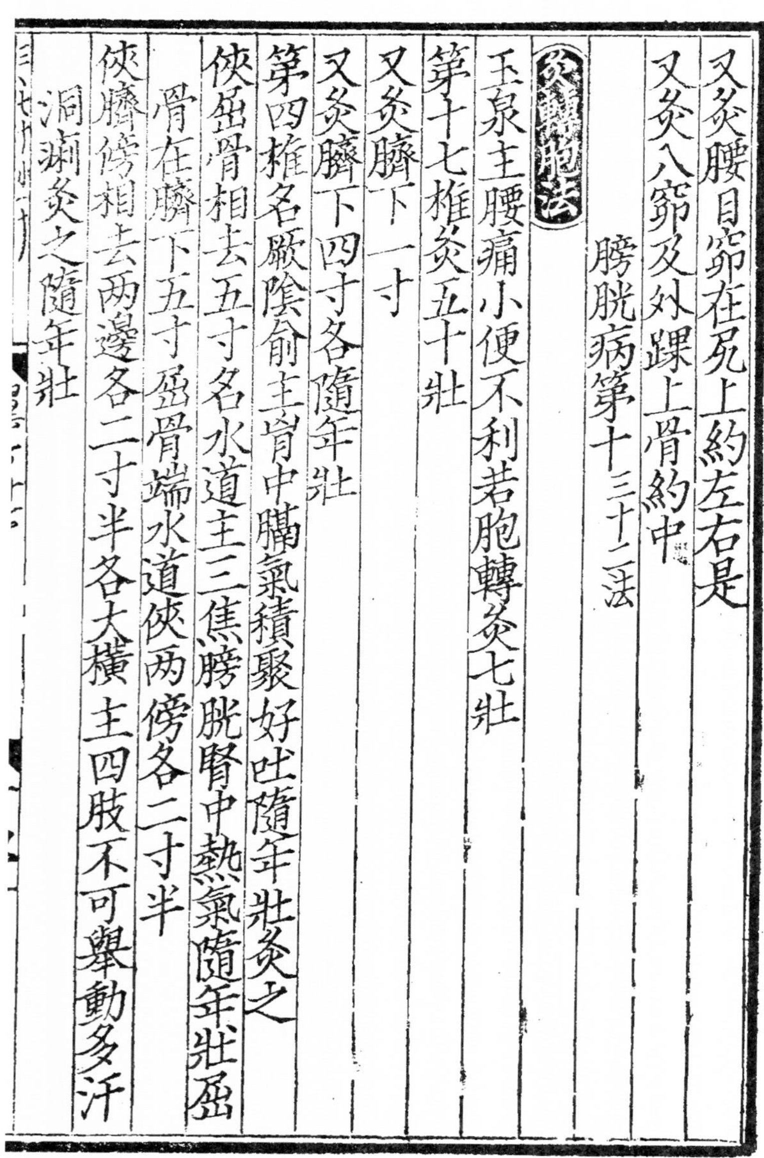
又灸腰目窌在尻上約左右是
又灸八窌及外踝上骨約中
膀胱病第十三十二法
灸轉胞法玉泉主腰痛小便不利若胞轉灸七壯
第十七椎灸五十壯
又灸臍下一寸
又灸臍下四寸各隨年壯
第四椎名厥陰俞主胷中膈氣積聚好吐隨年壯灸之
俠屈骨相去五寸名水道主三焦膀胱腎中熱氣隨年壯屈
骨在臍下五寸屈骨端水道俠兩傍各二寸半
俠臍傍相去兩邊各二寸半名大横主四肢不可舉動多汗
洞痢灸之隨年壯

又，灸腰目髎，在尻上约左右是。

又，灸八髎及外踝上骨约中。

膀胱病第十三十二法

灸转胞法：玉泉，主腰痛，小便不利，若胞转，灸七壮。

第十七椎，灸五十壮。

又，灸脐下一寸。又，灸脐下四寸，各随年壮。

第四椎名厥阴俞，主胸中膈气，积聚好吐，随年壮灸之。

侠屈骨相去五寸，名水道，主三焦膀胱肾中热气，随年壮。屈骨在脐下五寸，屈骨端水道侠两旁各二寸半。

侠脐旁相去两边各二寸半，名大横，主四肢不可举动，多汗洞痢，灸之，随年壮。

第十五椎名下極俞主腹中疾腰痛膀胱寒澼飲注下隨年壯灸之

小腸俞主膀胱三焦津液下大小腸寒熱赤白洩洞痢腰脊痛又主小便不利婦人帶下灸之各五十壯

小腸俞主三焦寒熱一如灸腎法

治霍亂法

凡霍亂灸之或雖未即差終無死憂不可逆灸或但先腹痛或先下後吐當隨病狀灸之內鹽臍中灸二七壯并主脹滿

治霍亂轉筋令病人正合面卧伸兩手著身以繩橫兩肘尖頭依繩下俠脊骨兩傍相去一寸半灸一百壯無不差者肘後云此華佗法

若先心痛先吐灸巨闕二七壯不差更二七壯

第十五椎名下极俞，主腹中疾，腰痛，膀胱寒澼饮注下，随年壮灸之。

小肠俞，主膀胱三焦津液下，大小肠寒热，赤白泄洞痢，腰脊痛。又主小便不利，妇人带下，灸之各五十壮。

小肠俞，主三焦寒热，一如灸肾法。

治霍乱法：凡霍乱，灸之或虽未即瘥，终无死忧，不可逆灸，或但先腹痛，或先下后吐，当随病状灸之。纳盐脐中灸二七壮，并主胀满。

治霍乱转筋，令病人正合面卧，伸两手着身，以绳横两肘尖头。依绳下侠脊骨两旁相去一寸半，灸一百壮，无不瘥者。《肘后》云：此华佗法。

若先心痛先吐，灸巨阙二七壮，不瘥，更二七壮。

若先腹痛灸太倉二七壯不差更二七壯
若先下痢灸穀門在臍傍二寸男左女右一名大腸募灸二
七壯不止更灸二七壯
吐痢不禁三陰三陽但數者灸心蔽骨下三寸
又灸臍下三寸各六七十壯
霍亂上下吐瀉灸臍下十四壯
又灸關元三七壯
手足逆冷灸三陰交各七壯不差更七壯
轉筋灸涌泉三七壯不止灸足踵聚筋上白肉際七壯立愈
又灸慈宮二七壯
走哺轉筋灸踵踝白肉際左右各二十一壯
又灸少腹下橫骨中央隨年壯
轉筋四厥灸兩乳根黑白際各一壯

若先腹痛，灸太仓二七壮，不瘥，更二七壮。

若先下痢，灸谷门，在脐旁二寸，男左女右，一名大肠募，灸二七壮。不止，更灸二七壮。

吐痢不禁，三阴三阳但数者，灸心蔽骨下三寸。又，灸脐下三寸，各六七十壮。

霍乱，上下吐泻，灸脐下十四壮。又，灸关元三七壮。

手足逆冷，灸三阴交各七壮，不瘥，更七壮。

转筋，灸涌泉三七壮，不止，灸足肿聚筋上白肉际七壮，立愈。又，灸慈宫二七壮。

走哺转筋，灸踵踝白肉际左右各二十一壮。又，灸少腹下横骨中央，随年壮。

转筋四厥，灸两乳根黑白际各一壮。

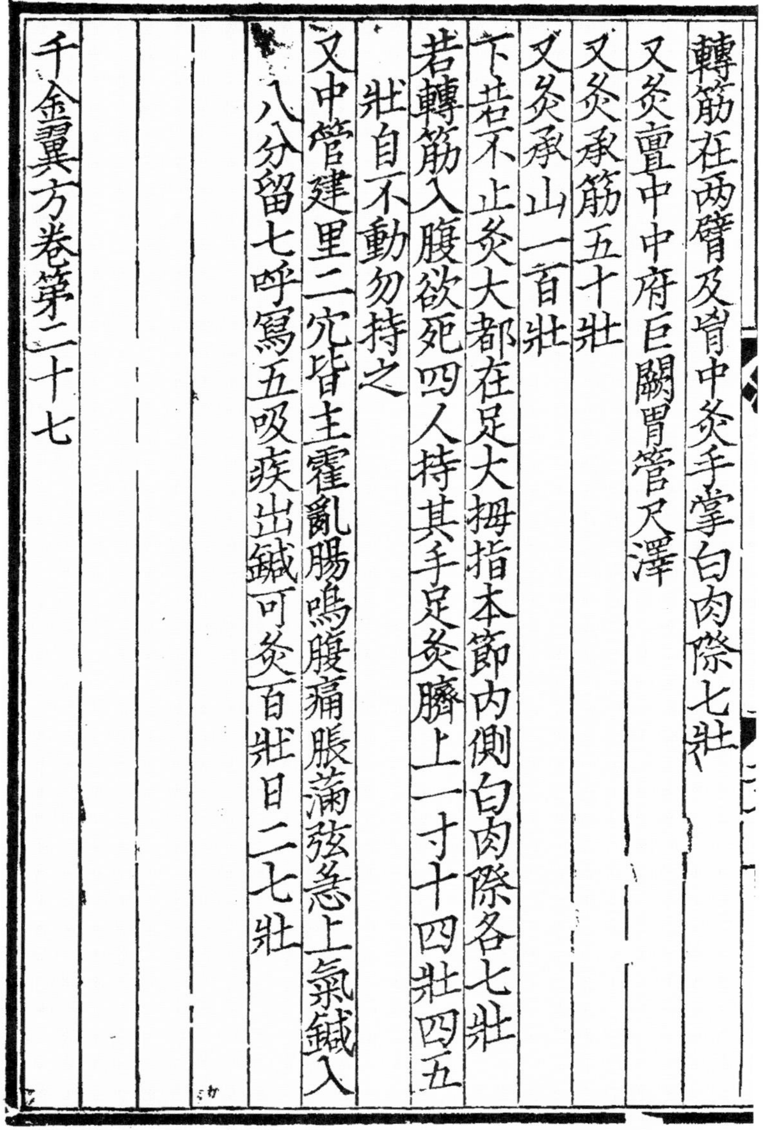

轉筋在兩臂及胷中灸手掌白肉際七壯
又灸亶中中府巨闕胃管尺澤
又灸承筋五十壯
又灸承山一百壯
下若不止灸大都在足大拇指本節內側白肉際各七壯
若轉筋入腹欲死四人持其手足灸臍上一寸十四壯四五
壯自不動勿持之
又中管建里二穴皆主霍亂腸鳴腹痛脹滿弦急上氣鍼入
八分留七呼寫五吸疾出鍼可灸百壯日二七壯

千金翼方卷第二十七

转筋在两臂及胸中，灸手掌白肉际七壮。又，灸膻中、中府、巨阙、胃脘、尺泽。

又，灸永筋五十壮。又，灸承山一百壮。

下若不止，灸大都，在足大拇指本节内侧白肉际各七壮。

若转筋入腹欲死，四人持其手足，灸脐上一寸十四壮，四五壮自不动，勿持之。

又，中脘、建里二穴，皆主霍乱肠鸣，腹痛胀满，弦急上气，针入八分，留七呼，泻五吸，疾出针。可灸百壮，日二七壮。

千金翼方卷第二十七

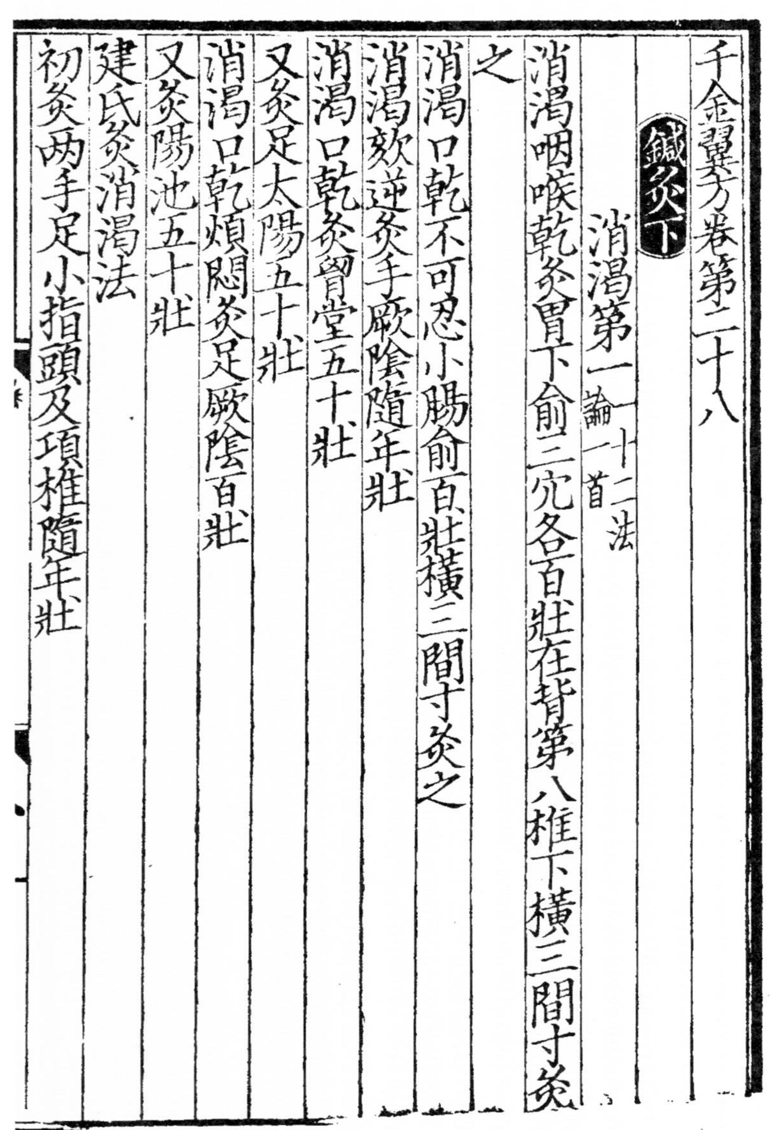
千金翼方卷第二十八

鍼灸下

消渴第一十二法 論一首

消渴咽喉乾灸胃下俞三穴各百壯在背第八椎下横三間寸灸之

消渴口乾不可忍小腸俞百壯横三間寸灸之

消渴欬逆灸手厥陰隨年壯

消渴口乾灸胷堂五十壯

又灸足太陽五十壯

消渴口乾煩悶灸足厥陰百壯

又灸陽池五十壯

建氏灸消渴法

初灸兩手足小指頭及項椎隨年壯

千金翼方卷第二十八·针灸下

消渴第一一十二法，论一首

消渴咽喉干，灸胃下俞三穴各百壮，在背第八椎下横三间寸灸之。

消渴口干，不可忍，小肠俞百壮，横三间寸灸之。

消渴咳逆，灸手厥阴，随年壮。

消渴口干，灸胸堂五十壮。又，灸足太阳五十壮。

消渴，口干烦闷，灸足厥阴百壮。又，灸阳池五十壮。

建氏灸消渴法：初灸两手足小指头及项椎，随年壮。

又灸膀胱俞横三間寸灸之各三十壯五日一報之
又灸背脾俞下四寸俠脊梁一寸半二穴隨年壯
論曰灸上諸穴訖當煑白狗肉作羹汁飲食不用薑醬豉可用葱
薤隨意當煑肉骨汁作淡羹可食肉當稍漸進忌食豬肉法須二
百日乃善
又灸腎俞二穴并腰目在腎俞下三寸俠脊兩傍各一寸半以指
按陷中
又關元俠兩傍各二寸一處
又陰市二穴在膝上當伏菟上三寸臨膝取之
曲泉陰谷陰陵泉復溜凡此諸穴斷小便利大佳不損陽氣亦云
止遺尿也太谿中封然谷太白大都趺陽行間大敦隱白涌泉凡
此諸穴各一百壯腹背兩脚凡三十七穴其腎俞腰目關元水道
可灸三十壯五日一報之各得一百五十壯佳涌泉可灸十壯大

又，灸膀胱俞横三间寸，灸之各三十壮，五日一报之。

又，灸背脾俞下四寸，侠脊梁一寸半二穴，随年壮。

论曰：灸上诸穴讫，当煮白狗肉作羹汁，饮食不用姜酱豉，可用葱薤随意。当煮肉骨汁，作淡羹可食肉，当稍渐进，忌食猪肉，法须二百日乃善。

又，灸肾俞二穴并腰目，在肾俞下三寸侠脊两旁各一寸半，以指按陷中。

又，关元侠两旁各二寸一处。

又，阴市二穴在膝上，当伏兔上三寸临膝取之。

曲泉、阴谷、阴陵泉、复溜，凡此诸穴，断小便利大佳，不损阳气，亦云止遗尿也。太溪、中封、然谷、太白、大都、跗阳、行间、大敦、隐白、涌泉，凡此诸穴各一百壮，腹背两脚凡三十七穴，其肾俞、腰目、关元、水道可灸三十壮。五日一报之，各得一百五十壮，佳，涌泉可灸十壮。大敦隱白行間可灸三壯餘者悉七壯皆五日一報之滿三灸可山也若灸諸陰不差可灸諸陽諸陽在脚表宜審用之無有不驗造次則并灸肺俞募按流注孔穴壯數如灸陰家法

灸小便數而少且難用力輙失精此方萬驗也令其人舒兩手合掌併兩大指令齊急逼之令兩爪甲相近以一炷灸兩爪甲本肉際際方後自然有角令炷當兩角中小侵入爪上此兩指共當一炷也亦灸脚大指與手同法各三炷經三日又灸之此法甚驗

淋病第二二十三法

著鹽臍中灸三壯

五淋不得尿灸懸泉二七壯在內踝前一寸斜行小脉間是中封之別名

五淋灸大敦三十壯

氣淋灸關元五十壯

敦、隐白、行间可灸三壮，余者悉七壮，皆五日一报之。满三灸可山也。若灸诸阴不瘥，可灸诸阳，诸阳在脚表宜审用之，无有不验，造次则并灸肺俞募，按流注孔穴，壮数如灸阴家法。

灸小便数而少且难，用力辄失精，此方万验也。令其人舒两手合掌并两大指令齐，急逼之令两爪甲相近，以一炷灸两爪甲本肉际，际方后自然有角。令炷当两角中小侵入爪上，此两指共当一炷也。亦灸脚大指，与手同法，各三炷。经三日又灸之，此法甚验。

淋病第二二十三法

着盐脐中，灸三壮。

五淋不得尿，灸悬泉二七壮，在内踝前一寸，斜行小脉间是，中封之别名。

五淋，灸大敦三十壮。

气淋，灸关元五十壮。

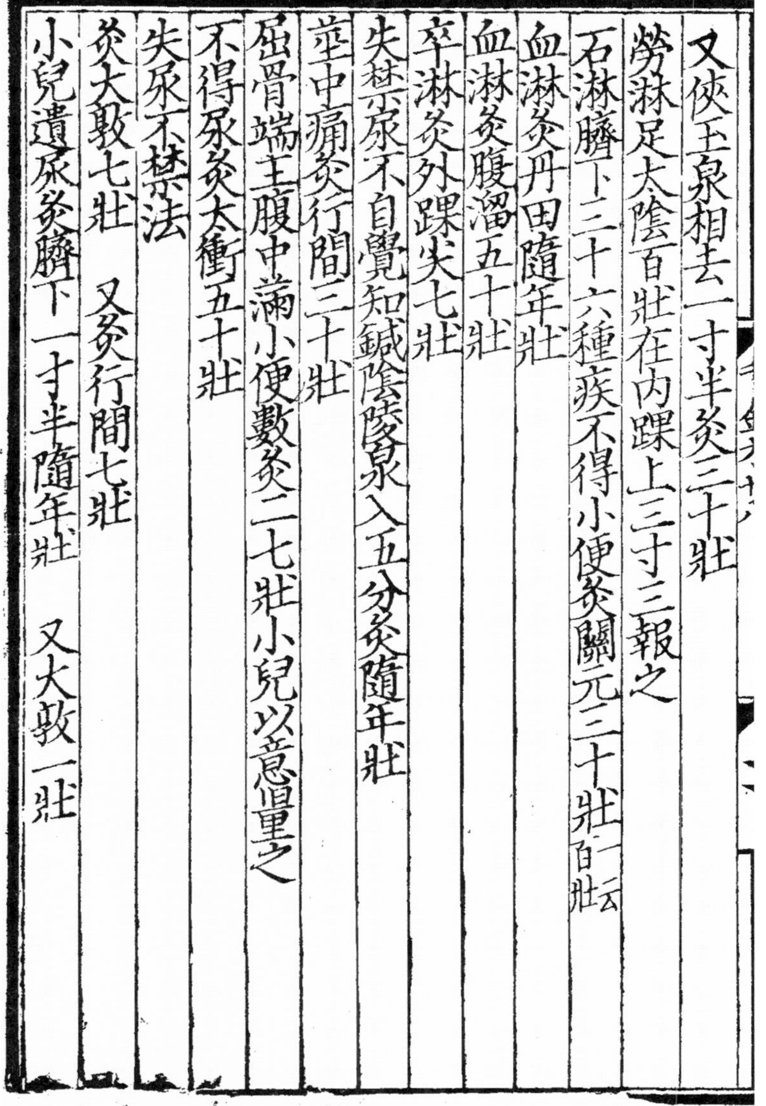

又，侠玉泉相去一寸半，灸三十壮。

劳淋，足太阴百壮，在内踝上三寸，三报之。

石淋，脐下三十六种疾不得小便，灸关元三十壮一云百壮。

血淋，灸丹田，随年壮。

血淋，灸复溜五十壮。

卒淋，灸外踝尖七壮。

失禁，尿不自觉知，针阴陵泉入五分，灸，随年壮。

茎中痛，灸行间三十壮。

屈骨端，主腹中满，小便数，灸二七壮。小儿以意量之。

不得尿，灸太冲五十壮。

失尿不禁法：灸大敦七壮。又，灸行间七壮。

小儿遗尿，灸脐下一寸半，随年壮。又，大敦一壮。

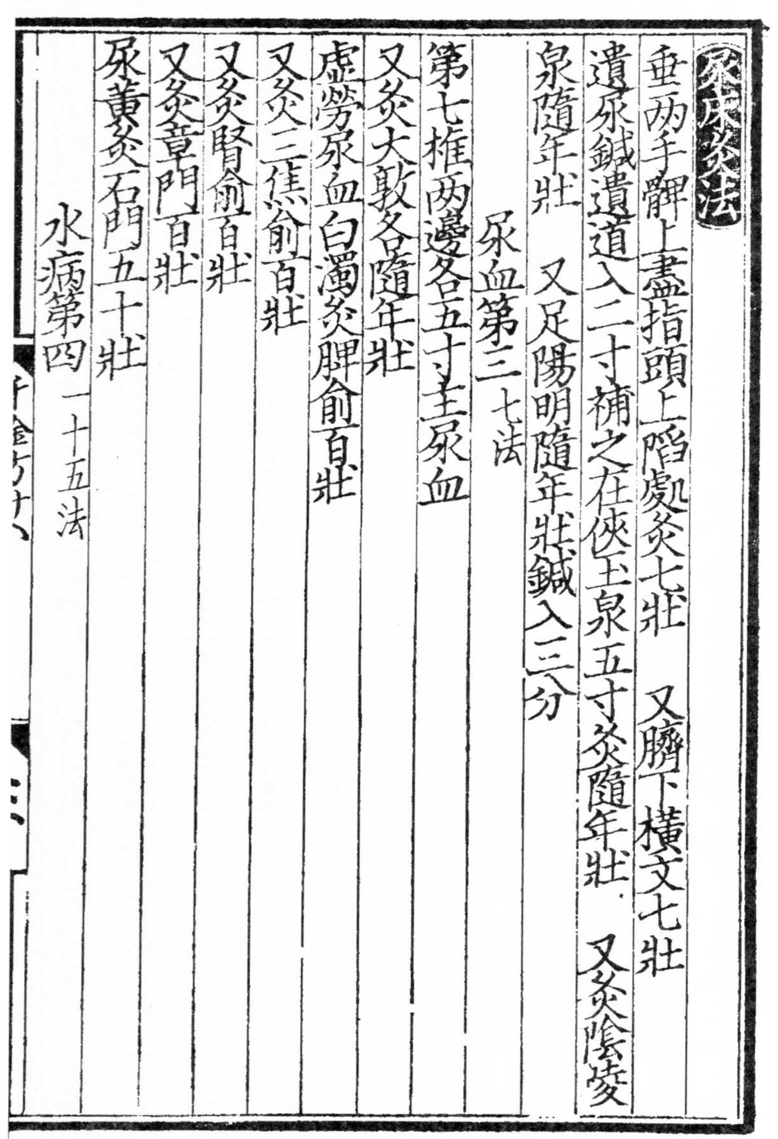

尿床灸法

垂两手髀上盡指頭上陷處灸七壯　又臍下横文七壯

遺尿鍼遺道入二寸補之在俠玉泉五寸灸隨年壯　又灸陰陵泉隨年壯　又足陽明隨年壯鍼入三分

尿血第三 七法

第七椎两邊各五寸主尿血

又灸大敦各隨年壯

虛勞尿血白濁灸脾俞百壯

又灸三焦俞百壯

又灸腎俞百壯

又灸章門百壯

尿黄灸石門五十壯

水病第四 一十五法

尿床灸法：垂两手髀上，尽指头上陷处，灸七壮。又，脐下横纹七壮。

遗尿，针遗道入二寸补之，在侠玉泉五寸，灸随年壮。

又，灸阴陵泉随年壮。又，足阳明，随年壮，针入三分。

尿血第三七法

第七椎两边各五寸，主尿血。又，灸大敦，各随年壮。

虚劳、尿血、白浊，灸脾俞百壮。又，灸三焦俞百壮。又，灸肾俞百壮。又，灸章门百壮。

尿黄，灸石门五十壮。

水病第四一十五法

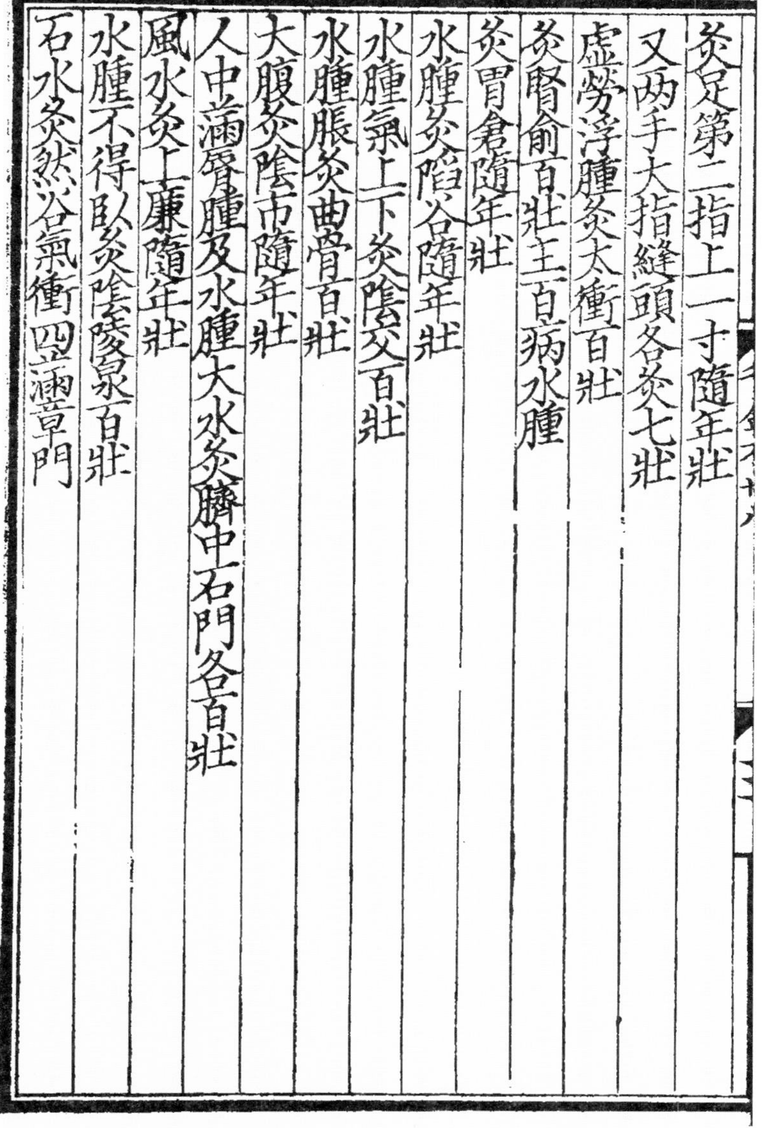

灸足第二指上一寸，随年壮。又，两手大指缝头，各灸七壮。

虚劳、浮肿，灸太冲百壮。

灸肾俞百壮，主百病水肿。灸胃仓，随年壮。

水肿，灸陷谷随年壮。

水肿，气上下，灸阴交百壮。

水肿胀，灸曲骨百壮。

大腹，灸阴市随年壮。

人中满，唇肿及水肿，大水，灸脐中、石门各百壮。

风水，灸上廉随年壮。

水肿不得卧，灸阴陵泉百壮。

石水，灸然谷、气冲、四满、章门。

水分主水腫脹滿不能食堅硬灸日七壯至四百即止忌鍼鍼水出盡即死水病灸至差止在下管下一寸

鼓脹灸中封二百壯

癰疽第五七法論一首

卒疽著五指急不得屈伸灸踝尖上數壯亦可至百壯

凡卒患腰腫附骨腫癰疽節腫風遊毒熱腫此等諸疾但初覺有異即急灸之立愈遇之腫成不須灸從手掌後第一横文後兩筋閒當度頭灸五壯立愈患左灸右患右灸左當心胷中者灸兩手俱下之

丁腫在左灸左臂曲肘文前取病人三指外於臂上處中灸之兩筋閒從不痛至痛腫在右從右灸不過三四日差

又灸掌後横文從五指男左女右七壯即驗已用得効

論曰丁腫灸法稍多然此一法亦甚効驗出於意表也

水分，主水肿胀满不能食，坚硬，灸，日七壮，至四百即止。忌针，针水出尽即死。水病灸至瘥止，在下脘下一寸。

鼓胀，灸中封二百壮。

痈疽第五七法，论一首

卒疽着五指，急不得屈伸，灸踝尖上数壮，亦可至百壮。

凡卒患腰肿，附骨肿，痈疽疖肿风，游毒热肿，此等诸疾，但初觉有异，即急灸之，立愈。遇之肿成，不须灸，从手掌后第一横纹后两筋间当度头，灸五壮，立愈。患左灸右，患右灸左，当心胸中者灸两手，俱下之。

疗肿在左，灸左臂曲肘纹前，取病人三指外于臂上处中灸之，两筋间从不痛至痛，肿在右从右灸，不过三四日，瘥。

又，灸掌后横纹从五指，男左女右，七壮即验，已用得效。

论曰：疗肿灸法稍多，然此一法亦甚效验，出于意表也。

癮疹灸曲池二穴隨年壯神良

頭痛癮疹灸天窗七壯

白癜白駮浸淫癧瘍著頭及胷前灸两乳間隨年壯立差

痔漏第六 十八法

鍼漏法

少海在臂曲側肘内横文頭屈手向頭取之主腋下瘰癧漏臂疼屈伸不得風痺瘙漏鍼入三分留七呼寫五呼

鍼癧瘰先拄鍼皮上三十六息推鍼入内之追核大小勿出核三上三下乃拔出鍼

灸漏法

頸漏灸天池百壯穴在乳後一寸腋下著脅直腋屈肋間

又灸两耳後髮際直脉七壯

又灸背後两邊腋下後文頭隨年壯

瘾疹，灸曲池二穴，随年壮，神良。

头痛、瘾疹，灸天窗七壮。

白癜、白驳、浸淫、疬疡着头及胸前，灸两乳间，随年壮，立瘥。

痔漏第六十八法

针漏法：少海，在臂曲侧肘内横纹头，屈手向头取之。主腋下瘰疬漏臂疼，屈伸不得，风痹瘙漏，针入三分，留七呼，泻五吸。

针疬瘰，先拄针皮上三十六息，推针入内之，追核大少，勿出核，三上三下，乃拔出针。

灸漏法：颈漏，灸天池百壮，穴在乳后一寸，腋下着胁直腋屈肋间。

又，灸两耳后发际直脉七壮。

又，灸背后两边腋下后纹头，随年壮。

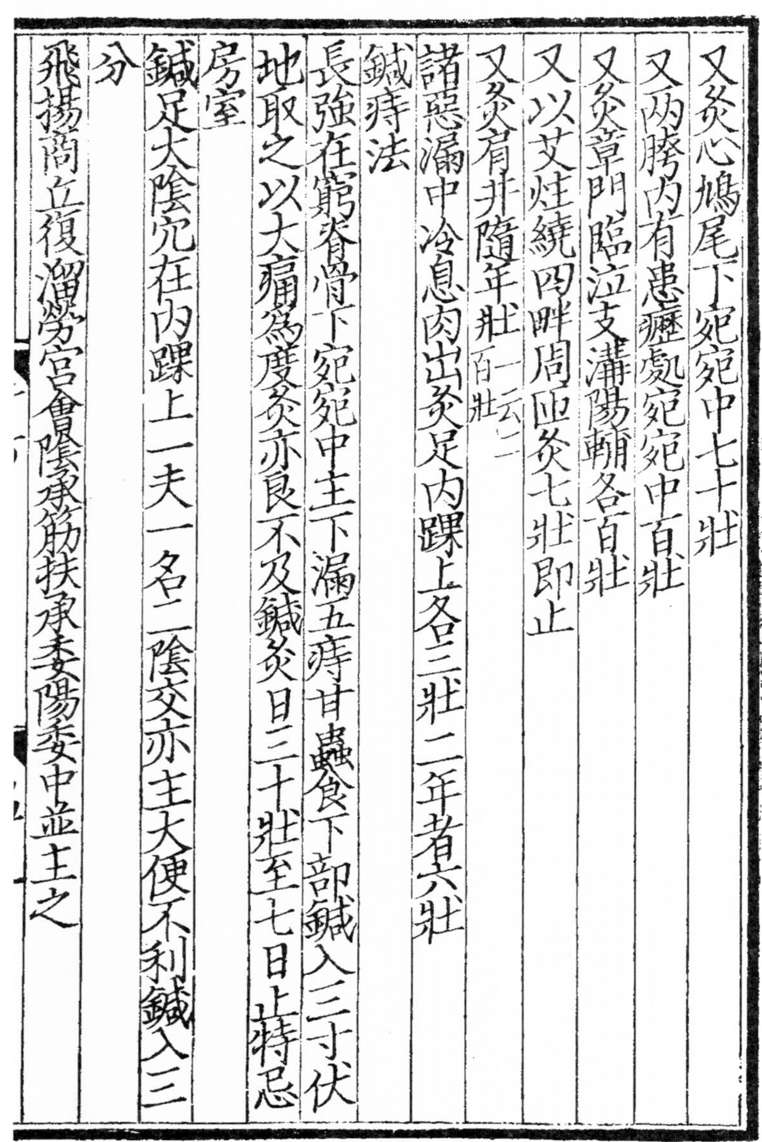

又，灸心鸠尾下宛宛中七十壮。

又，两胯内有患疬处宛宛中百壮。

又，灸章门、临泣、支沟、阳辅各百壮。

又，以艾炷绕四畔周匝，灸七壮即止。

又，灸肩井，随年壮一云二百壮。

诸恶漏、中冷、息肉出，灸足内踝上各三壮，二年者六壮。

针痔法：长强在穷脊骨下宛宛中，主下漏、五痔、疳虫食下部，针入三寸，伏地取之，以大痛为度。灸亦良，不及针。灸，日三十壮，至七日止，特忌房室。

针足太阴穴，在内踝上一夫，一名二阴交，亦主大便不利，针入三分。

飞扬、商丘、复溜、劳宫、会阴、承筋、扶承、委阳、委中，并主之。

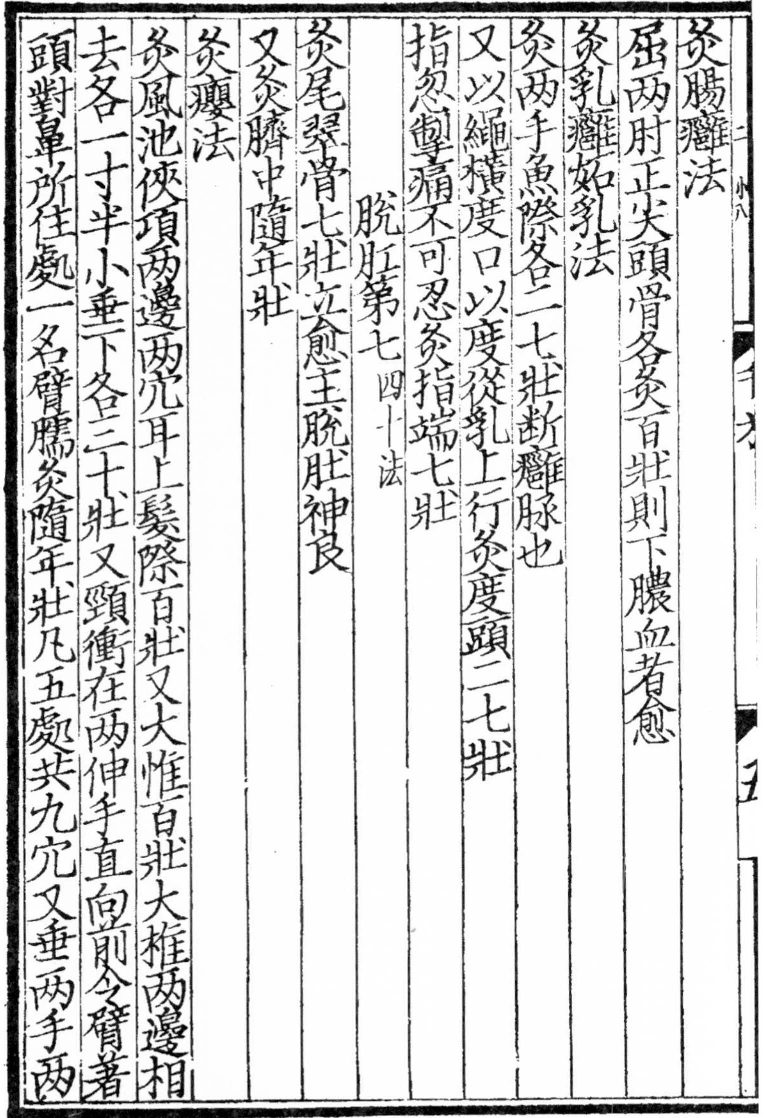

灸肠痈法：屈两肘正尖头骨，各灸百壮，则下脓血者愈。

灸乳痈妒乳法：灸两手鱼际各二七壮，断痈脉也。

又，以绳横度口，以度从乳上行，灸度头二七壮。

指忽掣痛不可忍，灸指端七壮。

脱肛第七四十法

灸尾翠骨七壮，立愈。主脱肛，神良。又，灸脐中，随年壮。

灸瘿法：灸风池，侠项两边两穴耳上发际百壮。又大惟百壮，大椎两边相去各一寸半，小垂下各三十壮。又，颈冲在两伸手直向前，令臂着头对鼻所住处，一名臂臑，灸随年壮。凡五处，共九穴，又垂两手两

腋上文頭各灸三百壯鍼亦良
灸癭肩髃左右相宛宛中男左十八壯右十七壯女右十八壯左十七壯再三以差止
癭上氣短氣灸肺俞一百壯
癭上氣胷滿灸雲門五十壯
癭惡氣灸胷堂百壯
又灸天府五十壯
又灸大椎横三間寸灸之
又灸衝陽隨年壯在肘外屈横文外頭據此是曲池穴衝陽在足趺上五寸
癭灸天瞿三百壯横三間寸灸之
癭氣面腫灸通天五十壯
癭灸中封隨年壯
灸癩卵法

腋上纹头，各灸三百壮，针亦良。

灸瘿，肩髃左右厢宛宛中，男左十八壮、右十七壮，女右十八壮、左十七壮。再三，以瘥止。

瘿，上气短气，灸肺俞一百壮。

瘿，上气胸满，灸云门五十壮。

瘿，恶气，灸胸堂百壮。又，灸天府五十壮。又，灸大椎，横三间寸灸之。又，灸冲阳，随年壮，在肘外屈横纹外头。据此是曲池穴，冲阳在足跗上五寸。

瘿，灸天瞿三百壮，横三间寸灸之。

瘿气面肿，灸通天五十壮。

瘿，灸中封，随年壮。

灸癞卵法：

以蒲橫度口如橫折之一倍增之以布著少腹橫理令度中央上當臍勿令偏僻灸度頭及中央合二處隨年壯好自養勿勞動作役大言大怒大笑
又牽陰頭正上行灸頭所極牽向左右髀直下行皆倣此隨年壯
又灸足厥陰在右灸左在左灸右各三壯厥陰在足大指本節間
男癩有腸癩卵癩氣癩水癩四種腸癩卵癩難差氣癩水癩鍼灸易差卵偏大入腹灸三陰交隨年壯在內踝上八寸
又肩井肩臂接處灸隨年壯
又灸關元百壯
又灸手小指端七壯在左灸右在右灸左
癩卵偏大灸玉泉百壯報之
又灸泉陰百壯三報之在橫骨邊三寸
凡癩病陰卒腫者令並足合兩拇指爪甲相並以一艾炷灸兩爪

以蒲横度口如横折之一倍增之，以布着少腹横理，令度中央上当脐勿令偏僻，灸度头及中央，合二处随年壮，好自养，勿劳动作役、大言、大怒、大笑。

又，牵阴头正上行，灸头所极牵向左右髀直，下行皆仿此，随年壮。又，灸足厥阴，在右灸左，在左灸右，各三壮。厥阴在足大指本节间。

男癞有肠癞、卵癞、气癞、水癞四种，肠癞、卵癞难瘥，气癞、水癞，针灸易瘥。卵偏大入腹，灸三阴交，随年壮，在内踝上八寸。

又，肩井、肩臂接处，灸随年壮。又，灸关元百壮。又，灸手小指端七壮，在左灸右，在右灸左。

癞卵偏大，灸玉泉百壮报之。又，灸泉阴百壮三报之，在横骨边三寸。

凡癞病，阴卒肿者，令并足合两拇指爪甲相并，以一艾炷灸两爪

端方角上七壯
陰腫欲潰困灸足大拇指本節橫文中五壯
又灸足太陽五十壯報之
又灸足太陰五十壯在內踝上一夫
又灸大敦在足大指三毛中隨年壯
又灸足大指內側去端一寸白肉際隨年壯甚驗若雙癩灸兩處
又橫骨兩邊二七壯俠莖灸之
又足大指下理中十壯隨腫邊灸之神驗
小兒癩先時將兒至碓頭呪之曰坐汝令兒某甲陰囊癩故灸汝
三七二十一灸訖便牽兒令雀頭向下著囊縫當陰頭灸縫上七
壯即消已用有驗艾炷如蝟簪頭大
凡男癩當騎碓軸以莖中置軸上齊陰莖頭前灸軸木上隨年壯
即愈

端方角上七壮。

阴肿欲溃困，灸足大拇指本节横纹中五壮。

又，灸足太阳五十壮报之。

又，灸足太阴五十壮，在内踝上一夫。

又，灸大敦，在足大指三毛中，随年壮。

又，灸足大指内侧去端一寸白肉际，随年壮，甚验。若双癞，灸两处。

又，横骨两边二七壮，侠茎灸之。

又，足大指下理中十壮，随肿边灸之，神验。

小儿癞，先时将儿至碓头咒之曰：坐汝令儿某甲阴囊癞，故灸汝三七二十一。灸讫，便牵儿令雀头向下，着囊缝当阴头灸缝上七壮，即消，已用有验，艾炷如猬簪头大。

凡男癞，当骑碓轴以茎中置轴上，齐阴茎头前灸轴木上，随年壮，即愈。

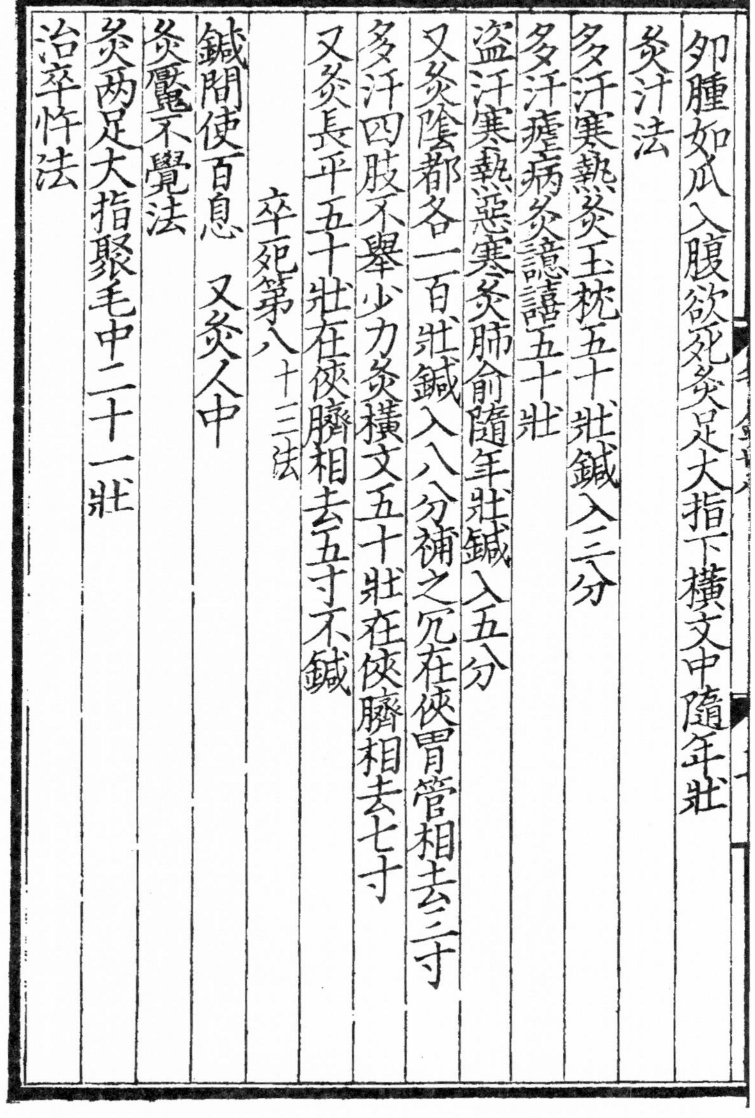

卵肿如瓜，入腹欲死，灸足大指下横纹中，随年壮。

灸汗法：多汗寒热，灸玉枕五十壮，针入三分。

多汗疟病，灸噫嘻五十壮。

盗汗，寒热恶寒，灸肺俞，随年壮，针入五分。

又，灸阴都各一百壮，针入八分补之，穴在侠胃脘相去三寸。

多汗，四肢不举，少力，灸横纹五十壮，在侠脐相去七寸。

又，灸长平五十壮，在侠脐相去五寸，不针。

卒死第八十三法

针间使百息。又，灸人中。

灸魇不觉法：灸两足大指聚毛中二十一壮。

治卒忤法：

灸人中三十壯　又灸肩井百壯
又灸間使七壯　又灸巨闕百壯
又灸十指爪甲下各三壯
治鬼擊法
夫鬼擊之爲病卒著人如刀刺狀胷脅及心腹絞切急痛不可按抑或卽吐血或卽鼻中出血或下血一名鬼排灸人中一壯立愈若不止更加灸臍上一寸七壯又灸臍下一寸三壯一云七壯
中惡灸胃管五十壯
治蛇毒灸毒上三七壯無艾以火頭稱瘡孔大小爇之
治熱暍灸兩乳頭七壯
治狂犬咬人令人吮去惡血盡灸百壯已後日日灸一百日乃止
差血不出愼酒猪肉一生愼之
雜法第九

灸人中三十壮。

又，灸肩井百壮。

又，灸间使七壮。

又，灸巨阙百壮。

又，灸十指爪甲下各三壮。

治鬼击法：夫鬼击之为病，卒着人如刀刺状，胸胁及心腹绞切急痛不可按抑，或即吐血，或即鼻中出血，或下血，一名鬼排，灸人中一壮，立愈。若不止，更加灸脐上一寸七壮。又灸脐下一寸三壮。一云七壮。

中恶，灸胃脘五十壮。

治蛇毒，灸毒上三七壮，无艾，以火头称疮孔大小爇之。

治热暍，灸两乳头七壮。

治狂犬咬人，令人吮去恶血尽，灸百壮。以后，日日灸，一百日乃止。

瘥，血不出，慎酒猪肉，一生慎之。

杂法第九

用鍼法

凡用鍼者虛則實之滿則泄之宛陳則除之邪勝則虛之大要徐而疾則實疾而徐則虛言實與虛若有若無察其後先若存若亡爲虛爲實若得若失虛實之要九鍼最妙補寫之時以鍼爲之重則爲補輕則爲寫雖有分寸得氣即止明堂偃側鍼訖皆無不灸凡病皆由血氣擁滯不得宣通鍼以開道之灸以溫煖之灸已好須將護生冷醋滑等若不謹慎之反增疾矣

黄帝曰五藏五行五時病何以故岐伯曰假令春月和暢條芳水渌心盪意盈神亂於内而形病於外卒有西方飄風凛然毛聳因腠理開不復得散便居孫脉孫脉滿流入絡脉絡脉入大經大經注府府歸藏四時同然故風病多歸於心也手心主灸刺血出多令人心驚三里刺入四分令人氣上涌泉刺深殺人陰交灸多絕孕

用针法：凡用针者，虚则实之，满则泄之，宛陈则除之，邪胜则虚之。大要徐而疾则实，疾而徐则虚。言实与虚，若有若无。察其后先，若存若亡。为虚为实，若得若失。虚实之要，九针最妙。补泻之时，以针为主。重则为补，轻则为泻。虽有分寸，得气即止，明堂偃侧，针讫皆无不灸。凡病，皆由血气壅滞，不得宣通，针以开道之，灸以温暖之。灸已，好须将护，生冷醋滑等，若不谨慎之，反增疾矣。

黄帝曰：五脏、五行、五时，病何以故？岐伯曰：假令春月和畅，条芳水渌，心荡意盈，神乱于内而形病于外，卒有西方飘风，凛然毛耸，因腠理开，不复得散，便居孙脉，孙脉满，流入络脉，络脉入大经，大经注腑，腑归脏，四时同然，故风病多归于心也。手心主灸，刺血出多，令人心惊，三里刺入四分，令人气上涌泉；刺深杀人，阴交灸多绝孕。

凡諸孔穴名不徒設皆有深意故穴名近於木者屬肝穴名近於神者屬心穴名近於金玉者屬肺穴名近於水者屬腎是以神之所藏亦各有所屬穴名府者神之所集穴名門户者神之所出入穴名舍宅者神之所安穴名臺者神所遊觀穴名所主皆有所況以推百方庶事皆然穴名五藏元闕脾

凡孔穴者是經絡所行往來處引氣遠入抽病也故經云灸三壯者即爲足數也

禁忌法

凡灸頭與四肢皆不欲少須熟宜令灸計壯滿三百足以愈病頭手足肉薄若併灸則血氣絕於下宜時歇火氣少時令血氣遂通使火氣流行積數大足自然邪除疾差也乃止火耳本經多云刺入三分灸三壯茲乃舉其大綱未盡聖心且手足皮薄炷小數少腹背肉厚炷大壯多斯皆以意商量也背欲熱即爲佳也凡灸生

凡诸孔穴，名不徒设，皆有深意，故穴名近于木者属肝，穴名近于神者属心，穴名近于金玉者属肺，穴名近于水者属肾，是以神之所藏，亦各有所属。穴名府者，神之所集；穴名门户者，神之所出入；穴名舍宅者，神之所安；穴名台者，神所游观。穴名所主，皆有所况，以推百方，庶事皆然。穴名五脏原阙脾。

凡孔穴者，是经络所行往来处，引气远入抽病也，故经云：灸三壮者，即为足数也。

禁忌法：凡灸头与四肢，皆不欲少，须熟，宜令灸，计壮满三百，足以愈病。头手足肉薄，若并灸，则血气绝于下，宜时歇。火气少时，令血气遂通，使火气流行，积数大足，自然邪除疾瘥也，乃止火耳。本经多云刺入三分，灸三壮，兹乃举其大纲，未尽圣心。且手足皮薄，炷小数少；腹背肉浓，炷大肉多，斯皆以意商量也，背欲热即为佳也。凡灸生

熟候人盛衰老少肥盛灸之
凡微數之脉及新得汗後並忌灸
凡孔穴皆逐人形大小取手中指第一節爲寸男左女右一云三
寸者盡一中指也人年三十以上若灸頭不灸三里穴令人氣上
眼闇所以三里穴下氣也
一切病皆灸三里三壯每日常灸下氣氣止停也
凡灸法先發於上後發於下先發於陽後發於陰凡鍼刺大法在
午時後不欲午時前
治冷痹脛膝疼腰脚攣急足冷氣上不能久立有時厭厭嗜臥手
脚沈重日覺羸瘦此名復連病令人極無情地常愁不樂健忘嗔
喜有如此候即宜灸之當灸懸鍾穴在足外踝上三指當骨上各
灸隨年壯一灸即愈不得再灸也取法以草從手指中文橫三指
令至兩畔齊將度外踝從下骨頭與度齊向上當骨點之兩脚令

熟，候人盛衰、老少、肥盛灸之。

凡微数之脉及新得汗后，并忌灸。

凡孔穴，皆遂人形大小，取手中指第一节为寸，男左女右。一云三寸者，盖一中指也。人年三十以上，若灸头不灸三里穴，令人气上眼暗，所以三里穴下气也。

一切病皆灸三里三壮，每日常灸下气，气止，停也。

凡灸法，先发于上，后发于下；先发于阳，后发于阴。凡针刺大法，在午时后，不欲午时前。

治冷痹胫膝疼，腰脚挛急，足冷气上，不能久立。有时厌厌嗜卧，手脚沉重，日觉羸瘦，此名复连病，令人极无情地，常愁不乐，健忘嗔喜，有如此候即宜灸之。当灸悬钟，穴在足外踝上三指当骨上，各灸随年壮，一灸即愈，不得再灸也。取法以草从手指中纹横三指令至两畔齐，将度外踝从下骨头与度齐，向上当骨点之两脚令

三姓人灸之候天晴日午後在門外四達道上灸之神良若年月
久更發依法更灸若意便欲多者七日外更灸七壯
巨闕可百壯　上管可二百壯　中管可千壯　下至五百壯
下管可百壯　中守可一百壯　陰交可三百壯　中極可五百壯
大椎可三百壯　風門可二百壯　魂門可五壯　陽綱可五壯
意舍可百壯　肓門胞門可各一百壯　懸樞可五壯
命門可七壯　白環俞可三壯又云一壯　心俞　肝俞　肺俞
脾俞　腎俞　小腸俞　膽俞　大腸俞　胃俞　膀胱俞
三焦俞　膈俞
右五藏六府俞皆得滿一百壯
肺募中府　心募巨闕　肝募期門　膽募日月
脾募章門　腎募京門　小腸募關元　三焦募石門
大腸募天樞　膀胱募中極　胃募中管

三姓人灸之。候天晴日，午后在门外四达道上灸之，神良。若年月久更发，依法更灸。若意便欲多者，七日外更灸七壮。

巨阙可百壮，上脘可二百壮，中脘可千壮，下至五百壮，下脘可一百壮，中守可一百壮，阴交可三百壮，中极可五百壮，大椎可三百壮，风门可二百壮，魂门可五壮，阳纲可五壮，意舍可百壮，肓门、胞门可各一百壮，悬枢可五壮，命门可七壮，白环俞可三壮又云一壮。

心俞、肝俞、肺俞、脾俞、肾俞、小肠俞、胆俞、大肠俞、胃俞、膀胱俞、三焦俞、膈俞。

上五脏六腑俞皆得满一百壮。

肺募中府，心募巨阙，肝募期门，胆募日月，脾募章门，肾募京门，小肠募关元，三焦募石门，大肠募天枢，膀胱募中极，胃募中脘

右五藏六府募亦得滿百壯

鳩尾三十壯三報之　巨闕五十壯　上管胃管建里下管水分

臍中各五十壯三報之　陰交　氣海　石門　關元五十壯

中極五十壯

右從鳩尾下第一行皆得百壯以此爲大率自外諸穴或中病

乃止或取隨年壯以意商量也

頭維　腦户　風府　絲竹空　下關　耳中　瘈脉　人迎

瘖門　承泣　經渠　脊中　氣衝　鳩尾　地五會　陰市

陽關　乳中　泉腋　伏菟　承光　天府　白環俞　石門女人忌灸

右二十四處禁不可灸大忌

上關　左角　乳中　鳩尾　五里　承筋　復溜　顱息

缺盆　臍中　神庭　雲門　伏菟　三陽絡　然谷

右十五穴禁不可刺大凶

上五脏六腑募，亦得满百壮。

鸠尾三十壮三报之，巨阙五十壮，上脘、胃脘、建里、下脘、水分、脐中各五十壮三报之，阴交、气海、石门、关元五十壮，中极五十壮。

上从鸠尾下第一行皆得百壮，以此为大率。自外诸穴，或中病乃止，或取随年壮，以意商量也。

头维、脑户、风府、丝竹空、下关、耳中、瘈脉、人迎、哑门、承泣、经渠、脊中、气冲、鸠尾、地五会、阴市、阳关、乳中、泉腋、伏兔、承光、天府、白环俞、石门。女人忌灸。

上二十四处，禁不可灸，大忌。

上关、左角、乳中、鸠尾、五里、承筋、复溜、颅息、缺盆、脐中、神庭、云门、伏兔、三阳络、然谷。

上十五穴，禁不可刺，大凶。

玉枕 維角 睛明 舌根 結喉 胡脉 天窻 神符
巨覽一作覺 血海 足太陰 丘墟
右十二穴無病不可灸刺
鍼灸宜忌第十
論曰凡欲灸鍼必先診脉知醫須看病者行年本命禍害絕命生氣所在又須看破除開日人神取天醫若事急卒暴不得已者則不拘此也旣得吉辰當知忌穴乃以繩量依圖朱點并疏患穴及壯數然後用心乃療之則無不愈矣其分寸法取病人男左女右手中指第一節爲寸宜忌等列之如左
治病服藥鍼灸法訣
凡鍼灸服藥皆須審知病人生年月日推其行年遊宮生氣絕命訖乃處斷之
舊法男避除女避破又男忌戊女忌己

玉枕、维角、睛明、舌根、结喉、胡脉、天窗、神符、巨览一作觉、血海、足太阴、丘墟。

上十二穴，无病不可灸刺。

针灸宜忌第十

论曰：凡欲针灸，必先诊脉，知医须看病者行年、本命、祸害、绝命、生气所在，又须看破除开日，人神取天医，若事急卒暴不得已者，则不拘此也。既得吉辰，当知忌穴。乃以绳量依图朱点并疏患穴及壮数，然后用心乃疗之，则无不愈矣。其分寸法，取病人男左女右，手中指第一节为寸，宜忌等列之如下：

治病服药针灸法诀：凡针灸服药，皆须审知病人生年月日，推其行年游宫，生气绝命讫，乃处断之。

旧法：男避除，女避破。又男忌戊，女忌己。

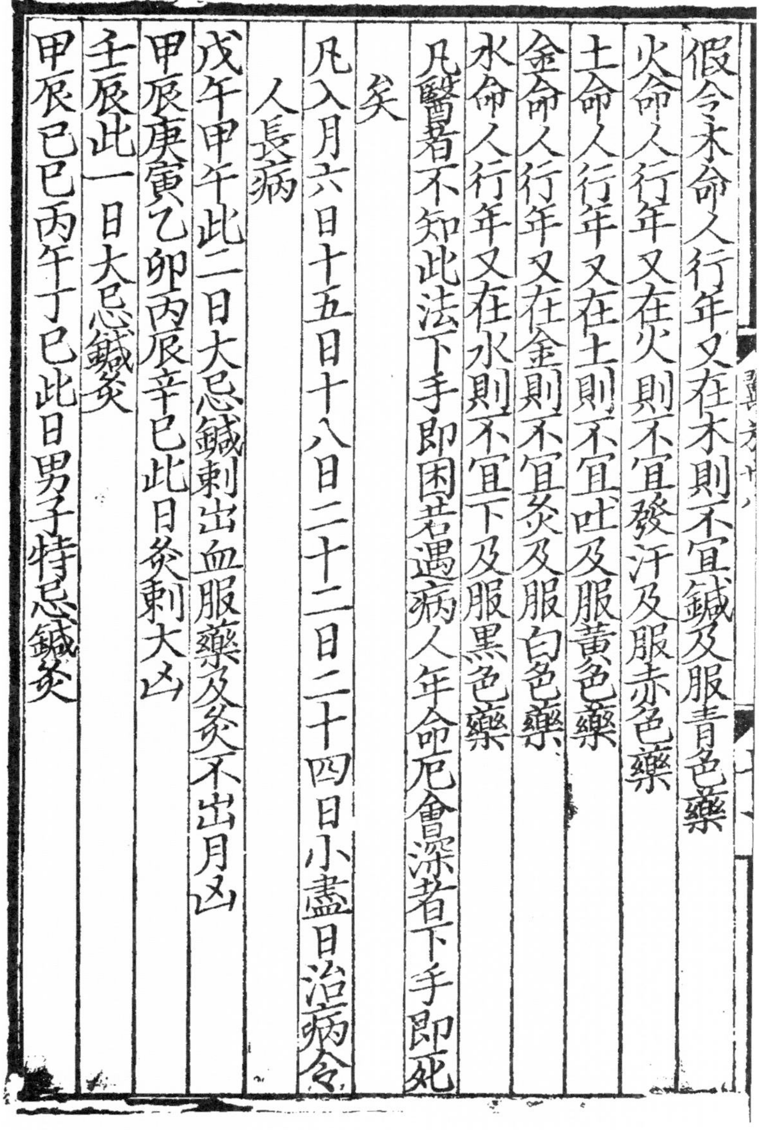
假令木命人行年又在木則不宜鍼及服青色藥
火命人行年又在火則不宜發汗及服赤色藥
土命人行年又在土則不宜吐及服黄色藥
金命人行年又在金則不宜灸及服白色藥
水命人行年又在水則不宜下及服黑色藥
凡醫者不知此法下手即困若遇病人年命厄會深者下手即死
矣
凡入月六日十五日十八日二十二日二十四日小盡日治病令
人長病
戊午甲午此二日大忌鍼刺出血服藥及灸不出月凶
甲辰庚寅乙卯丙辰辛巳此日灸刺大凶
壬辰此一日大忌鍼灸
甲辰己巳丙午丁巳此日男子特忌鍼灸

假令木命人行年又在木，则不宜针及服青色药。

火命人行年又在火，则不宜发汗及服赤色药。

土命人行年又在土，则不宜吐及服黄色药。

金命人行年又在金，则不宜灸及服白色药。

水命人行年又在水，则不宜下及服黑色药。

凡医者不知此法，下手即困，若遇病人年命厄会深者，下手即死矣。

凡入月六日、十五日、十八日、二十二日、二十四日，小尽日治病，令人长病。

戊午，甲午，此二日大忌。针刺出血服药及灸，不出月，凶。

甲辰、庚寅、乙卯、丙辰、辛巳，此日灸刺大凶。壬辰，此一日大忌针灸。

甲辰、己巳、丙午、丁巳，此日男子特忌针灸。

甲寅乙卯乙酉乙巳此日女人特忌鍼灸
丙子壬子甲子丙辰丁巳辛卯癸卯乙亥以上日切忌鍼灸
立春春分脾　立夏夏至肺　立秋秋分肝　立冬冬至心
四季十二日後腎　　右以前日並不得治療凶
凡五藏王時不得治及鍼灸其經絡凶
凡春左脅　秋右脅　夏臍　冬腰　以上人神皆不宜鍼灸
凡五辰五酉五未等日及八節先一日後一日皆不得鍼灸
建日申時頭　除日酉時膝　滿日戌時腹　平日亥時腰背
定日子時心　執日丑時手　破日寅時口　危日卯時鼻
成日辰時脣　收日巳時足　開日午時耳　閉日未時目
右件其時並不得犯其處殺人
一日足大指　二日外踝　三日股內及腳腨　四日腰及髀
五日口齒舌根咽懸癰及足指　六日手小指少陽及臍下　七

甲寅、乙卯、乙酉、乙巳，此日女人特忌针灸。

丙子、壬子、甲子、丙辰、丁巳、辛卯、癸卯、乙亥，以上日切忌针灸。

立春、春分脾，立夏、夏至肺，立秋、秋分肝，立冬、冬至心，四季十二日后肾。

上以前日，并不得治疗，凶。

凡五脏王时，不得治及针灸其经络，凶。

凡春左胁，秋右肾，夏脐，冬腰。以上人神，皆不宜针灸。

凡五辰、五酉、五未等日及八节先一日后一日，皆不得针灸。

建日申时头，除日酉时膝，满日戌时腹，平日亥时腰背。

定日子时心，执日丑时手，破日寅时口，气日卯时鼻，成日辰时唇，收日巳时足，开日午时耳，闭日未时目。

上件其时并不得犯其处，杀人。

一日足大指，二日外踝，三日股内及脚腨，四日腰及髀，五日口齿舌根咽悬壅及足指，六日手小指少阳及脐下，七

日內踝 八日足腕一云脚 九日尻尾手陽明 十日腰眼及足拇指 十一日鼻柱及眉 十二日面髮際 十三日牙齒 十四日胃管咽喉足陽明 十五日遍身 十六日胷乳 十七日氣衝及脅 十八日股內及腨腸 十九日足趺足下及項 二十日膝以下一云內踝及膊 二十一日脣舌足小指 二十二日伏兔外踝一云胷臆中 二十三日肝俞足趺兩腋 二十四日足陽明兩脅及小腸 二十五日足陽明心腹一云膝足 二十六日手足胷 二十七日膝內踝一云膝肩臍脇下及兩足并陰囊中 二十八日內踝玉莖一云陰中及耳頰 二十九日膝頭顳顬兩手足 三十日關元下至足一云足趺上及頰膝頭又云遍身

右人神並須依之吉

肝神丁卯 心神庚辰 肺神癸酉 腎神庚子 脾神戊巳

此五神之日特須避之餘日不假避諱也余以此論爲得之近

日内踝，八日足腕一云脚，九日尻尾手阳明，十日腰眼及足拇指，十一日鼻柱及眉，十二日面发际，十三日牙齿，十四日胃脘咽喉足阳明，十五日遍身，十六日胸乳，十七日气冲及胁，十八日股内及腨肠，十九日足跗足下及项，二十日膝以下一云内踝及膊，二十一日唇舌足小指，二十二日伏兔外踝一云胸臆中，二十三日肝俞足跗两腋，二十四日足阳明两胁及小肠，二十五日足阳明心腹一云膝足，二十六日手足胸，二十七日膝骨踝一云膝肩脐膈下及两足并阴囊中，二十八日内踝、玉茎一云阴中及耳颊，二十九日膝头颞颥两手足，三十日关元下至足一云足跗上及颊膝头。又云遍身。

上人神并须依之，吉。

肝神丁卯，心神庚辰，肺神癸酉，肾神庚子，脾神戊巳。

此五神之日，特须避之，余日不假避讳也。余以此论为得之近

矣必須依而行之餘者猥碎徒費辭難領固非君子之言諸忌之法以施俗士通人達道豈拘此哉

月忌	正	二	三	四	五	六	七	八	九	十	十一	十二	
血忌	丑	未	寅	申	卯	酉	辰	戌	巳	亥	午	子	忌鍼灸
月厭	戌	酉	申	未	午	巳	辰	卯	寅	丑	子	亥	忌鍼灸
四激	戌	戌	戌	丑	丑	丑	辰	辰	辰	未	未	未	忌鍼灸
月殺	丑	戌	未	辰	丑	戌	未	辰	丑	戌	未	辰	忌鍼灸千金法不同
月刑	巳	子	辰	申	午	丑	寅	酉	未	亥	卯	戌	忌鍼灸
六害	巳	辰	卯	寅	丑	子	亥	戌	酉	申	未	午	忌鍼灸
天醫	卯	寅	丑	子	亥	戌	酉	申	未	午	巳	辰	宜尋醫取藥呼師

右呼師宜天醫上來療病吉若刑害上來及鍼灸大凶

又行年天醫法

人年至子丑寅卯辰巳午未申酉戌亥

矣，必须依而行之。余者猥碎，徒费辞难领，固非君子之言，诸忌之法，以施俗士，通人达道，岂拘此哉。

月忌：正、二、三、四、五、六、七、八、九、十、十一、十二

血忌：丑、未、寅、申、卯、酉、辰、戌、巳、亥、午、子忌针灸

月厌：戌、酉、申、未、午、巳、辰、卯、寅、丑、子、亥忌针灸

四激：戌、戌、戌、丑、丑、丑、辰、辰、辰、未、未、未忌针灸

月杀：丑、戌、未、辰、丑、戌、未、辰、丑、戌、未、辰忌针灸，《千金》法不同

月刑：巳、子、辰、申、午、丑、寅、酉、未、亥、卯、戌，忌针灸

六害：巳、辰、卯、寅、丑、子、亥、戌、酉、申、未、午忌针灸

天医：卯、寅、丑、子、亥、戌、酉、申、未、午、巳、辰宜寻医取药呼师

上呼师宜天医上来疗病吉，若刑害上来及针灸大凶。

又，**行年天医法**：人年至子丑寅卯辰巳午未申酉戌亥。

天醫卯戌子未酉亥辰寅巳午丑申

推歲天醫法

常以傳送加大歲太一下爲天醫

推月天醫法

陽月以大吉陰月以小吉加月建功曹下爲鬼道傳送下爲天醫

避病法

以小吉加月建登明下爲天醫

療病法

以月將加時天醫加病人年上療之差

日天醫法

甲乙丙丁戊己庚辛壬癸　天醫卯亥丑未巳

行年人神所在法

年一歲　十三　二十五　三十七　四十九　六十一

天医卯戌子未酉亥辰寅巳午丑申。

推岁天医法：常以传送加大岁太一下为天医。

推月天医法：阳月以大吉，阴月以小吉，加月建功曹，下为鬼道传送，下为天医。

避病法：以小吉加月建癸明下为天医。

疗病法：以月将加时天医加病人年上疗之，瘥。

日天医法：甲乙丙丁戊己庚辛壬癸。天医卯亥丑未巳。

行年人神所在法：年一岁，十三，二十五，三十七，四十九，六十一，

七十三、八十五　神在心辰
年二歲　十四　二十六　三十八　五十　六十二
七十四　八十六　神在喉卯
年三歲　十五　二十七　三十九　五十一　六十三
七十五　八十七　神在頭寅
年四歲　十六　二十八　四十　五十二　六十四
七十六　八十八　神在肩丑
年五歲　十七　二十九　四十一　五十三　六十五
七十七　八十九　神在背子
年六歲　十八　三十　四十二　五十四　六十六
七十八　九十　神在腰亥
年七歲　十九　三十一　四十三　五十五　六十七
七十九　九十一　神在腹戌

七十三，八十五，神在心辰。

年二岁，十四，二十六，三十八，五十，六十二，七十四，八十六，神在喉卯。

年三岁，十五，二十七，三十九，五十一，六十三，七十五，八十七，神在头寅。

年四岁，十六，二十八，四十，五十二，六十四，七十六，八十八，神在肩丑。

年五岁，十七，二十九，四十一，五十三，六十五，七十七，八十九，神在背子。

年六岁，十八，三十，四十二，五十四，六十六，七十八，九十，神在腰亥。

年七岁，十九，三十一，四十三，五十五，六十七，七十九，九十一，神在腹戌。

年八歲 二十 三十二 四十四 五十六 六十八
八十 九十二 神在頭酉
年九歲 二十一 三十三 四十五 五十七 六十九
八十一 九十三 神在足申
年十歲 二十二 三十四 四十六 五十八 七十
八十二 九十四 神在膝未
年十一歲 二十三 三十五 四十七 五十九 七十一
八十三 九十五 神在陰午
年十二歲 二十四 三十六 四十八 六十 七十二
八十四 九十六 神在股巳

十日人神所在

甲日在頭 乙日在項 丙日在肩臂 丁日在胸脅 戊日在腹
己日在背 庚日在膝 辛日在脾 壬日在腎 癸日在足

年八岁，二十，三十二，四十四，五十六，六十八，八十，九十二，神在头酉。

年九岁，二十一，三十三，四十五，五十七，六十九，八十一，九十三，神在足申。

年十岁，二十二，三十四，四十六，五十八，七十，八十二，九十四，神在膝未。

年十一岁，二十三，三十五，四十七，五十九，七十一，八十三，九十五，神在阴午。

年十二岁，二十四，三十六，四十八，六十，七十二，八十四，九十六，神在股巳。

十日人神所在：甲日在头，乙日在项，丙日在肩臂，丁日在胸胁，戊日在腹，己日在背，庚日在膝，辛日在脾，壬日在肾，癸日在足。

十二日人神所在

子日在目　丑日在耳　寅日在胷一云面及口

卯日在鼻一云在脾　辰日在腰　巳日在手一云在頭口

午日在心腹　未日在足一云兩足心　申日在頭一云在肩額又云在腰

酉日在背一云在脛　戌日在頸一云在咽喉　亥日在項一云在臂頸又云兩膝

十二時人神所在

子時在踝　丑時在頭　寅時在耳一云在目

卯時在面一云在耳　辰時在項一云在口　巳時在乳一云在肩

午時在胷脅　未時在腹　申時在心

酉時在膝一云在背胛　戌時在腰一云在陰左右　亥時在股

右件人神所在血不可鍼灸損傷慎之慎之

十二日人神所在：子日在目，丑日在耳，寅日在胸一云面及口，卯日在鼻一云在脾，辰日在腰，巳日在手一云在头口，午日在心腹，未日在足一云两足心，申日在头一云在肩额，又云在腰，酉日在背一云在胫，戌日在颈一云在咽喉，亥日在项一云在臂颈，又云两膝。

十二时人神所在：子时在踝，丑时在头，寅时在耳一云在目，卯时在面一云在耳，辰时在项一云在口，巳时在乳一云在肩，午时在胸胁，未时在腹，申时在心，酉时在膝一云在背脾，戌时在腰一云在阴左右，亥时在股。

上件人神所在[1]，不可针灸损伤，慎之慎之。

千金翼方卷第二十八

①在：此下原有“血”字，据《类经图翼》卷四删。

图书在版编目（CIP）数据

中国针灸大成. 综合卷. 外台秘要·明堂；备急千金要方·针灸 ；千金翼方·针灸 / 石学敏总主编；王旭东，陈丽云，尚力执行主编. — 长沙：湖南科学技术出版社，2022.12
ISBN 978-7-5710-1867-2

Ⅰ.①中… Ⅱ.①石… ②王… ③陈… ④尚… Ⅲ.①《针灸大成》②针灸学－中国－古代 Ⅳ.①R245

中国版本图书馆CIP数据核字(2022)第193143号

中国针灸大成 综合卷
WAITAI MIYAO•MINGTANG BE JI QIANJIN YAOFANG•ZHENJIU QIANJIN YIFANG•ZHENJIU
外台秘要·明堂 备急千金要方· 针灸 千金翼方·针灸
总 主 编：石学敏
执行主编：王旭东　陈丽云　尚　力
出 版 人：潘晓山
责任编辑：李　忠　姜　岚
出版发行：湖南科学技术出版社
社　　址：长沙市芙蓉中路一段416号泊富国际金融中心
网　　址：http://www.hnstp.com
湖南科学技术出版社天猫旗舰店网址：
　　　　http://hnkjcbs.tmall.com
邮购联系：0731-84375808
印　　刷：湖南天闻新华印务有限公司
　　　（印装质量问题请直接与本厂联系）
厂　　址：长沙市望城区星城镇星城大道湖南出版科技园
邮　　编：410219
版　　次：2022年12月第1版
印　　次：2022年12月第1次印刷
开　　本：889mm×1194mm　1/16
印　　张：26
字　　数：455千字
书　　号：ISBN 978-7-5710-1867-2
定　　价：510.00元